多職種連携で支える
災害医療

身につけるべき知識・スキル・対応力

編著

小井土雄一
国立病院機構本部 DMAT 事務局長／厚生労働省 DMAT 事務局長

石井美恵子
国際医療福祉大学大学院・教授

医学書院

多職種連携で支える災害医療
―身につけるべき知識・スキル・対応力

発　　行	2017年2月15日　第1版第1刷Ⓒ
	2020年10月1日　第1版第4刷

編　　著　小井土雄一・石井美恵子

発行者　株式会社　医学書院
　　　　代表取締役　金原　俊
　　　　〒113-8719　東京都文京区本郷1-28-23
　　　　電話　03-3817-5600（社内案内）

印刷・製本　真興社

本書の複製権・翻訳権・上映権・譲渡権・貸与権・公衆送信権（送信可能化権を含む）は株式会社医学書院が保有します．

ISBN978-4-260-02804-2

本書を無断で複製する行為（複写，スキャン，デジタルデータ化など）は，「私的使用のための複製」など著作権法上の限られた例外を除き禁じられています．大学，病院，診療所，企業などにおいて，業務上使用する目的（診療，研究活動を含む）で上記の行為を行うことは，その使用範囲が内部的であっても，私的使用には該当せず，違法です．また私的使用に該当する場合であっても，代行業者等の第三者に依頼して上記の行為を行うことは違法となります．

JCOPY〈出版者著作権管理機構　委託出版物〉
本書の無断複製は著作権法上での例外を除き禁じられています．複製される場合は，そのつど事前に，出版者著作権管理機構（電話 03-5244-5088，FAX 03-5244-5089，info@jcopy.or.jp）の許諾を得てください．

執筆者一覧

【編著】

小井土雄一	国立病院機構本部 DMAT 事務局長/厚生労働省 DMAT 事務局長（医師）
石井美恵子	国際医療福祉大学大学院・教授（看護師）

【著】（50音順）

青木正志	東北大学病院神経内科・教授（医師）
浅野直也	国立病院機構東名古屋病院リハビリテーション科・副理学療法士長（理学療法士）
阿南英明	藤沢市民病院副院長（医師）
石井　正	東北大学病院総合地域医療教育支援部・教授（医師）
石井美恵子	国際医療福祉大学大学院・教授（看護師）
内海清乃	国際医療福祉大学大学院・助教（看護師）
大滝涼子	国立精神・神経医療研究センター精神保健研究所災害時こころの情報支援センター（心理士）
大友康裕	東京医科歯科大学大学院救急災害医学分野・教授（医師）
大沼麻実	国立精神・神経医療研究センター精神保健研究所成人精神保健研究部・研究員
奥田博子	国立保健医療科学院健康危機管理研究部・上席主任研究官
勝部　司	独立行政法人国際協力機構国際緊急援助隊事務局国際協力准専門員
川内裕子	東北大学病院神経内科（看護師）
河嶌　譲	国立病院機構本部 DMAT 事務局/厚生労働省 DMAT 事務局（医師）
菊地順子	特別養護老人ホーム赤井江マリンホーム（看護師）
金　吉晴	国立精神・神経医療研究センター精神保健研究所成人精神保健研究部・部長（医師）
國井　修	前 長崎大学熱帯医学研究所・教授（医師）
隈本圭吾	公益社団法人日本柔道整復師会特別諮問委員（柔道整復師）
小井土雄一	国立病院機構災害医療センター・臨床研究部長（医師）
小早川義貴	国立病院機構本部 DMAT 事務局/厚生労働省 DMAT 事務局（医師）
小林誠一	石巻赤十字病院呼吸器内科・部長（医師）
佐浦隆一	大阪医科大学総合医学講座リハビリテーション医学教室・教授（医師）
島田二郎	福島県立医科大学救急医療学講座・教授（医師）
大黒英貴	一般社団法人岩手県歯科医師会・専務理事（歯科医師）
髙村ゆ希	東京医科歯科大学医学部附属病院周産女性診療科・副看護師長（看護師・助産師）
塚田泰彦	福島県立医科大学救急医療学講座・学内講師（医師）
冨岡正雄	大阪医科大学生体管理再生医学講座救急医学教室・准教授（医師）
中田隆文	マリオス小林内科クリニックリハビリテーション科・科長（理学療法士）
榛沢和彦	新潟大学医歯学総合研究科・特任教授（医師）
堀口正剛	公益社団法人日本鍼灸師会危機管理委員会・委員長（鍼灸師）
岬　美穂	国立病院機構本部 DMAT 事務局/厚生労働省 DMAT 事務局（医師）
宮崎真理子	東北大学大学院医学系研究科腎・高血圧・内分泌学分野・特命教授（医師）
村田弥栄子	医療法人社団泉松会名取透析クリニック・院長（医師）
森野一真	山形県立救命救急センター・副所長/山形県立中央病院・副院長（医師）
矢内　勝	石巻赤十字病院・副院長（医師）
山田英子	前東京医療保健大学東が丘・立川看護学部看護学科・講師（看護師）
山本賢司	東海大学医学部専門診療学系精神科学・教授（医師）
山本多恵	東北大学大学院医学系研究科腎・高血圧・内分泌分野（医師）
渡邉暁洋	岡山大学大学院・助教（薬剤師）

序

　東日本大震災（以下，3.11）から6年になるが，われわれは今この6年で何ができて，何ができていないのかを考える必要がある。

　3.11において行われた災害医療に関しては，さまざまな学会や検討会で論議され，その課題と対応策が示されてきた。厚生労働省においても，「災害医療等のあり方に関する検討会」がもたれて2011（平成23）年10月に報告書が提出され，災害拠点病院，災害派遣医療チーム（DMAT），中長期における医療提供体制に関して，今後の課題と対応策が示された。また，2012（平成24）年3月には，厚生労働省医政局長通知「災害時における医療体制の充実強化について」において，具体的な今後の9つの目標が示された。これらにより，3.11の課題と対応策は示され，現在はこれらをいかに具現化するかというフェーズに入っている。

　その一方で，トリアージ，応急処置，後方搬送，救護所での健康管理などの災害医療に関しては，検証が行われたと思うが，食料，栄養，水，衛生，感染症予防，精神衛生など公衆衛生面での検証に関しては十分とはいえない。3.11における災害医療の経験談や評論は，学会誌，商業誌，書籍などですでに多く発刊されている。災害医療においては実災害例はきわめて少ないので，当事者らの経験を共有することは，各々の災害対応能力の向上には不可欠であり，これらの報告は非常に重要である。しかし，今必要なのは，3.11で行われた災害医療をもう一度検証し，地震災害にとどまらず，すべての災害に対し次のステップとして災害医療に何が必要かに目を向けることである。3.11により何に気づかされたのか，災害医療をどのようにひろげなければならないのか，明確にすることが，本書の目的である。

　そして，本書に込めた思いとして，災害医療は3.11を経験して，2つの意味でひろがるべきと考える。1つ目は面としてのひろがりである。被災傷病者への直接的な医療だけでなく，その周辺領域の保健福祉および公衆衛生全域に関わる調整と実践も災害医療には必要ということである。職種としては，医師，看護師，薬剤師のみならず，歯科医師，理学療法士などメディカルスタッフすべてを巻き込んだ体制が必要ということになる。2つ目は時間軸のひろがりである。災害医療といわれるとどうしても急性期に重きを置きがちになるが，災害関連死および生活不活発病（廃用症候群）の予防まで考えると，災害医療は長期間に渡りシームレスに展開する必要がある。面と時間の両面でひろがった災害医療を解説していくというのが，本書のテーマである。

　本書は，雑誌「看護教育」の2013年9月号から2015年4月号まで連載された「ひろがる災害医療と看護」から，これからの災害に備えられる普遍的な内容を選び出し，さらに医師・看護師のみならず薬剤師や理学療法士，柔道整復師や鍼灸師などさまざまな方々に新たにご執筆いただいた。また，災害医療コーディネート，放射線災害や化学災害，国際災害対応などの章も設けた。どの章も3.11において第一線で活躍された方々が執筆くださった。執筆者には個人としての体験，気付きを含めて原稿の作成を依頼した。まさに実践から学んだこれからの災害医療が示されていることと思われる。

　書名はすべての医療従事者が関わらないと，災害関連死などの防ぎえた災害死はなくならな

いという強い思いで,「多職種連携で支える災害医療」とさせていただいた。日本は災害多発国である。どこに住んでいようがマグニチュード7級の地震に見舞われる可能性がある。また地震のような大災害だけでなく,局所災害による多数傷病者発生事案は,より身近に起こる可能性がある。その意味で,いつ誰が災害の矢面に立たされるかわからない。災害医療は医療従事者であれば誰もが身につけなければならない事項である。本書が個々の災害対応能力の向上に益することを願っている。

2017年元旦

編者　小井土雄一,石井美恵子

目次

第1章 新しい災害医療体制 （小井土雄一） 1

1 1.17 の教訓で生まれた日本の災害医療体制 … 1
2 3.11 においてできたこと … 2
　COLUMN　災害対策基本法で改正された点 … 2
3 3.11 でできなかったことと今後の対応 … 3
　1 医療ニーズの正しい捉え方 … 3
　2 シームレスな医療支援の実現 … 6
　COLUMN　派遣調整本部・地域災害医療対策会議 … 6
　3 情報伝達手段の確保 … 7
　4 公衆衛生的視点の導入 … 7
　5 災害関連死の予防 … 8
　COLUMN　クラスターアプローチ … 9
　COLUMN　CSCATTT … 11

第2章 災害時こそチーム医療が機能する —ひろがった専門家の連携の輪 … 12

1 災害看護に必要な知識とスキル （石井美恵子） 12
　1 甚大かつ広域であったがゆえの災害経験者のひろがり … 12
　2 看護を取り巻く社会変化による専門的なひろがり … 13
　3 看護の原点・理論に立ち戻るという意味でのひろがり … 14
　4 看護職が身につけるべき知識とスキル … 15
2 薬剤師の活動 （渡邉暁洋） 18
　1 3.11 での活動 … 18
　2 災害時における医薬品の供給 … 19
3 リハビリテーション専門職の活動 （佐浦隆一，冨岡正雄） 20
　1 組織体制について … 20
　2 具体的な活動について … 22
　COLUMN　理学療法士としてのネパールでの活動（浅野直也）… 24
　　　　　　災害と柔道整復師（隈本圭吾）… 25

第3章 災害医療コーディネート　　(森野一真) 28

- **1** 災害時の人的資源の確保　28
- **2** 支援体制の構築と災害コーディネーターの必要性　28
- **3** 災害医療コーディネート体制の誕生　29
- **4** 災害医療コーディネート体制の整備における課題　30
  - COLUMN 歯科医師・歯科衛生士の活躍（大黒英貴）　31
  - 災害時における鍼灸師の活動について（堀口正剛）　33

第4章 東日本大震災対応の経験から見えてきた災害対応ストラテジー　　(石井 正) 35

- **1** 事前に想定できなかったこと　35
- **2** 震災後に直面した問題とその対応　35
  1. 軽症者や処方希望者への対応　35
  2. 行政による避難所情報の把握の乏しさ　36
  3. 避難所の食料/衛生問題　36
  4. 個別に参集する全国からの救護チームの統括　36
  5. 要介護者対応　38
  6. 症状の軽快が遅れる危惧のある傷病者への対応　38
  7. 回復の遅れた地域への対応　38
- **3** 今後の災害に対して必要な備えや心がけ　38

第5章 災害時に求められるリーダーシップ　　(石井美惠子) 40

- **1** 災害対応の特徴　40
- **2** なぜ，災害対応でリーダーシップが重要なのか　41
- **3** 意思決定プロセスとレジリエンス　42
  - COLUMN 福祉関連施設における災害対策と津波避難（菊地順子）　47

第6章 救護所で医師が行うこと,看護師が行うこと …… 49

1 広域災害で設置される救護所と医療行為 …………………（阿南英明） 49
    1 広域災害で設置されるさまざまな医療救護所 ……………………… 49
    2 広域災害で設置される救護所における医療行為 …………………… 49

2 局地災害現場に設置される災害現場救護所と医療行為 ………… 50
    1 たまたま局地災害現場に居合わせた際の初期活動 ………………… 50
    2 局地災害現場に医療チームとして到着した際の救護所活動 ……… 52
    COLUMN 限られた医療資器材 ……………………………………… 54

3 災害時における救護所の特徴と看護 ……………………（内海清乃） 55
    1 緊急医療救護所 ……………………………………………………… 55
    2 避難所医療救護所 …………………………………………………… 56
    3 局地災害現場に設置される災害現場救護所 ………………………… 59
    4 原子力防災に関連した救護所 ………………………………………… 63

第7章 病院支援側と受援側に必要なこと …………（内海清乃） 65

1 病院が被災するということ ………………………………………… 65
2 病院支援を行う側に必要なこと …………………………………… 65
    1 事前準備 ……………………………………………………………… 65
    2 必要な支援を見極める ……………………………………………… 66
    3 支援活動の記録および評価 ………………………………………… 69
3 受援側に必要なこと ………………………………………………… 69
    1 自立的な活動継続を想定する ……………………………………… 69
    2 支援を受け入れる体制を整備する ………………………………… 72
    3 看護業務を継続・評価する ………………………………………… 74

第8章 避難所で心がける医療者の役割と態度 …………（山田英子） 75

1 避難所とは …………………………………………………………… 75
2 避難所において注意すべき疾患とその特徴 ……………………… 77

- 1 急性呼吸器感染症（ARI）……77
- 2 インフルエンザ，急性下痢症，食中毒……77
- 3 脱水，深部静脈血栓症（DVT）……78
- 4 生活不活発病（廃用症候群）……78
- 5 こころのケア……78
- 6 看護師が被災するということ……78

3 東日本大震災以降の避難所に関連する法律の改正 ……79

4 避難所における看護の原則 ……79
- 1 避難所における CSCA……80
- 2 避難所における 3 つの看護……83

5 避難所における生活環境を整備するために活用できるツール ……85
- 1 「避難所生活における良好な生活環境の確保に向けた取組指針」……85
- 2 「男女共同参画の視点からの防災・復興の取組指針」……85
- 3 スフィア・プロジェクト―人道憲章と人道援助における最低基準……86
- 4 その他の資源……86
- COLUMN 災害後のエコノミークラス症候群と簡易ベッド（榛沢和彦）……88

第9章 災害時の地域ケアシステムの構築による保健師の要支援者等への対応 （奥田博子） 91

1 東日本大震災における保健師による公衆衛生看護活動 ……91
- 1 公衆衛生看護活動の観点から捉えた従来の国内災害との相違点……91
- 2 保健師活動の実際……92
- 3 保健師による公衆衛生看護活動上の課題……92
- 4 災害時の保健師活動のマニュアルの改訂……92

2 災害時の地域ケアシステムの構築と要支援者等への対応 ……93
- 1 地域ケアシステムの構築とは……93
- 2 地域ケアシステムの構築のプロセス……94
- COLUMN PDCA サイクル……95
- 3 地域ケアシステムの成熟プロセス……96
- 4 地域ケアシステムの構築と災害支援……98
- 5 震災を教訓とした平常時における地域ケアシステムの構築事例……100

第10章 災害時に必要なパブリックヘルスの視点と実践 〈國井 修〉 102

- **1** 災害時のパブリックヘルスとは 102
- **2** 災害時に必要なパブリックヘルスの課題 103
  - COLUMN 災害時健康危機管理支援チーム（DHEAT）〈岬 美穂〉 103
  - 1 食事・栄養 104
  - 2 水 105
  - 3 トイレ 106
  - 4 住環境 107
  - 5 感染症対策 108
  - 6 動物・衛生害虫 108
  - 7 環境・職業要因 109
- **3** 看護師のパブリックヘルスへの関わり方 110
  - COLUMN ネパール大地震での経験—看護診断の活用〈髙村ゆ希〉 111

第11章 重度要支援者を支えるための細やかな対応 113

- **1** 医療依存度が高い人たちへの支援 113
  - 1 透析 〈宮崎真理子，村田弥栄子，山本多惠〉 113
  - 2 人工呼吸器 〈川内裕子，青木正志〉 116
  - 3 在宅酸素療法 〈小林誠一，矢内 勝〉 119
  - 4 吸引 〈中田隆文〉 121
- **2** 小児，新生児，妊産褥婦のケア 〈岬 美穂，髙村ゆ希〉 122
  - 1 小児の特徴と留意点 123
  - 2 新生児や乳児のケア 124
  - 3 妊産婦へのケア 124
  - 4 褥婦へのケア 125

第12章 被災者・支援者のメンタルヘルスとケア 127

- **1** 災害直後のこころのケア応急処置 〈大沼麻実，大滝涼子，金 吉晴〉 127

- 1 サイコロジカル・ファーストエイド（PFA）誕生までの歴史 127
- 2 WHO版PFAとは 128
- 3 PFAの支援のあり方 129
- 4 PFAの活動原則 130
- 5 PFAの普及と今後 131
- **2** 災害時のメンタルヘルスケアと看護活動 ....（石井美恵子）132
  - 1 メンタルヘルスケアに看護師はいかに関わるか 132
  - 2 被災地での支援を看護の原点に戻って考える 133

第13章　災害時の精神疾患患者への対応 135

- **1** 災害の時間経過と精神疾患 ....（山本賢司）135
  - 1 急性期 135
  - 2 中長期 137
- **2** 代表的な精神疾患と災害時の対応 137
  - 1 てんかん 137
  - 2 統合失調症 139
  - 3 気分障害 140
  - 4 アルコール関連障害 140
  - 5 発達障害，知的障害 141
  - 6 認知症 141
- **3** 対応する際に注意すべき点について 141
- **4** 災害派遣精神医療チーム（DPAT） ....（河嶌　譲）143
  - 1 DPAT設立までの経緯 143
  - 2 DPATの設立 145
  - 3 DPATの研修・訓練 146
  - 4 DPATの活動 149

第14章　放射線や化学による特殊な災害への備え 152

- **1** 放射線災害 ....（塚田泰彦，島田二郎）152
  - 1 身につけるべき放射線基礎知識 152
    - COLUMN 放射性物質による体表面汚染傷病者診療時の二次被ばく 156

2 放射線災害における Command and Control（指揮統制・調整） 157
　　3 放射線災害における Safety（安全管理） 159
　　4 放射線災害における Communication（情報伝達） 159
　　5 放射線災害における Assessment（評価） 161
　　6 放射線災害における Triage（トリアージ） 161
　　7 放射線災害における Treatment（治療） 163
　　8 放射線災害における Transport（搬送） 163
2 化学災害—CBRNE 対応を考える　　　　　　　　　　　　　（大友康裕）164
　　1 CBRNE 災害・テロへの医療対応における重要概念 164
　　2 CBRNE 災害・テロへの医療対応の脆弱性 165
　　3 救急医療機関に求められる原因物質によらない診療体制の整備 166
　　4 CBRNE 災害・テロ対応院内体制・診療手順の確立 167
　　5 CBRNE 災害・テロに対する体制整備に関する提言 172

第15章 災害関連死をめぐる課題　　　　　　　　　　　　（小早川義貴）174

1 災害時の死亡 174
　　1 直接死と間接死 174
　　2 死亡統計からみた災害関連死 175
　　3 住民の表現型と関連死：災害関連死予防と急性期医療チーム 176
2 過去の災害関連死 178
3 3.11 における災害関連死の内訳 178
4 災害関連死に関わる課題 180
5 災害関連死を防ぐために 181
　　1 生活不活発病の予防を—それは被災者自立の過程 181
　　2 身につけるべき考え方 182

第16章 国際災害対応—災害医療の世界の潮流　　　　　（勝部　司）183

1 大規模災害時における国際医療支援の現状 183
2 医療分野における支援調整の萌芽 183
　　1 医療行為の質の担保 184

- **2** 支援の交通整理 …………………………………………………………… 184
- **3** リソースの動員メカニズムの強化 ………………………………………… 184

3 **具体的な調整システム** …………………………………………………… 185
- **1** 国際チームの能力分類 …………………………………………………… 185
- **2** 国際派遣を意図するチームの事前登録 ………………………………… 187
- **3** 既存の調整システムの強化 ……………………………………………… 187

4 **災害医療の次への展開** …………………………………………………… 187

5 **国内外一致の重要性―おわりにかえて** …………………………………… 188

索引 …………………………………………………………………………………… 190

略語一覧

略語	正式名称	日本語表記
AMAT	All Japan Hospital Association Medical Assistance Team	全日本病院協会災害時医療支援活動班
ARI	acute respiratory infection	急性呼吸器感染症
BPSD	behavioral and psychological symptoms of dementia	認知症の行動・心理症状
CISD	critical incident stress debriefing	緊急事態ストレス・デブリーフィング
CISM	critical incident stress management	惨事ストレス・マネジメント
DHEAT	Disaster Health Emergency Assistance Team	災害時健康危機管理支援チーム
DJAT	Disaster Judotherapist Assistance Team	災害派遣柔道整復チーム
DMAT	Disaster Medical Assistance Team	災害派遣医療チーム
DMHISS	Disaster Mental Health Information Support System	災害精神保健医療情報支援システム
DPAT	Disaster Psychiatric Assistance Team	災害派遣精神医療チーム
DVT	deep vein thrombosis	深部静脈血栓症
EMIS	Emergency Medical Information System	広域災害救急医療情報システム
ICF	International Classification of Functioning, Disability and Health	国際生活機能分類
ICS	Incident Command System	緊急時総合調整システム
JATEC	Japan Advanced Trauma Evaluation and Care	外傷初期診療ガイドライン日本版
JDA-DAT	The Japan Dietetic Association-Disaster Assistance Team	日本栄養士会災害支援チーム
JDR	Japan Disaster Relief Team	国際緊急援助隊
JICA	Japan International Cooperation Agency	国際協力機構
JIMTEF	Japan International Medical Technology Foundation	国際医療技術財団
JMAT	Japan Medical Association Team	日本医師会災害医療チーム

略語	正式名称	日本語表記
JMTDR	Japan Medical Team for Disaster Relief	国際緊急援助隊医療チーム
JNTEC	Japan Nursing for Trauma Evaluation and Care	外傷初期看護ガイドライン
JRAT	Japan Rehabilitation Assistance Team	大規模災害リハビリテーション支援関連団体協議会
PDD	preventable disaster death	防ぎえた災害死
PFA	psychological first aid	サイコロジカル・ファーストエイド
PPE	personal protective equipment	防護衣
PTSD	post-traumatic stress disorder	心的外傷後ストレス障害
VTE	venous thromboembolism	静脈血栓塞栓症
WHO	World Health Organization	世界保健機関
WOC	wound, ostomy and continence	皮膚・排泄ケア

日本における災害一覧

1978（昭和53）年 6月 12日	宮城県沖地震
1995（平成 7）年 1月 17日	阪神・淡路大震災
2004（平成16）年 10月 23日	新潟県中越地震
2007（平成19）年 7月 16日	新潟県中越沖地震
2008（平成20）年 6月 14日	岩手・宮城内陸地震
2011（平成23）年 3月 11日	東日本大震災（東北地方太平洋沖地震）
2014（平成26）年 8月 20日	広島土砂災害
2015（平成27）年 9月9-11日	関東・東北豪雨災害
2016（平成28）年 4月 14日	熊本地震

第 1 章　新しい災害医療体制

　2011（平成23）年の東日本大震災（以下，3.11）から，6年が経過した。
　現行の災害医療体制は，1995（平成7）年の阪神・淡路大震災（以下，1.17）の教訓のもとに築きあげられた。3.11においては，1.17から16年間かけて構築したこの災害医療体制が試される結果ともなったが，3.11における医療ニーズは1.17とは大きく異なり，新たな課題が生まれた。それからこの6年間で新たな課題の対応策が練られ，具現化されてきた。2016（平成28）年の熊本地震では，それが試される結果となったが，3.11の教訓が活かされたところと，課題が残ったところが出たのが現状である。
　本書では，災害医療全体が今後どの方向に向かって進んでいくのかを提示しておきたいと考え，まずは「新しい災害医療体制」を取り上げる。

1　1.17の教訓で生まれた日本の災害医療体制

　新しい災害医療体制に言及する前に，3.11までの災害医療体制を述べる。
　1.17においては，6,433名が死亡したが，そのうち500名は，防ぎえた災害死（PDD）の可能性があったと報告されており[1]，その原因を医療面に特化すると4つあったといわれている。すなわち，①被災地で中心的な役割を担う災害医療に長けた病院がなかったこと，②被災現場で急性期に活動する医療チームがなかったこと，③重症患者の後方搬送・被災地外への搬送が行われなかったこと，④病院間あるいは病院と行政を結ぶ情報システムがなかったこと，である。この4つの反省点に対して，国は災害時に中心的な役割を担う災害拠点病院を指定整備し，超急性期から活動する医療チームDMAT（災害派遣医療チーム）[注1]を創設した。後方搬送が行われなかったことに対して広域医療搬送計画を策定し，情報システムとして広域災害救急医療情報システム（以下，EMIS）を作り上げた。3.11においては，16年かけて作り上げてきたこの災害医療体制が試される結果ともなった。

注1）DMAT（Disaster Medical Assistance Team）は災害急性期の医療を担う災害派遣医療チームとして，2005（平成17）年に発足した。隊員はDMAT指定病院から都道府県の推薦を受け，DMAT隊員養成研修（4日間）を受講することによって，厚生労働省からDMAT隊員として認証される。チームの基本構成は，医師2名，看護師2名，事務員1名の計5名である。DMATは，災害急性期の救命医療を担う医療チームであり，DMATの活動には，本部活動，現場医療，病院支援，地域医療搬送，広域医療搬送などがある。現在，全国に約1,500チーム，10,000名を超える隊員がいる。3.11においては，全都道府県から385チーム，1,853名の隊員が出動した。2016（平成28）年熊本地震においては，400チーム，2,000名の隊員が出動した。

2 3.11 においてできたこと

　3.11において，この災害医療体制がいかに機能したかについて述べる。医療チームは，DMATをはじめとして，日本赤十字社，国立病院機構，日本医師会災害医療チーム（JMAT），大学病院，日本看護協会，全日本病院会，その他多くの医療関係団体から派遣された。派遣数は2,589チーム，12,115名（2011年10月7日の累計）である。被災地入りした医療従事者の数だけをみても，1.17と比較すると，隔世の感をもって進歩したといえる。

　災害拠点病院については，被災4県（岩手県，宮城県，福島県，茨城県）には計44か所の災害拠点病院が存在し，そのうち42病院で施設一部が損壊し診療制限を余儀なくされたが，機能停止に陥った病院はなかった。災害拠点病院の立地条件，施設の耐震性が功を奏したと考えられる。災害拠点病院の機能が残ったおかげで，沿岸部の災害拠点病院を中心にDMATが医療支援に入り，重症患者を受け入れ，後方搬送するという，1.17ではできなかった災害急性期からの対応が可能となった。

　また，19例と数は少ないが，自衛隊との協働により日本初の広域医療搬送が行われたことは大きな意義があった。

　EMISについては，通信インフラの崩壊により，被災沿岸部の病院の情報が遅れ，活動に支障をきたし課題を残したが，DMATの情報伝達ツール，被災地外の病院の情報共有ツールとしては，その有用性を示した[2]。

COLUMN 災害対策基本法で改正された点

　米国においては，災害時にレスキューワーカーが二次災害を被らないようにするため大統領がレスキューワーカーも対象に含めて避難指示を出す。一方，日本ではそのような法規がなかったため，上層部からの避難指示がないため最後まで救援活動を行い二次災害により死亡した救援者が多数発生した。これを受けて災害対策基本法が下記のように改正された。ポイントは，上層部の者は，現場で活動する救援者の安全確保に関して責任があることが明記されたことである。

災害対策基本法等の一部を改正する法律（平成25年法律第54号）
　第5章：災害応急対応　第1節　第50条　第2項
　指定行政機関の長及び指定地方都市行政機関の長，地方公共団体の長，その他の執行機関，指定公共機関及び指定地方公共機関その他法令の規定により災害応急対応の実施の責任を有する者は，法令または防災計画の定めるところにより，災害応急対応に従事する者の安全の確保に十分に配慮して，災害応急対応を実施しなければならない。

3 3.11でできなかったことと今後の対応

　3.11では災害医療体制が機能した一方で、地震津波災害が甚大であったため、1.17では認められなかったさまざまな医療ニーズが出現した。そのなかには、今まで課題として挙がっておらず、十分に対応できなかった事項も多々あった。急性期の災害医療対応に関しては、厚生労働省、学会などさまざまなところで検証されたが、その最も本幹になるものは、2011（平成23）年10月の「災害医療等のあり方に関する検討会」（厚生労働省）において報告されたものである[3]。報告書の答申において、DMAT、災害拠点病院、および中長期的な医療提供体制に関して、今後の課題と対応策が示された。まとめたものを**表1～3**に示す。

　また、この報告書を受けて、2012（平成24）年3月には、厚生労働省医政局長通知「災害時における医療体制の充実強化について」において、具体的な今後の9つの目標が示された（**表4**）[4]。これらにより、3.11の課題と対応策は大方出揃い、現在はこれら対応策について、具現化を進めているフェーズと言ってよい。

　しかしながら、ここで注意が必要なのは、3.11以降どうしても次の巨大地震に目が向きがちであるが、災害にはさまざまな規模があり、種類があるということである。医療従事者としては、あらゆる災害に対応する準備（all hazard approach）をしておくべきである。

　これらをふまえ、今後の医療者に必要な項目を挙げるとするならば、①医療ニーズの正しい捉え方、②シームレスな医療支援の実現、③情報伝達手段の確保、④公衆衛生的視点の導入、⑤災害関連死の予防、の5つになる。1つひとつ詳しく述べていきたい。

1 医療ニーズの正しい捉え方

　発災直後には、医療ニーズを想定しそれに見合った医療戦略を立てることが重要となるが、3.11の医療ニーズは、1.17のそれとは全く違ったものであった。

　3.11では急性期に救命治療を必要とする傷病者は少数であった。1.17の際は、死者6,433名に対して、負傷者は43,800名であり、一方、3.11では死者・行方不明者18,683名に対して負傷者は6,114名。死因を比較してみても、1.17の死因の8割が圧死であったのに対し、3.11においては、死因の9割が溺死であった。これまでも津波災害の人的被害の特徴は、all or nothing（無傷か死か）といわれてきたが、ここまで負傷者が少ないことは予想外であった。

　また、3.11の医療ニーズの特徴として、初日は少なく、3日目以降に急激に増加したことが挙げられる。初日、被災地の医療施設においては病院入口にトリアージポストを設置するなど、大量傷病者の受け入れに備えたが、どこも予想外に患者数が少なかった。疾病構造に関しては、初日こそ外因性疾患が約5割を占めたが、3日目以降急激に増加した患者は、約8割以上が内因性疾患であった。さまざまな医療ニーズが高まったのは、震災発生後3、4日を過ぎてからである。多くの病院に支援物資が届かず、発災数日後に備蓄が底をつき、診療継続不能に陥った。機能不全に陥り孤立した病院では、入院患者の救出移送が必要となった。一方、避難所では低体温症、慢性疾患の増悪、感染症の発生など、医療ニーズは一気に高まった。3.11の震災をさらに深刻にしたのは、福島第一原子力発電所事故である。放射能漏れにより、原発

表1　DMATの課題と対応策

課題	対応策
活動内容：慢性期疾患への対応が必要であった	外傷だけではなく，慢性疾患へも臨機応変に対応，研修会などで強調
活動期間：医療救護班への引き継ぎにギャップが生じた	2次隊，3次隊の派遣を調整 派遣調整本部，地域災害医療対策会議と連携調整
通信機器：インターネット接続が不可能なチームがあった	衛星電話を含めた複数の通信手段の確保
指揮調整機能：業務量が膨大となったが，総括DMATの交代要員，サポート要員がいなかった	総括DMATの育成，サポート要員の育成
ロジスティクス：前線のDMATを後方支援するシステムがなかった	中央直轄ロジスティックチームを創設，ロジステーションの具現化
広域医療搬送：宮城県沖地震の計画がなかったので，関係機関との調整に時間を要した	全都道府県で航空搬送計画を策定，SCU設置場所および協力医療機関の指定
空路参集：DMATの移動手段がなく，活動が制限された	ロジステーションの具現化，民間企業との提携

〔小井土雄一，近藤久禎，小早川義貴：新しい災害医療体制　ひろがる災害医療と看護　身につける知識とスキル1．看護教育 54 (9)：840, 2013 より転載〕

表2　災害拠点病院の課題と対応策

課題	対応策
耐震化：耐震性の低い建物を有している病院があった	診療機能を有する施設を耐震化，病院機能に係る施設は耐震化
ライフライン：途絶が長時間となり備蓄燃料などが不足した	具体的な備蓄量を決定，3日分が基本
通信インフラ：翌日まで連絡が取れない病院があった	PC接続可能な衛星電話を設置，EMISへ確実に情報を入力する体制を整備
備蓄・流通：道路の寸断，孤立化により医薬品だけでなく食料も枯渇した	備蓄量を決定，基本3日間 平時から業者との協定
ヘリポート：敷地外のヘリポートは不便で，非効率的であった	原則として敷地内にヘリポートを整備
受援計画：DMATや医療救護班を受け入れる準備がなかった	事業継続計画（BCP）病院マニュアルに受援計画を含む
平時からの役割：地域での体制作り，訓練が不十分であった	救命救急センターもしくは2次救急病院の指定 DMATの保有，受援計画 地域災害医療対策会議の設置 災害医療コーディネーターの指定

〔小井土雄一，近藤久禎，小早川義貴：新しい災害医療体制　ひろがる災害医療と看護　身につける知識とスキル1．看護教育 54 (9)：840, 2013 より転載〕

から30km圏内の入院患者の移送という新たな医療ニーズが生まれた。地震・津波＋原発事故という最悪のシナリオの複合災害のなかで，1.17においては認められなかったさまざまな医療ニーズが急激な勢いで生じた。

表3　中長期の医療提供体制の課題と対応策

課題	対応策
都道府県レベル：県レベルで医療チームを調整できなかった。受け入れ体制が不十分であった	派遣調整本部の設置 災害医療コーディネーターの指名
保健所管轄区域・市町村レベル：保健所，医師会，拠点病院，医療チームを巻き込んだ体制が作れなかった	地域災害医療対策会議の設置 災害医療コーディネーターの指名
病院レベル：入院重症患者の移送や全入院患者避難が必要となったときの準備がなかった	自ら被災することを想定した防災マニュアル BCPを含んだ病院災害マニュアルの改訂

〔小井土雄一，近藤久禎，小早川義貴：新しい災害医療体制　ひろがる災害医療と看護　身につける知識とスキル1．看護教育54（9）：840，2013より転載〕

表4　災害時における医療体制の充実強化について

1. 地方防災会議等への医療関係者の参加の促進
2. 災害時に備えた応援協定の締結
3. 広域災害・救急医療情報システム（EMIS）の整備
4. 災害拠点病院の整備
5. 災害医療に係る保健所機能の強化
6. 災害医療に関する普及啓発，研修，訓練の実施
7. 病院災害対策マニュアルの作成等
8. 災害時における関係機関との連携
9. 災害時における死体検案体制の整備

（平成24年3月21日　厚生労働省医政局長通知　医政発0321第2号より作成）

　災害に同じものは決してないといわれているが，災害時の医療ニーズに関してもそのとおりである。3.11では初めて現代医療体制のなかで津波災害を受け，その疾病構造を経験したわけであるが，決して今まで備えてきた災害医療を否定するものではない。首都直下型地震が起これば，外傷を中心とする1.17と同じ疾病構造になることが予想されている。しかし，南海トラフ地震を想定した場合は，3.11と同じ医療ニーズが生じると考えられ，3.11の課題・教訓を活かし診療の守備範囲を広げる必要がある。1.17以降，災害医療・看護の教育・訓練が外傷に重きをおいてきたことは否めない。今後は避難所などにおける慢性疾患の急性増悪対応，感染症対応などを含めて，広い範囲の知識とスキルが必要になる。また，3.11においては，診療継続不能に陥った病院の入院患者移送の医療支援ニーズが生じた。現在，すべての病院では事業継続計画（BCP）を含んだ病院災害対策マニュアルの改訂が進んでいるが，自身の病院で入院患者移送が必要になったとき，医療者としていかに患者を守るかという知識とスキルも必要となる。

　もうひとつ重要なポイントは，先にも述べたように，3.11を経験して，災害対応が次の巨大地震として予想されている首都直下型地震や南海トラフ地震のほうへシフトしているが，災害は多種多様であるということである。病院のemergency operation plan（EOP）である災害対策マニュアルは，あらゆるタイプの災害に対応可能なall hazard approachであるべきである。また，事前対応計画を立てるうえでは，hazard vulnerability analysis（HVA）の考え方が重要である。HVAは，自分たちの地域で起こりうる災害（hazard）をリストアップし，その

災害が起こった場合，どこに脆弱性（vulnerability）があるか評価（analysis）し，その対応策を練るというものである。

2 シームレスな医療支援の実現

　3.11において急性期医療チーム（主にDMAT）と一般医療救護班の引き継ぎに，時間的・空間的に医療空白（ギャップ）が生じて，そこに新たな防ぎうる災害死が発生した可能性が指摘された。従前の計画では，48〜72時間でDMATから一般医療救護班へ引き継ぐはずであったが，3.11においては，被災地がきわめて広域であったこと，被災地へのアクセスが困難であったこと，情報が不足したことなどにより，一般医療救護班が満遍なく行き渡ることができなかった。一方で先に述べたように3〜4日経ってからさまざまな医療ニーズが生じたため，この引き継ぎ期間に新たな医療空白が生じた。

　これらの課題に対して，本部機能の強化の方法，亜急性期への円滑な引き継ぎの方法が練られた。DMATの活動期間に関しては，1チームに関しては移動時間を除いて概ね48時間を基本とし，災害の規模によっては，医療救護班と十分に引き継ぎができるまで（1週間程度）とし，必要なら2次隊，3次隊を追加派遣することになった。DMATの活動内容に関しても，今後は外傷だけでなく，一般医療救護班に引き継ぐまでの被災地に生じるあらゆる医療ニーズに対応する方針となった。

　また，この引き継ぎの課題を解決するためには，さまざまな医療チームを調整する必要がある。「災害医療等のあり方に関する検討会報告書」においては，県レベルでは県の災害対策本部内に派遣調整本部を設置，2次医療圏レベルでは地域災害医療対策会議を設置し（コラム参照），発災時には地域災害医療対策会議が地域の医療情報（医療機関被災情報，医療ニーズなど）を集め，その情報に従い派遣調整本部から派遣された医療チームを適材適所に配することとなった。

　シームレスな医療支援を実現させるためには，平時からの準備が必要となる。平時から二次医療圏ごとに地域災害医療対策会議を設置し，その地域の災害医療コーディネーターを中心に

COLUMN 派遣調整本部・地域災害医療対策会議

　2016（平成28）年熊本地震では，県レベルでは急性期はDMAT調整本部，そして2次医療圏レベルでは，熊本赤十字病院（熊本市・上益城エリア），川口病院（菊池エリア），阿蘇医療センター（阿蘇エリア）の3か所にDMAT活動拠点本部が置かれた。これらの本部は，亜急性期以降は，県レベルでは医療救護調整本部，二次医療圏レベルでは保健医療救護調整本部となり，シームレスな医療支援を行った。［県レベル］派遣調整本部⇒医療救護調整本部，［二次医療圏］地域災害医療対策会議⇒保健医療救護調整本部と，名称は違うが，機能的には計画どおりのことが行われた。3.11の教訓が活かされた部分である。

災害拠点病院，保健所，医師会，歯科医師会，薬剤師会，消防，警察などが集まり，地域は地域で守るという結束のもとに連携を強めておく必要がある。看護においても，看護協会および病院レベルで，この枠組みのなかに参加すべきである。前述の「災害時における医療体制の充実強化について」(厚生労働省医政局長通知)の1項目においては，看護協会が地方防災会議などへ参加できるよう体制を整備すること，災害時には看護協会を含めた関係機関が連携して，対策本部を立ち上げコーディネート機能を発揮することとなっている。看護職の本部機能への参画の重要性が明らかとなった3.11であるといえる。その意味でも，今後はマネジメント能力，コーディネート能力も，看護職が身につけるべき知識とスキルということになる。

3 情報伝達手段の確保

3.11では，情報が災害を制するということを改めて思い知らされた。EMISは，DMAT隊員の情報共有ツールとしては，その機能を十分に発揮したが，被災病院の情報共有ツールとしては，通信インフラの破壊により決して満足のいくものではなかった。災害拠点病院レベルでは時間は遅れたものの何とか情報共有できたが，二次医療圏レベルの病院の情報が欠落したために，効果的な医療資源(主に医療チーム)の配分ができなかった。通信インフラの強化に関しては，前述の「災害時における医療体制の充実強化について」にも含まれており，すべての病院がEMISに加入すること，災害拠点病院においては衛星回線インターネットを利用できる環境の整備をすることが明記されている。すべての病院がEMISに加入することにより，EMISは災害拠点病院，DMATだけの情報共有ツールではなく，すべての医療従事者の情報共有ツールとなる。したがって医療従事者の誰もがツールとして使いこなせる能力を身につけるべきである。

3.11においては，EMISが被災地内では十分に機能できなかったことは述べたが，技術的な問題も多々あった。衛星電話の不通が問題となったが，その後の調査では，設定の仕方，使用方法にも問題があったとされており，またEMISの情報入力方法にも問題があったともいわれている。本来，EMISを中心とする情報発信は，ロジスティクス(事務職員)に任せきりなところがあるが，発災時に，誰が院内にいるのかわからないので，職員全員がマスターすべき事項である。「情報発信しなければ助けは来ない」を合言葉に，スキルとして身につけるべきである。

4 公衆衛生的視点の導入

3.11においては，市町村行政が被災により機能を失ったことにも起因するが，保健衛生的な対応が完全に出遅れた。避難所においては，食事，寝床などの生活環境，トイレをはじめとする衛生環境の整備が大変遅れた。幸いなことに感染症のアウトブレイクは起こらなかったが，今後は発災後にすみやかに公衆衛生的対応を立ち上げるシステムを構築することが必要である。

3.11前は，発展途上国における災害対応アプローチと先進国の災害対応アプローチは，別物と認識されていたところもあったが，甚大広域災害により行政も含めて被災した場合は，先進国であっても状況は発展途上国と同様となる可能性があることがわかった。その意味で，発

展途上国で起こった災害時に用いられるスフィア・プロジェクト（p.86 参照）の考え方が，まさに 3.11 で必要となった．今後は身につけるべき知識となるであろう．

また，3.11 においては，行政の機能低下により，県対策本部と現場の乖離が起こった．たとえば，災害時に下痢の症例が出た場合には，解決すべき事項として，飲料水の問題，トイレの問題が含まれるが，トイレの問題を行政にもっていっても，課を回されるだけで解決につながらず，結局は医療チーム自身がトイレの問題で奔走するということもあった．世界の災害対応，特に発展途上国においてであるが，このような問題を解決するために，クラスターアプローチ（次頁コラム参照）という手法が標準化しつつある．このクラスターアプローチをそのまま日本にあてはめるわけにはいかないが，考え方として，ぜひ身につけておきたい知識とスキルである．

5 災害関連死の予防

新しい災害医療体制においては，慢性期以降の災害医療に力を注ぐべきであることも明らかになった．これまで，急性期の災害医療が注目されてきたが，3.11 においては慢性期以降の災害医療体制の重要性が示された．直接死 15,893 名（警察庁 2016 年 12 月）に対して，震災関連死 3,472 名（図 1，復興庁 2016 年 3 月）と発表されているが，この震災関連死[注2]には多くの防ぎえた災害死が存在する可能性がある．

さらに，3.11 においては，長引く避難生活による生活不活発病（廃用症候群）が問題となっている．この問題は，多くの災害関連死と関係しているともいわれている．災害医療の最終的な目的は，災害による死者や障害者をなくし，健康で文化的な人々の暮らしを守ることである．3.11 では宮城県，岩手県も大きな被害を受け復興の最中であるが，特に福島県では震災，津波，原子力発電所事故により，いまだ 8 万人以上の人々が避難生活を余儀なくされている．3.11 において，避難生活に伴う既往症の悪化や生活不活発病などに起因する震災関連死および死に至らなくとも生活機能の著しい低下が問題となっている．その多くは高齢者であるが，生活不活発病および震災関連死の実態は，いまもって不明な点も多い．しかしながら 3.11 がなければ生活機能が低下しなかったと考えれば，防ぎえる生活機能低下ということがいえる．

生活不活発病の予防には，運動をすればよいという単純なものでなく，生活全体を巻き込んだ対応が必要である．そのためには，保健師をはじめとした看護職，リハビリテーション関係者，介護関係者，行政などの多くの人たちの連携が必要である．看護職としての役割も大きく，生活不活発病に対する知識を身につける必要がある．

3.11 を経験し，日本の災害医療が今後どのような方向性で進むのかを述べた．また，医療

注2）震災関連死とは，地震による建物の倒壊や火災，津波などのよる直接的な死亡ではなく，その後の避難生活での体調悪化や過労などの間接的な原因で死亡することをいう．復興庁の調査では，今回の震災で 3,472 名（2016 年 3 月）と発表されており，66 歳以上が 9 割で，約 6 割に持病があった．福島県での死亡数が多く，原子力発電所事故の影響が大きかったと考えられる．これらの死はもちろん震災がなければ発生しなかったものであり，震災後の生活環境の悪化が死をもたらしたと考えると，防ぎえた災害死といえる．震災関連死は今も増えており，被災者に対する継続的な支援が必要である．

COLUMN　クラスターアプローチ

　国連は，人道支援活動に際して，国連人道機関が個別に活動するのではなく，クラスター（集団）ごとにとりまとめ機関（リード・エージェンシー）を指定し，リード・エージェンシーを中心とする人道機関間のパートナーシップを構築した。リード・エージェンシーが各援助機関と調整し援助の効率性を上げ，被災者に対する援助のギャップを解消する体制である。2005（平成17）年12月より正式に，このクラスターアプローチが導入された。これは，人道・緊急支援および持続可能な開発援助への移行期における各機関の役割をクラスターごとに明確化することで，説明責任と透明性も高めてより効果的な支援を目指そうとするアプローチである。

　この制度以前からセクター別のアプローチというものがあったが，各セクター間の協調や連携が薄かったため，クラスターアプローチにおいては，各クラスター間の連携強化も大きな狙いである。わかりやすく言えば，医療部門だけで低栄養の被災者を支援しても，栄養改善プログラムや，食糧援助がなければ根本的解決にならないため，栄養や食料のクラスターとの連携を強化するといったようなことである（図）。

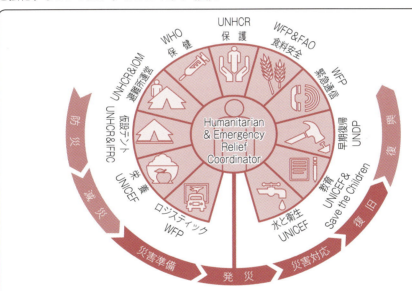

各クラスター内各クラスター間で情報の共有と調整を実施
- Humanitarian Coordinator（被災地におけるUNDP代表）やEmergency Relief Coordinator（ジュネーブの次官）を中心とし，各クラスターが発災直後から支援やその調整を行い，復旧復興に関わるとともに，その後は防災・減災・災害準備のためのプロジェクトや啓蒙活動を通じた，キャパシティービルディング（能力強化・向上）を行うということが，この図形でわかりやすく示されている。
- したがって，国際緊急援助隊（JDR）医療チームもこのクラスターアプローチに参加する集団としては，被災直後の緊急支援のみならず，自国および他国の災害対応のキャパシティービルディングにも貢献することが求められる。

図　クラスターアプローチの図形化
〔小井土雄一，近藤久禎，小早川義貴：新しい災害医療体制　ひろがる災害医療と看護　身につける知識とスキル1．看護教育 54（9）：843，2013 より転載〕

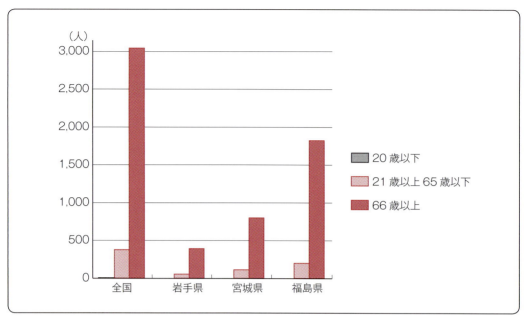

図1 3.11の震災関連死数（年齢別）

者として今後震災だけではなくさまざまな災害に対応するのに必要な項目を挙げた。

防ぎえた災害死をゼロにするには，急性期だけではなく広い領域にわたり長期に他職種と連携する必要があり，その連携は平時から培っておかなければならない。今後，そう遠くない将来に高い確率で発生が危惧されている首都直下型地震，南海トラフ地震の対応を進めることはもちろん重要でるが，明日にでも起こりうるさまざまな身近な災害に対して，「自分たちの地域は，自分たちで守る」を合言葉に，本書を活用して知識とスキルを向上させ，対応力を身につけてほしい。

文献

1) 平成16年度厚生労働科学研究「新たな救急医療施設のあり方と病院前救護体制の評価に関する研究」分担研究「災害時における広域緊急医療のあり方に関する研究」（分担研究者：大友康裕）報告書，2005.3
2) 小井土雄一，近藤久禎，市原正行，他：東日本大震災におけるDMAT活動の今後の研究の方向性，保健医療科学 60(6)：495-501，2011
3) 厚生労働省：災害医療等のあり方に関する検討会報告書．2011.10
http://www.mhlw.go.jp/stf/shingi/2r9852000001tf5g-att/2r9852000001tf6x.pdf（2016年7月閲覧）
4) 厚生労働省：災害時における医療体制の充実強化について（平成24年3月21日医政発0321第2号厚生労働省医政局長通知）
http://www.mhlw.go.jp/file/06-Seisakujouhou-10800000-Iseikyoku/0000089039.pdf（2016年12月閲覧）
5) 小井土雄一，近藤久禎，小早川義貴：新しい災害医療体制 ひろがる災害医療と看護 身につける知識とスキル1．看護教育 54(9)：838-845，2013

COLUMN CSCATTT

（小井土雄一）

　CSCATTT（図）は，数ある災害医療の共通言語のなかでも一番よく知られている事項である。オリジナルは，英国の災害医療研修コース MIMMS (Major Incident Medical Management and Support) に由来するが，現在は日本で行われているほとんどの災害医療研修（DMAT，日本赤十字社，JMAT など）において，必ず説明される事項である。これを知らなければ災害医療を学んだことにならないと言っても過言ではない。

　CSCATTT のコンセプトは，TTT（3 T's），すなわち Triage トリアージ，Treatment 治療，Transportation 搬送がうまくいけば災害医療の実践の 8 割方は成功ということになるが，この 3 T's をうまく行うには，その前に CSCA を確立しなければならないという考えである。

　CSCA は医療の管理部分であり，最初の C は Command & Control 指揮命令系統の確立である。S は Safety であり，3 つの S（Self 自分自身，Scene 現場，Survivor 傷病者）を確保する必要がある。自分自身の安全，現場の安全の順番で安全を確保し，確保できない場合には，決して傷病者にアプローチしてはいけないことになる。2 番目の C は Communication である。情報が災害を制するという言葉がある。情報を集約化し，集めるだけでなく発信することが重要となる。そのためには通信機器というものが重要となる。A は Assessment 評価である。集めた情報を分析し 3 T's の戦略を立てることになる。

　そして 3 T's の実践ということになるが，重要なのは PDCA サイクルを回すように実践の結果をフィードバックし，常に評価を繰り返し行い最善の対応に近づけることが重要である。災害が発生すると，混乱し何から手を付けてよいかわからなくなることもあるが，「CSCATTT」と念じながらこの順番で事を進めていけば大きな漏れがないことになる。

平常モードから災害モードへ

スイッチ入れて
- C : Command and Control　指揮・調整
- S : Safety　安全
- C : Communication　情報
- A : Assessment　評価
- T : Triage　トリアージ
- T : Treatment　治療
- T : Transport　搬送

図　CSCATTT

第2章 災害時こそチーム医療が機能する —ひろがった専門家の連携の輪

1 災害看護に必要な知識とスキル

　平時にできないことは，災害時にもできない。これまでの災害支援活動を通して常々実感してきたことである。東日本大震災（以下，3.11）の被災地内支援者として活動した岩手県の保健師も「いつもやっていないことは，やっぱりできない。それを何とかやろうと思うと，時間とエネルギーがかかる」と，同じ言葉を口にしていた。本章では，平時に何ができれば災害看護への備えとなるのかということを，3.11の経験をふまえ整理する。

　また，3.11という未曽有の大災害を経験し，甚大かつ広域な被害であるがゆえの災害経験者のひろがり，看護を取り巻く社会変化による専門的なひろがり，看護の原点・理論に立ち戻るという意味でのひろがりがあった。このような災害看護のひろがりについても検討し，災害看護に必要な本質的な知識とスキル，今後の課題について述べる。

1 甚大かつ広域であったがゆえの災害経験者のひろがり

　日本看護協会と都道府県看護協会の災害支援ネットワークシステムによる災害支援ナース登録者は，3.11当時4,800名（2010年8月集計人数）であった。そのうち，実際に支援活動を経験していたのは，新潟県中越地震110名，能登半島地震71名，新潟県中越沖地震244名，岩手・宮城内陸地震85名，中国・九州北部豪雨13名で合計523名であった。

　3.11では938名が日本看護協会の調整によって派遣され，近隣県派遣24名，災害支援ネットワークシステム以外からの派遣1,046名（21都道府県）で合計2,008名に上る[1]。さらに災害派遣医療チーム（DMAT）隊員として約700名，日本医師会災害医療チーム（JMAT）1,829名[2]，日本赤十字社約6,500名[1]の看護職が被災地に派遣され，医療機関や大学などによる支援やNPO団体などによる支援を含めると，さらにその数字は増すものと思われるが，入手できた資料の範囲での合計数は11,037名に及ぶ。さらに，被災3県（福島県・宮城県・岩手県）の看護協会の沿岸部地域を含む地区支部に所属していた会員数から推計すると，福島県1,305名，宮城県5,233名，岩手県6,919名，合計13,457名の看護職が被災地内支援者として何らかの災害支援活動に関わったものと推測される。茨城県や栃木県，千葉県，東京都など被害があった全域を含めると，さらにこの人数は増すものと思われる。

　過去において災害支援に携わってきた看護職の多くは，国際緊急援助隊（JDR）医療チームや日本赤十字社，NGOなど海外での支援活動によって実践経験を積み重ねてきた。JDR医療チームでは30年の歴史のなかで延べ60チームが派遣されてきた。派遣人数の変化や複数回派

遣されている看護職もいるため明確な数字は示せないが，現在の7名体制で概算すると420名となる。もちろん，他の団体で活動してきた看護職の人数を合わせればさらに増すが，3.11での実践経験者のひろがりとは格段の違いがあることは明白である。

災害医療や災害看護の実践は，頻繁に経験できることではない。人は経験を通して熟達するものであり，経験を通じて状況適応能力を高める。したがって，3.11が災害看護の領域にもたらしたひろがりは，多くの看護職にもたらした経験の機会というひろがりであったといえる。

さらに，Kolb. Dは，知識付与型の学習やトレーニングと区別して，「経験から学ぶプロセス」を経験学習サイクルとしてモデル化しているが，この理論では，経験からよりよくより深く学ぶには，「具体的な経験」をじっくり振り返るプロセスが大切だと述べている[3]。単に経験を重ねるだけでなく，経験においてさまざまなことを感知し（経験），それを素材として深く振り返り（省察），そこから教訓や概括的な意味をつかみ（概念化），それを新たな状況において応用する（実践）。そして，さらに経験をして，といった行動を繰り返すことで人は学習し，成長していくとしている。

熟達した災害看護の実践者を育成し，災害看護の概念化や発展に寄与するためには，単に経験したということに留めることなく省察の機会をもつことが必要だということである。本書もまたその機会であり，学会や誌上発表，報告書や報告会，講義を担当することなどを経験するのも省察の機会となる。これまでは，特定の限られた範囲の看護職が関わってきた印象がある災害看護の領域であるが，多くの看護職が支援活動を経験した今，さらに省察の機会をもつことで経験知の集積，概念化というひろがりが期待できる。

2 看護を取り巻く社会変化による専門的なひろがり

3.11では，これまで災害看護に関与することが少なかった領域の認定看護師や専門看護師も支援活動に携わった。災害支援ナースの活動では，救急看護認定看護師が中心となってコーディネーターの役割を担い，被災地での褥瘡対策では皮膚・排泄ケア（WOC）認定看護師が，避難所の環境アセスメントでは感染管理認定看護師が活躍した。また，精神看護専門看護師は精神・心理の専門家との協力体制をとった。

JDR医療チームなどで災害支援を行ってきた看護職の活動は，ジェネラリストとしてのチームナーシング活動が中心であったが，3.11では専門領域をもつ看護職が支援活動に携わったことで，より専門的な活動による成果が実現したと思われる。

限られた情報のなかで優先度を判断し迅速に意思決定することは，やはり救急看護認定看護師が得意とするところであろう。また，避難所や在宅で避難生活を送っていた高齢者の褥瘡の問題は深刻であったが，各地に派遣されていた災害支援ナースが写真をメールで送り，WOC認定看護師が対応方法の相談にあたった。また，制限された状況のなかで可能な範囲のデータ収集を行い褥瘡発生要因の分析も行われた。

宮城県石巻市では，災害支援ナースが現地コーディネーターとして健康政策のモニタリングを行い，地域の安定化へ向けたプログラム開発として福祉避難所の設置を働きかけた。さら

に，その後に石巻市からの要請を受け保健福祉アドバイザーとしても支援活動を行った[1]。国際的な災害医療支援活動の経験と省察，研究などによる災害看護の概念化への試みによって，自立への支援や，援助された側が助けられたと感じる支援のあり方を模索してきたことが，この活動につながったと考える。また，コンサルテーション・コーディネーション，教育・指導，マネジメントなどを行ってきたなかでの数々の失敗といくつかの成功の繰り返しが，経験から学ぶプロセスとなって実現できた活動でもあったと評価している。

被災地内の医療機関に勤務する認定看護師らの活躍も目立った。救急看護認定看護師は多数の傷病者が来院する救急外来での実践や調整にあたった。WOC認定看護師は皮膚科や形成外科の医師らとともに福祉避難所や在宅避難者を訪問し褥瘡ケアにあたり，感染管理認定看護師は環境衛生に尽力した。また，メーカーなどと連携して必要な衛生材料や創傷被覆材，褥瘡予防用マットレスなどを調達し，支援者らと連携して被災者のもとに必要なものを直接届ける支援を実現した。このことは，看護の専門領域が確立してきたなかで構築されたネットワークが有効に機能した結果でもある。さらに，このネットワークによって，被災地内外の認定看護師同士の情報共有や相談対応が活発に行われた。

3　看護の原点・理論に立ち戻るという意味でのひろがり

現地では，スフィア・プロジェクト[注1]の最低基準をも満たさない避難所が何か所も存在し，その状態が1か月以上も続いた。その要因には，事前対策や連携の不足などさまざまなことが推察されるが，そのことだけが要因とも思われなかったのも事実である。看護職だけではなく日本国民全般にいえる想像力の欠如ではないかとも思うが，たとえば水道が当たり前にある生活に慣れ過ぎてしまった結果，水道がない生活が健康にどのような影響を及ぼすのかを想定できないという事態が起きていた。床に敷かれたブルーシートに毛布という環境で眠り，暖房もプライバシーもない生活，十分な栄養も医療もない生活であっても避難所だから当たり前という強い思い込みや決めつけも多くの人々にあったように感じた。アルコール手指消毒薬は山積みにされているが，手を洗う流水がないという本末転倒といった環境が続いたことは，日本のインフラが整備され，生活が豊かになったがゆえの脆弱性ではないかと思う。

近代看護の原点とされるナイチンゲールのクリミア戦争での活躍は周知のとおりである。ナイチンゲールは，きわめて不衛生な兵舎病院の実態と官僚的な縦割り行政の弊害から必要な物資が供給されない事態を重くみた。看護婦団の従軍が拒否されるなか，病院のトイレ掃除がどの部署の管轄にもなっていなかったことに目をつけ，まずトイレ掃除を始めることによって病院内へ割りこんでいったところに，彼女の知的な方略と人道という信念を感じる。平時と災害時の生活環境のギャップ，平時と災害時の医療レベルのギャップがひろがる現代であるからこそ，環境と健康問題について看護の原点に立ち戻って，今一度立ち止まって捉えることが必要であり重要となる。

注1）人道憲章と災害援助に関する最低基準で，1997年，人道援助を行うNGOのグループと，国際赤十字・赤新月社によって開始されたもの。主な5つの主要なセクターには，給水と衛生（し尿処理，病原体微生物対策など），栄養，食料援助，シェルター，保健サービスがある[4]。

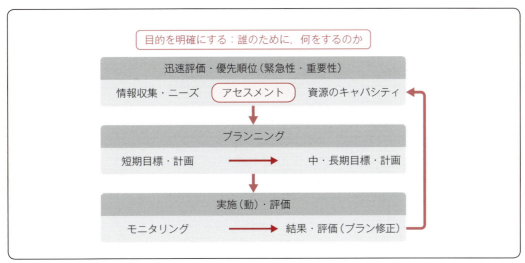

図1　自分の頭で考える（分析，判断，評価）
〔石井美恵子：災害看護に必要な知識とスキル．看護教育 54（10）：949，2013 より転載〕

　さらに看護理論は，混乱や不確かさのなかでの実践となる災害看護の拠り所となる。ヘンダーソンの基本的ニーズの充足，ワトソンのケアリング，健康は人間の環境の相互作用を反映するとしたロイによるシステム理論などを基盤とすることで，ケースワークが求められる災害現場での看護を創造することが可能となる。看護職である自分は何をするためにそこにいるのか，そのために何をしなくてはならないのかを，自分の頭で考えることの連続が災害看護の特徴である（図1）。また，ペプロウの方向づけの段階，同一化の段階，開拓利用の段階，問題解決の段階は，信頼関係を構築しようと努力し徐々に新たな目標に向かえるよう自立を支援するプロセスを示し，支援者としての構えを教えてくれている。

　平時と災害時の看護水準のギャップを最小にする努力としての事前対策や訓練は重要である。しかし，災害という出来事は，どれだけ備えても想定を超える環境破壊や文明の崩壊をもたらすものであり，想定を超えるからこそ危機といわれる事態となる。想定された事態では，マネジメントによってマニュアルどおりに物事を正しく行うことで対応が可能である。しかし，想定を超えた3.11のような事態では，人を感化し，方向や進路，行動，意見などを導き，ビジョンと判断に基づく行動ができる正しいことを行うリーダーが必要となる[5]。3.11では，被災地内の多くの看護職，とりわけ沿岸部の保健師たちがリーダーシップを発揮していた。これらの活動は，個人の成果として情報発信されることは少ないが，現場で活動をともにした人々の記憶には刻まれているものと思う。

4 看護職が身につけるべき知識とスキル
❶ 看護の基盤・基礎的看護能力・問題解決能力
　ルーチンワークで対応が困難な災害という環境にあっても，自律して看護を実践し，看護を創造しながらケースワークができる能力が求められる。災害看護の目標は，平時と同様の看護

表1 ニーズと資源とのマッチング：優先度の判断

ニーズ	資源
生命維持に関するケア ・合併症予防 ・回復過程の促進 ・安全管理　　　など	人，物，金，情報 ・もてる資源を把握する ・優先度を判断して分配する ・5W2H の共有 　Who, When, Where, What, Why, How, How much ・不足している資源の入手 　どこに，誰に報告・連絡・調整すれば課題解決に至るのか
苦痛緩和に関するケア ・鎮痛 ・安楽 ・活動／休息 ・日常生活援助　　　など	
健康維持・管理に関するケア ・健康管理教育 ・行動変容　　　など	
心理・社会面に関するケア ・コーピング強化 ・コンサルテーション ・ソーシャルサポートの活用　　　など	

〔石井美恵子：災害看護に必要な知識とスキル．看護教育 54（10）：949, 2013 より転載〕

実践の実現と看護目標の達成である．しかし，さまざまな制約が生じる災害という状況のなかで平時同様の看護を実践することは一般的に困難である．したがって，看護ニーズと看護資源の供給のバランスを分析し，供給の緊急度や優先度を決定して看護資源を投入することが求められる（表1）．緊急度や優先度の判断は，平時の臨床判断能力やアセスメント能力に基づいて行われる．平時にできないことは，危機のときにもできないものである．平時からなぜだろう？　何だろう？　と知的好奇心と探究心をもって考える能力を高めておく必要がある．

❷ 論理的・科学的思考，専門領域の確立と活動

　経験から学ぶためには，省察と概念化のプロセスが必要である．省察と概念化は，論理的思考・科学的思考なくして実現できない．ナイチンゲールは「天使とは，美しい花をまき散らす者でなく，苦悩する者のために戦う者である」という言葉を残している．生命を守り，苦痛を和らげ，尊厳を守るために最善を尽くし自然の猛威と戦うためには，それ相応の能力が必要となる．甚大な被害を目の当たりにすると，思いや情緒的な思考が先行するということも起こりうるが，凄惨な状況にあってもなお論理的かつ科学的に思考できることが，プロフェッショナルな看護職としての態度である．

　災害時に専門性を発揮するためには，平時からの専門的な能力が必要となる．同じ状況を目にしていても，知識がなければ見過ごされてしまうことがある．より深い専門的知識があるということは，感じとる情報の量と質を高め，迅速さが求められる災害時の瞬時の判断を可能にする．災害医療に特化した専門的な知識やスキルだけではなく，平時から看護本来の基礎的能力を確かなものとし，さらに高度な専門性を身につけていくことが災害看護への備えとなる．

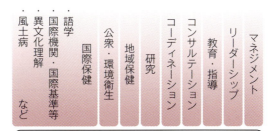

図2 災害看護のコンピテンシー
〔石井美恵子：災害看護に必要な知識とスキル．看護教育 54（10）：950，2013 より転載〕

❸ 対人関係感性

ネットワークをもつためには，平時からの顔の見える関係，信頼関係が構築できる良好な対人関係感性が必要となる．

❹ 災害時に特有な病態や反応

被災者に特有の健康問題として，クラッシュ症候群（挫滅症候群）や破傷風，津波肺，急性ストレス障害など，平時の臨床実践では経験することが少ない対象の健康問題や援助について学習を深めておくことも必要となる．

❺ リーダーシップ

リーダーシップは，人格の問題である．人格は絶えず進化するプロセスである[5]．リーダーシップの7つの評価指標では，①実務能力，②対人能力，③思考力，④過去の実績，⑤分別，⑥判断力，⑦人格，とされ判断力と人格は育成が困難であるといわれている．研修や教育，訓練といった学習で短期的に身につくものではなく，さまざまな人生経験のなかで培われ育まれる資質である．また，災害時の判断力は，災害時の活動経験なくして向上するとは考えにくい．

平時の看護実践能力，リーダーシップ，科学的・論理的思考，管理能力，教育・指導，コンサルテーション，コーディネーション，研究，対人関係感性などを向上させておくことが災害看護への備えとなる（図2）．

日本の医療機関や医療系の大学では，まだまだ災害支援という社会貢献に対する評価が低

く，組織内部の業務が最優先とされることも少なくない．1人の看護職が労働世代である期間に災害支援活動を経験することは，能動的に国内外での支援活動を行わなければ実現困難である．災害看護の知識やスキルを身につけるためには，組織貢献にとどまらせることなく，社会資源としての看護職という視点をもって，広く社会で活躍する機会が提供される必要がある．

2 薬剤師の活動

　薬剤師は平時業務として病院や薬局，ドラッグストア，保健所，行政，製薬メーカー，医薬品卸メーカー，大学など非常に広い分野で業務を行っている．また，厳しい法律のもと，医薬品の流通，管理も行っている．こうした業務は他職種から見えにくく，災害時に障害となることでもある．

　災害支援において薬剤師を派遣要員に必要とするチームは多くなり，薬剤師派遣も早期から行われるようになってきている．それに伴い携行医薬品の適正化，被災地内での医薬品の供給体制も充実してきているが，過去の事例から，被災地内における医薬品不足，医療用医薬品の供給体制，一般用医薬品の取り扱いなど非常に多くの問題点が挙げられており，薬剤師，医薬品取り扱い業種がそれぞれ検討を重ねている．

　日本病院薬剤師会，日本薬剤師会などは，他の職種と調整を図りながら，それぞれが災害対策本部を設置し災害対応マニュアルに従い薬剤師派遣を行っているが，東日本大震災（以下，3.11）までは，多くの薬剤師を発災直後から派遣する体制になっておらず，やや遅れた時期から派遣を行う体制であった．医薬品の備蓄，医薬品の流通に関しては，自治体が日本病院薬剤師会や日本薬剤師会，医薬品卸業組合などと協定を結び自治体中心に行われていた．しかし，すべての自治体がこれらの協定を結んでいるわけではなく，自治体によって異なっていた．

1 3.11での活動

　2011（平成23）年3月11日当日，日本薬剤師会は直ちに災害対策本部を立ち上げ，その後，都道府県薬剤師会との連携のもと，被災地における医薬品の安全・安心な供給と使用を確保するため，特に被害の大きかった岩手・宮城・福島の3県を中心に，約4か月にわたり継続的に薬剤師の派遣を行った．全国11ブロックを3つに分け，岩手・宮城・福島の3県別に支援する担当ブロックを定め，組織的に派遣・支援を行う仕組みを構築した．震災発生後の4か月間で，被災3県を除く44都道府県薬剤師会より，実人数2,062名，延べ8,378名の薬剤師が被災地に出動し，支援活動を行った．以下に活動内容を挙げる．

①医薬品集積所における医薬品などの仕分け（薬効別分類），出入管理，品質管理，避難所・救護所などからの要望に応じた医薬品の供給．
②医療救護所や仮設診療所などにおける調剤および服薬説明．
③医薬品使用に関する医師や看護師などへの情報提供：医療救護所の限られた医薬品で最良の処方・治療ができるよう，医師に対し使用できる同種同効薬の選択・提案など（処方支援）．看護師などにも在庫医薬品に関する情報を提供．

④使用薬などの聞きとり，医薬品の鑑別・特定，おくすり手帳の活用：医療救護所での診察前に，被災者から平時に使用している慢性疾患使用薬を聞きとり，医薬品の識別・特定を行い，おくすり手帳へ医薬品名などを記載。過去の薬剤服用歴がないことから，アレルギー歴・副作用歴などについても確認，おくすり手帳に記載。医療救護所で調剤・交付した薬剤名などを，おくすり手帳に記載し，他の医療救護班や医療機関で診察を受ける際には，おくすり手帳を提示するよう勧める。
⑤医療救護所の設置されていない避難所への巡回診療への同行。
⑥避難所における一般用医薬品の保管・管理および被災者への供給：一般用医薬品で対応が可能と考えられる被災者に対しては，医療チームとの連携のもとで薬剤師が症状などを聞き，適切な一般用医薬品を供給。一般用医薬品では対応が難しいと考えられる被災者に対しては受診を促す。避難所生活の長期化の影響に伴う栄養バランスの悪化に対し，総合ビタミン剤などを供給。
⑦避難所における医薬品や健康に関する相談：被災者のセルフメディケーション支援のため，医薬品をはじめ健康や食事に関する相談を受け，アドバイスを行う。
⑧公衆衛生活動（避難所における衛生管理および防疫対策への協力）：梅雨時や夏期における感染対策として，また，冬期におけるインフルエンザ対策として，仮設トイレやドアの把手などの消毒（感染症対策）。夏場に大量発生するハエや蚊などの害虫対策として，被害の大きい地区の避難所に殺虫剤および簡易噴霧器を配布。仮設トイレやゴミ置場などでの殺虫剤の散布方法の説明（害虫駆除）[8]。

2 災害時における医薬品の供給

災害時の医薬品の供給に関しては，製造から仕入れ，保管，配送，販売，使用に至るまで，「医薬品，医療機器等の品質，有効性及び安全性の確保等に関する法律」（医薬品医療機器等法）をはじめ各種の厳しい法的規制がある。また，流通上の特質も有している。よって，平時より業務として行っていない者が携わることは非常に困難である。なお，医薬品の供給に際しては以下の点[9]が必要になる。
①品質や有効性・安全性の確保
②安全かつ安定的供給
③多種多様性への対応（同一成分においても商品名の異なるものが増えている）
④専門的知識・能力
⑤医薬品情報の収集・提供
⑥迅速・的確な供給
⑦経済的・効率的な供給

被災地内で医薬品が不足してしまった場合，病院や薬局から直接医薬品卸へ依頼をする。そこで対応できない場合には，市災害対策本部さらには県災害対策本部へ連絡し，さらに都道府県医薬品卸連合会，日本医薬品卸売業連合会へと連絡をしていく。自治体などの行政機関が医薬品管理流通を行うのではなく，卸連合会などに活動を依頼し，薬剤師会などが間に入り流通

させ，それらを行政がサポートしていく形が望ましい。

　薬剤師の迅速かつ，適正な派遣，的確な医薬品の流通，配分などのためには災害対策本部などに入った薬剤師がコーディネート機能を果たしていく必要がある。このような薬剤師を育成していくことが今後の課題の1つである。現在，日本集団災害医学会が行っている災害薬事研修会（PhDLS）[10]，日本災害医療薬剤師学会が行っている災害支援薬剤師養成研修会[11]，自治体が委嘱し育成を行っている災害薬事コーディネーター研修などがある。これらの研修を活用し，実災害対応能力の向上が必須となっている。

3 リハビリテーション専門職の活動

　3.11以降の災害時におけるリハビリテーション（以下，リハ）専門職の活動について組織体制と具体的な活動について述べる。

1 組織体制について

　理学療法士，作業療法士などのリハ専門職は，災害時に医師や看護師などから構成される医療チームに帯同することもあるが，その任務は主に調整員としての役割であり，平時に自施設で行っているようなリハ専門職としての活動を求められることは少ない。また，すべての医療チームがリハ専門職を帯同するとは限らないので，リハ専門職としての支援活動にも継続性がなく，リハに関してはこれまでは組織立った活動が行われることはほとんどなかった。

　3.11でも，リハに関連する10の団体が合同で被災地でのリハ支援活動を行ったが，これまでの状況から経験や準備もほとんどなく，「東日本大震災リハ支援関連10団体」の支援開始は発災後2か月以上経ってからであった。さらに，リハ支援チームの活動実績は避難所3か所のみときわめて限定的なものであり，これらは大きな反省となった[12]。そこで「東日本大震災リハ支援関連10団体」は，その教訓を生かし平時から災害時に対応できるような体制作りと人材育成を目的に，「大規模災害リハビリテーション支援関連団体協議会」（JRAT）に名称を変更し，現在では，義肢・装具の関連団体を加えた12団体で活動を行っている[13]（図3）。

　活動内容としては，2012（平成24）年に『大規模災害リハビリテーション対応マニュアル』（医歯薬出版，http://www.jrat.jp/images/PDF/manual_dsrt.pdf）を発刊したほか，2013（平成25）年には各都道府県の災害リハコーディネーター養成を目的とした全国研修会を開催し，以降はコーディネーターを核にした各地域での組織作りと人材育成への支援を実施している。たとえば大阪ではコーディネーター養成研修を受けた筆者らが中心となって災害時リハ人材育成研修会を企画して定期的に開催している[14]。

　そして，JRATは2015（平成27）年9月の関東・東北豪雨災害時の茨城県常総市では，発災直後から災害対策本部の傘下のもと避難所でのリハ支援活動を行い，また復旧期には地元の既存のリハ体制へと支援活動をつなぐことができた。現在，同災害時の活動を振り返って課題の抽出を行い，早期から組織的で効率的なリハ専門職の活動が可能となるための指揮・連絡系統

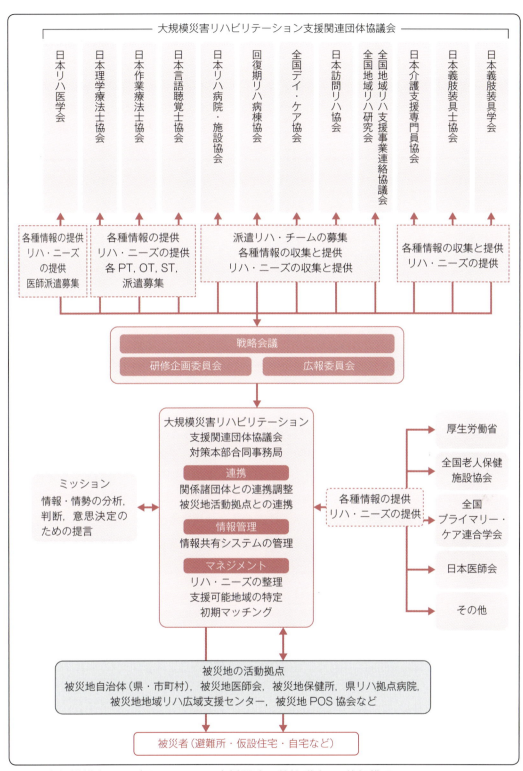

図3 大規模災害リハビリテーション支援関連団体協議会 団体組織図
〔大規模災害リハビリテーション支援関連団体協議会 http://www.jrat.jp/（2016年4月閲覧）より転載〕

の整備やマニュアル作りに取り組み，来たるべき災害に備えているところである。

2 具体的な活動について

災害時の支援活動の内容は多岐にわたる。また，災害急性期から復旧・復興期とフェーズが変わるとニーズも変わる。しかし，どのような状況でも，医師，理学療法士，作業療法士，言語聴覚士，介護支援専門員，義肢装具士などが，それぞれの専門職としての得意分野を生かして，ニーズにあわせた支援活動を行うことが必要である。

具体的には，『大規模災害リハビリテーション対応マニュアル』に記載されている以下❶〜❺の「被災直後のリハの5原則」[15]に則って活動を行う。

❶ それまで行ってきたリハ医療を守ること

災害前に手術後のリハや脳卒中後のリハなどを行っていた被災者は，リハを中断することによって身体能力の低下を引き起こす可能性が高い。常用薬を失った被災者に薬を届けなければならないように，リハが必要な被災者がリハを継続できるようにすることは当然のことであり，被災をきっかけにリハが中断され，病状や障害が悪化することは避けなければいけない。そのためには，被災地の病院や介護施設でのリハ支援活動が重要であり，さらには避難生活を強いられている被災者にも配慮しなければならない。必要であれば，対象となる被災者を被災地外へ搬送し，リハを提供することも考慮する。

❷ 避難所などでの生活不活発病（廃用症候群）を予防すること

体育館などの避難所は居住スペースが狭く，通常の日常生活を送ることができないため身体活動量が低下する。そのため積極的な介入を行わないと廃用症候群に陥ってしまう危険性が高い。集団での体操も大切であるが，避難生活が長期化するにつれ，個別の対応も必要となる。正しい評価を行い，被災者のニーズに合致した運動療法や作業療法などを提供することで身体的および精神的な安定を目指す。また，要介護状態にあり，通常の指定避難所での対応が困難な被災者は福祉避難所への移送も考慮する。

❸ 新たに生じた各種障害へ対応すること

災害後に生じた疾病や外傷の初期治療後にリハを必要とする被災者へ適切な介入を行う。これは，平時であれば急性期リハに相当する部分であり，リスク評価も含めてリハ専門職としてのスキルが必要とされる。震災の被害が大きいほど，そのニーズは多い。

❹ 異なった生活環境での機能低下に対する支援をすること

慣れ親しんだ環境とは異なる避難所や仮設住宅で，高齢者や障害者などが生活していくにあたり，機能に応じた適切な環境を調整し，その環境に合わせた動作習得の指導などを行う。また，発達障害児など避難生活において配慮が必要な被災者に対しても多職種で連携のうえ，個別対応を考慮する。

❺ 生活機能向上のための対応をすること

その人らしい生活を送ることを目標に，リハの視点から生活行為の獲得支援を行う。地域のなかで安心して暮らせるように，介護支援専門員も交えて自立支援やサポート体制の構築を考慮する。義肢・装具などの手配や調整も有効で効果的な活動である。

バーセル・インデックス（Barthel index）や機能的自立度評価法（functional independence measure；FIM）を用いて日常生活動作を定量評価することに慣れているリハ専門職は，過剰な介入によって自立支援を遅らせ，人為的に廃用症候群を進めてしまうこともなく，適度な介入で被災者の能力を引き出し，避難生活が長期化しても二次障害の発症を減少させることができる。

このように災害時の急性期から災害後の生活維持期まで，有効な能力を発揮して幅広い領域で支援活動できることがリハ専門職の強みである。

文献

1) 日本看護協会 編：平成24年版看護白書．日本看護協会出版会，2012
2) 厚生労働省：第1回災害医療等のあり方に関する検討会参考資料3 東日本大震災等に係る状況（第18回社会保障審議会医療部会資料）．2011
   http://www.mhlw.go.jp/stf/shingi/2r9852000001j5lm-att/2r9852000001j5ha.pdf（2016年6月閲覧）
3) Kolb D：Experiential learning：experience as the source of learning and development. Englewood Cliffs, New Jersey：Prentice Hall., 1984
   http://academic.regis.edu/ed205/kolb.pdf（2016年6月閲覧）
4) The Sphere Project 編，難民支援協会 訳：スフィア・プロジェクト 人道憲章と人道対応に関する最低基準．2011
   http://www.refugee.or.jp/sphere/The_Sphere_Project_Handbook_2011_J.pdf（2016年6月閲覧）
5) Bennis W, Nanus B 著，伊東奈美子 訳：本物のリーダーとは何か．海と月社，2011
6) Sternberg RJ：The Theory of Successful Intelligence. Revista Interamericana de Psicologia/Interamerican Journal of Psychology 39：189-202, 2005
   http://www.psicorip.org/Resumos/PerP/RIP/RIP036a0/RIP03921.pdf（2016年6月閲覧）
7) 中川ひろみ，石井美恵子，井伊久美子：東日本大震災における宮城県内避難所で発生した褥瘡と発生要因の検討．日本集団災害医学会誌 17（1）：225-233, 2012
8) 日本病院薬剤師会：東日本大震災における活動報告書．平成24年3月
   http://www.nichiyaku.or.jp/action/pr/2012/03/pr_120309.pdf（2016年6月閲覧）
9) 日本医薬品卸業連合会：医薬卸連ガイド．2012～2013
   http://www.mhlw.go.jp/file/05-shingikai_10601000_Daijinkanboukouseikagakuka-kouseikagakuka/0000023463.pdf
10) 日本集団災害医学会
    http://square.umin.ac.jp/jadm/（2016年6月閲覧）
11) 日本災害医療薬剤師学会
    http://www.saigai-pharma.jp/modules/tinyd0/index.php?id=10（2016年6月閲覧）
12) 浜村明徳：派遣活動を振り返って．東日本大震災リハビリテーション支援関連10団体 編：派遣活動報告書．pp1-7, 2012
13) 大規模災害リハビリテーション支援関連団体協議会　http://www.jrat.jp/（2016年4月閲覧）
14) 冨岡正雄，佐浦隆一，尾谷寛隆：リハビリテーション関連職への災害支援活動に対する教育システム 大阪での取り組み．地域リハビリテーション 10（2）：112-116, 2015
15) 上月正博：被災直後のリハビリテーションの役割．東日本大震災リハビリテーション支援関連10団体『大規模災害リハビリテーション対応マニュアル』作成ワーキンググループ 編：大規模災害リハビリテーション対応マニュアル．医歯薬出版，pp89-92, 2012

COLUMN　理学療法士としてのネパールでの活動

(浅野直也)

国際緊急援助隊医療チーム（JDR 医療チーム）

　国際緊急援助隊（JDR）の医療チームは，被災国から要請を受けた外務省が国際協力機構（JICA）の派遣命令により，その登録メンバーである医師，看護師，薬剤師，医療調整員（診療放射線技師，臨床検査技師，臨床工学技士，理学療法士，作業療法士，救急救命士，栄養士など），業務調整員などから編成される，被災者の診療・応急処置にあたるチームである[1]。

発災と派遣

　2015 年 4 月 25 日，M7.8 の大地震がネパール連邦民主共和国（以下，ネパール）で起きた。筆者（浅野）は JDR 事務局からの隊員募集の連絡を 4 月 27 日 16 時に FAX とメールで受け，職場の調整，自宅の調整（妻の説得）を行った後，参加可能の意思表示を行った。同日 23 時 30 分に JDR 事務局より派遣決定の連絡があった。初めての派遣であったため経験のある先輩などからアドバイスを受けながら準備を整え，同月 28 日成田空港からバンコクを経由しネパールに入国した。このときのネパール派遣は 46 名体制で，医療調整員は 10 名，そのうち理学療法士は筆者 1 名であった。JDR 医療チームの活動場所は，バラビセという首都カトマンズから車で 4 時間ほどの街であったが，街に入ってみると多くの家屋は倒壊し，崖崩れにより道路が寸断されたところもあった。

医療調整員および理学療法士としての活動

　医療調整員としては，診療までは携行資器材の運搬・管理や生活物資の調達，テントの設営などを行い，診療が始まると患者の受付や問診，カルテ管理などを行った。

　特筆すべきは理学療法士として行った初めての活動である。まず，外傷処置後に荷重制限がある被災者に対しての松葉杖歩行の指導と練習（図 1）を行い，また無理なく自宅で行える自

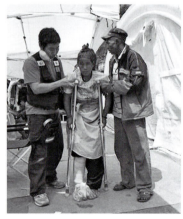

図 1　患者家族（右）とともに松葉杖指導を行う筆者（左）

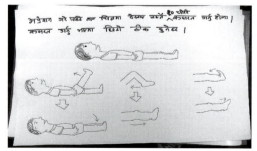

図 2　ネパール語で作成した筋力自主トレーニングのパンフレット

主トレーニング用のパンフレット（図2）をネパール語で作成し配布した。

　松葉杖は，カトマンズで待機している間に，10セット調達した。松葉杖指導は13～51歳の8名に対して，日本と同じ方法で行った。ただし通訳を介しての間接的な指導であったため，タイミングを合わせることや微妙な表現が難しかった。またリハビリ室，平行棒，手すりといったものもなく，1名あたり30分ほどかけて，屋外で手取り足取り指導を行った。被災者の中には，松葉杖を使用して2～4時間かけて帰宅する方もおり，帰宅途中で歩けなくなったり，非荷重が守れなくなったりしないように，松葉杖歩行を確実に獲得してもらう必要があり，重い責任を感じた。

　パンフレットは，通訳や他の隊員と協力し，筋力低下や深部静脈血栓症（DVT）を予防できるような内容とした。

今後のこと

　このネパールの大地震では医療調整員の枠組みでありながら理学療法士の役割も与えられた。国内の災害時にはさまざまな団体・職種が活動することが多くなり，理学療法士も同様に活動することが期待されている。国際災害においても，リハが必須とされる[2] Emergency Medical Team の Type 2 として，高度化・大型化を進める JDR 医療チームでも理学療法士の活動の場があるため，今後はリハ能力を発揮できるスタッフの育成，リハ専門職の登用が必要と思われる。

文献

1) 独立行政法人国際協力機構：国際緊急援助隊への参加に関心のある方へ　http://www.jica.go.jp/jdr/faq/join.html（2016年4月閲覧）
2) WHO：Classification and minimum standards for foreign medical teams in sudden onset disasters　http://www.who.int/hac/global_health_cluster/fmt_guidelines_september2013.pdf?ua=1（2016年4月閲覧）

COLUMN　災害と柔道整復師

（隈本圭吾）

これまでの活動

　柔道整復師は国家資格であり，その歴史を紐解くと，江戸時代から骨継ぎとして四囲の人々から支持されてきた歴史があり，明治以降医制が敷かれた後も医師の指導のもと手当を行ってきた伝統的な医療文化としての土台がある。災害救助法施行細則にも医療職種（施術者）としてその身分が記載されている。また，日本最大の会員数を有する公益社団法人日本柔道整復師会に在籍している。会のロゴマークは，図のようになっている。

　1.17では燃え広がる炎や黒煙，死者数が刻々と増えていく有様を見て，筆者（隈本）は柔道整復師（judotherapist；JT）として個人的に神

図　公益社団法人日本柔道整復師会ロゴマーク

戸へ行くことを決めた。2月10日～12日，救護活動を行い，個人活動の限界と自身の力不足を実感した。しかし，その帰り際，ボランティア団体から依頼され，継続的な活動を行うことを決めた。全国の知り合いに協力依頼をし，実行委員会を立ち上げ活動した。2月13日～4月2日までに参加したJTは延べ18名，巡回した避難所は約40か所，治療者数は552名以上であった。

　この経験をもとに，2003（平成15）年，筆者の地元組織である公益社団法人佐賀県柔道整復師会の救護ボランティア委員会立ち上げに参画，まずは佐賀県柔道協会の依頼による県大会レベルでの柔道大会の救護活動を行った．その他，佐賀県総合防災訓練や全国高校総体での救護活動，新聞社主催のマラソン大会での救護活動も行った。実際の災害対応では，3.11の際に気仙沼市で災害救護活動を行った。これらの活動をもとに，2014（平成26）年に佐賀県と防災協定を締結した。さらに，災害医療研修会への参加や日本柔道整復師会災害対策委員として災害派遣柔道整復チーム（DJAT）の設置に参画，災害時救護体制の整備に関与しているところである。

熊本地震

　2016（平成28）年4月14日の熊本地震発災後，筆者は佐賀大学医学部救急医学講座やDMAT事務局から情報を得て，翌15日には熊本県柔道整復師会災害担当理事に連絡をとり，活動ニーズの確認後，熊本入りした。熊本県柔道整復師会では早い段階で災害対策本部を立ち上げ会員安否確認を済ませており（15日午前11時段階で142名中141名安否確認済），災害に対する意識の高さに驚いた。その後，同会の災害担当者と日本赤十字社熊本県支部に挨拶に行き，益城町総合体育館に向い，夕方までに25名の応急手当を行った。翌16日1時25分，仮眠中の車中で本震を迎えた。早速，総合体育館で活動していた唐津赤十字病院DMATの活動に合流し，頭部創傷処置後の負傷者に圧迫包帯固定を行った。その後も医師と協働し，鎖骨骨折，肋骨骨折，足関節捻挫などの外傷の応急手当を行った。熊本地震における熊本県柔道整復師会会員と日本柔道整復師会九州ブロック会会員の活動は，4月15日～6月26日の期間中，活動場所73か所，延べ活動会員数661名，救護施術人数5,529名であった。

　熊本地震では初動時，各団体と情報を共有し，発災翌日から現地入りすることができた。3.11では，他県からの組織だった支援活動は発災後36日後より開始となったが，熊本地震では9日目には開始され，全国から協力支援が行われた。また，熊本県災害医療調整会議に参加し情報共有を行うことで，DMATなど医療救護班と連携しながら活動を行うことができた。

今後の課題と展望

　柔道整復師会において，CSCATTT（p.11参照）の明確化，平時の教育活動と災害時マニュアルの作成，連絡ツールの整備などを急ぐ必要がある。また各都道府県と各地区の柔道整復師会との災害協定締結を拡げ，救護活動の内外への理解と推進を図る必要もあろう。

　現在，筆者は整骨院を営んでいる傍ら，週1回は医療機関に出向している。幸いにも筆者の治療技術を評価してくれる医師がいて，ともに骨折・脱臼の勉強会を開催し交流を図ってい

る。また佐賀大学医学部救急医学講座・高度救命救急センターとの交流が始まり，2015（平成27）年10月には佐賀大学医学部附属病院での大規模災害訓練に参加するなど，医療との連携体制も構築している。日常において外傷手当の準備を怠らず，災害時にあっては関係団体と連携を図り，JTとして少しでも貢献をし，医師，看護師が救える命へ集中できるような体制を築けるよう，微力ながら役に立ちたいと願っているところである。

参考文献
・天児民和 改訂編集：神中整形外科学第20版．南山堂，1977
・名倉弓雄：江戸の骨つぎ．三修社，2003

第3章 災害医療コーディネート

　被災地にはさまざまな需要が突然発生する。そうした膨大かつ多彩な需要への対応は被災地の人的・物的資源のみでは難しい。極端な例ではあるが，東日本大震災（以下，3.11）では多くの自治体庁舎そのものが被災し，行政機能が一時的に麻痺する事態に陥った。このような状況においては支援のための人的・物的資源の確保と投入が優先課題となる。その最終的な目的は被災地と支援にあたる人々の健康（health）の維持にある。ここでは人的資源について考えてみる。

1 災害時の人的資源の確保

　人的資源の確保は法律に基づき，被災都道府県が被災地外の都道府県に対しそれぞれの分野で支援の要請を行うのが原則である。このほかに市区町村間の協定に基づくものや，各種団体やボランティアの自主的活動によるものなどがある。一般に，保健は保健師や保健所職員，医療は救護班が派遣されるなど，各分野を担う職種に対応するように支援する仕組みである。派遣される者の身分は公的あるいは民間とさまざまで，臨時に招集される。事前の研修履修，訓練，災害派遣の経験には個人差があり，災害の頻度が低いため，多くは災害派遣の経験に乏しい。このように被災地支援の実施者は千差万別である。

　では，人的資源の確保は具体的にいつ，誰が，どのように行うのか。それは必要時に，都道府県知事が，紙面により要請するのが原則である。しかし，災害という緊急時に知事1人で具体的な時期や要請範囲を決めることは難しい。各部局の担当者がさまざまな情報を収集し，要請内容を判断しているのが実情であろう。ところが健康福祉部局の担当者も災害時の保健医療に関する専門的な知識や経験は必ずしも豊富とはいえない。ましてや，自らが被災者である。突然，経験のない膨大な業務に追われる。また，保健，医療，薬事，精神，介護，福祉など複数の部署が存在し，担当課ごとに支援を要請するのが通例であるが，まとまりのない支援要請となる可能性もある。広い分野にまたがり，全体を俯瞰しながら支援要請計画を立案し，実行する制度や体制は残念ながら十分とはいえない。

2 支援体制の構築と災害コーディネーターの必要性

　支援のあり方に目を向けてみる。支援活動の形態は所属，団体，職種により千差万別である。彼らは何らかの指示や調整がない限り，身動きできないか独自の判断で行動するかのいず

れかである。よって需要と支援との均衡が崩れる可能性が高い。それを防ぐためには需要と支援の状況評価に基づいた調整や指示が必要である。誰が調整や指示を行うのか。それは法に基づいた災害対策の実行権限を有する被災地の自治体職員のはずである。しかしながら，災害時の保健医療福祉に関する専門的な知識や経験が必ずしも豊富とはいえない担当者が，1人で適切な指示を出せるだろうか。保健，医療，薬事，精神，介護，福祉など複数の部署の垣根を越えた調整は可能であろうか。大量の支援者の調整や管理が可能なのだろうか。

　誰かが彼らを支援しなければ救護そのものが立ち行かない。これらの課題解決には，災害時の保健医療福祉に関する専門的な知識や経験が必ずしも豊富とはいえない自治体職員を支援する仕組みがまず必要である。長い目で見れば災害時の保健医療福祉に関する専門的な知識や経験を有する自治体職員を育成することが王道ではあるのだが，災害がそれを待ってくれるわけではない。よって，医療救護の継続的な確保に向けた計画策定や，保健，医療，薬事，精神，介護，福祉など複数の部署に関わる組織や団体との調整業務を行う体制を先行させることがまず求められる。そのためには被災した都道府県ならびに地域の保健医療福祉の状況を把握している人材を核とするチームが必要となる。医療を中心に，保健，薬事，精神，介護，福祉という分野をある程度俯瞰できる人材をどこに求めるのか。災害時の医療救護の経験を有する，あるいは事前の研修や訓練を受けた医師が妥当である。加えて，救護計画立案のための情報収集，調整に関する実務を行う班員も必要である。長期にわたる業務が想定されるので交代要員の確保も必要となる。このような体制と機能が災害医療コーディネートである。筆者（森野）は，医療のみならず，保健，薬事，精神，介護，福祉という分野にも関わるので，たとえば，災害保健医療福祉コーディネートなどの名称のほうが好ましいと考えている。

3 災害医療コーディネート体制の誕生

　災害医療コーディネート体制は，阪神・淡路大震災後の1997（平成9）年に兵庫県で導入され，新潟県中越地震後の2004（平成16）年に新潟県でも制度化されたことに端を発する。しかし具体的かつ標準的な機能や業務内容は明確ではなく，全国的な体制整備には至らなかった。毎年のように災害は発生するものの，これらの機能が必須となるような社会的状況は3.11まではなかった。

　3.11では保健医療行政が突然一時的に機能停止に陥ったが，失われた機能を急性期から支援したのが災害医療コーディネート機能である。太平洋側の被災各県では，災害医療コーディネート体制整備が進んでいたとはいえなかったが，結果的にその機能は発現した。その構造は地元の医師を中心に医療救護班をはじめとする外部支援の人的資源が組織的に保健，医療，薬事，精神，介護，福祉などに関わるというものである。発現した場所は，県庁，保健所，基幹病院などさまざまである。機能的には大きく分けて2つある。1つは被災県外の支援の窓口，もう1つは被災地内での救護計画策定と調整である。前者は県庁が，後者はそれ以外が担う。具体的な業務は，県庁では県内の状況をもとに他県や国に対し救護の要請を出し，受け入れる人的・物的資源を県内の拠点に分配，あるいは県内の被災者を県外に搬出するための搬送手段

の確保や調整を行う。被災した市区町村は、分配された救護班などの人的資源が救護を実施できるよう調整や指示を行う、というものである。

なぜ、医療救護がその他の分野に関わらなければならないのか。平時と比較し災害時の医療の提供場所は、建物被災などのため医療機関が減少、避難所、救護所など院外の割合が増加する。そして、避難者の大量発生により、保健福祉の需要が相対的かつ極端に増加するため、保健や福祉の分野が医療や予防医学を普段以上に必要とし、平時のような役割分担では需要に追いつけなくなる。保健、医療、薬事、精神、介護、福祉は密接な関係にある以上、医療者がそれらの支援調整に関わらないわけにはいかないというのが現実である。

4 災害医療コーディネート体制の整備における課題

3.11以降、厚生労働省は災害医療コーディネート体制整備を進めるよう通知を出した。現在、ほとんどの都道府県において体制整備が進んでいるが、課題がいくつかある。

まずコーディネートを行う拠点の選定である。都道府県庁が外部との調整の要であることは論を俟たないが、被災の現場である市区町村の拠点、そして、非常に多くの市区町村が被災した場合に必要となる場合の医療圏や地域における拠点である。候補としては保健所、保健センター、医療機関、役所などがあるが、事前に指定した場所の被災や、地域の事情などを考慮した複数の拠点の選定が望ましい。

次いで、災害医療コーディネートチームの活動場所と人員の確保である。いったい、災害医療コーディネート班員は何名必要なのか。これまでの経験からすると1か所あたり10～20名は必要で、加えてローテーションを考慮しなければならない。この人員を被災地内で確保できれば幸運である。そうでなければ、被災地外の支援者との共同作業となる。

3つめは人材育成である。特定非営利活動法人災害医療ACT研究所は3.11の翌年より、3.11などの経験をもとにこれまで20府県において研修を行い、厚生労働省は2015（平成27）年度より都道府県庁災害医療コーディネート研修を開始しているが、こうした人材育成は時間を要するものと考える。自治体職員支援という意味では、保健行政分野における官-官支援としての、災害時健康危機管理支援チーム（DHEAT）に向けた準備が進んでいる。このチームの機能や規模次第では、災害医療コーディネート体制が変化する可能性がある。

4つめは、災害時の保健、医療、薬事、精神、介護、福祉などに関係する災害医療コーディネートが法律、防災計画や防災業務計画などに書き込まれていないことである。災害医療コーディネートの周知、体制整備の充実のためには必須である。

COLUMN 歯科医師・歯科衛生士の活躍

(大黒英貴)

東日本大震災(以下,3.11)では,被災地歯科医療機関が損壊し,全国から多くの歯科医師・歯科衛生士らが,「歯科医療救護チーム」「口腔ケアチーム」として被災地支援活動を行った。その経験から,歯科治療,特に口腔ケアが被災者健康支援に重要であることが改めて着目されている。

被災直後の急性期では,顎顔面の外傷や歯牙の脱臼といった顎口腔外傷などの口腔外科を中心に緊急対応をする。日常の主訴である歯痛や義歯の紛失は,混乱のため,数日間は訴えとしてあまり多く上がってこない。

しかし,急性期から中期にかけて,生活が落ち着いてくるとともに口腔に関わる訴えが徐々に増加し,口内炎や歯肉炎の急発も多くなってくる。実際に,筆者(大黒)が3.11から3週間後に訪れた被災地避難所では,余震のおそれやプライバシーが保てないという理由から,震災後に義歯を一度も外していない避難者もみられ,当然ながら口腔内の粘膜は発赤などで劣悪な状態であった。また,義歯の紛失や不適合による咀嚼障害の訴えは,避難所での固く冷えたものが多いという食事の特性のために深刻な悩みとなっている場合が多い。

口腔ケアの重要性

水不足で口腔内の衛生状態を保てないこと,夜間も入れ歯を外しにくい環境などの理由で口腔内細菌が増加し,就寝中などに唾液と一緒に口腔内細菌を飲み込んでしまう不顕性誤嚥や誤嚥性肺炎が増加するといわれている。このように避難生活が中長期化する避難者に,口腔ケアなどを継続的に実施し,適切な口腔管理をすることは,肺炎などの呼吸器感染症対策にきわめて有効である。

誤嚥性肺炎を防ぐための具体的な対策として,高齢者では義歯の手入れが重要といわれている。口腔,義歯の清掃を怠ると,口腔内細菌がバイオフィルムを形成してしまう。それを防ぐためには,口腔内や義歯の汚れを歯ブラシやスポンジブラシなどでしっかりこすり取ることが基本である。

3.11では歯科衛生士が,避難所や仮設住宅などで特に自覚症状のない避難者や要配慮者からの聞き取りなどで歯科医療保健ニーズの掘り起こしに重要な役目を果たした。また,避難所などでは甘い飲食物の長期摂取など子どもたちの食生活の著しい偏りがみられる。そのため間食指導などの歯科保健指導や検診・予防処置の必要性が高くなってくる。

以上のことから,歯科衛生士は保健師,看護師,栄養士などの多職種と連携をとりながら支援活動の実施に取り組む必要がある。

歯科技工士の活躍

歯科技工士も3.11において活躍した。義歯を紛失した高齢者が予想以上に多くみられ,この場合,通常の臨床手段にとらわれず,早期に義歯を装着し,咀嚼機能を回復する対応が必要

であった．そのために1～2回の診療での義歯製作や，即日での義歯修理のためには，現地での歯科技工士の活動も不可欠であった．

岩手県の対応例

被災県である岩手県の対応を例にとると，県の災害医療救護協定に基づき，岩手県歯科医師会が主導で支援し，震災から約2か月間で県内外から歯科医師417名，歯科衛生士425名，歯科技工士139名と1,000名弱の歯科医療職を歯科医療救護チームや口腔ケアチームとして被災地沿岸に派遣している．

また，歯科医療救護活動が終了した後も，歯科保健活動に移行した取り組みを行っており，応急仮設住宅などの住民を対象に歯科健康診査や口腔清掃指導，高齢者に対する口腔ケアなどを歯科医師，歯科衛生士らが2011（平成23）年9月から今まで8,000名余りの被災者に提供しており，現在も行われている．

災害歯科保健医療連絡協議会の設置

日本歯科医師会では，2015（平成27）年4月，大規模震災後にさまざまな歯科関係職種が，その連携や認識の共通化，情報集約や共有を促し，有事に際して有機的に歯科支援活動を迅速に効率よく行う目的で「災害歯科保健医療連絡協議会」を設置した．そこでは口腔外科関係の協議会，全国の歯学部病院長会議，日本歯科衛生士会や日本歯科技工士会などの各代表ら11団体と厚生労働省や防衛省，日本医師会も加わり災害保健医療の課題について対応を協議している．

また2012（平成24）年度から日本歯科医師会主催の「災害歯科コーディネーター研修会」を毎年全国7か所で開催しており，災害時歯科保健のあり方やJMAT活動の実際，口腔アセスメントなどの標準化など総合的な研修を行っており，これまでに歯科医師を中心に約3,000名が受講し，それぞれの地域でコーディネート機能を果たせるような人材が養成されている．

歯科医療が「生きる力を支える生活の医療」であることをふまえると，災害時においても，歯科医療の「歯科医療救護」や「歯科保健支援」の要配慮者への介入は，避難所，福祉避難所，介護保険施設，仮設住宅，居宅での生活が中長期化するほど重要である．歯科医師・歯科衛生士らが，他の医療・保健・福祉関係職種と連携をとりながら継続的に支援することを願いたい．

参考文献
・岩手県歯科医師会：岩手県歯科医師会報告書 2011.3.11 東日本大震災と地域歯科医療．岩手県歯科医師会，2012
・日本災害時公衆衛生歯科研究会：災害時の歯科保健医療対策 連携と標準化に向けて．一世出版，2015
・大黒英貴：大規模災害と歯科医師会．日歯医師会誌 67（2）：5，2014

COLUMN 災害時における鍼灸師の活動について

(堀口正剛)

鍼灸師と災害医療

　鍼灸師は「はり師」「きゅう師」という2つの国家資格を有し，はりやきゅうを使って患部やツボを施術する東洋医学の専門家である。医師以外で鍼灸を行えるのは，これらの国家資格をもっている者に限られる。鍼灸師は，医業の限定解除により肩こりや腰痛以外にも内科疾患や婦人科疾患，精神科疾患など多くの疾患に対して施術することが許されている。

　施術に用いる「はり」には，直径0.16 mm程度，ステンレス製のものが多く用いられる。「きゅう」は，ヨモギの葉の裏の繊維を集めて精製した「もぐさ」を燃やすものである。東洋医学において，ツボとは身体の異常が現れる場所であり，同時に治療を施すポイントでもある。ツボは経絡によって結ばれており，その中を気血が滞りなく運行していれば，人は病にかからないとしている。

　手や足のツボ刺激の情報は，脊髄→脳幹→副交感神経という経路をたどって患部に届く（上脊髄反射）。疲労して胃腸の働きが弱くなったときは，手や足のツボ刺激は効果的である。体幹部のツボ刺激の情報は，脊髄→交感神経と伝わり，ストレスにより過活動になっている胃腸を落ち着かせる効果がある（脊髄反射）。このように，ツボ刺激は自律神経の調整作用も兼ね備え，内臓機能の働きが乱れやすい避難者に対して簡便に施すことができる。最近では，ツボ刺激によって脳内から分泌されるオキシトシンというホルモンが精神の安定作用をもたらすこともわかってきた[1〜3]。

　鍼灸治療は多くの医療器材を必要としないため，ガスや水道，電気など，ライフラインが乏しいなかでも施術することができる。また，医薬品の不足するなかでも，痛みの緩和や血行改善，自律神経調整作用による内臓機能改善効果，免疫力向上に対応できる医療技術でもある。災害時，避難所では痛みやこりに悩む避難者は多く，そのような方々に鍼灸は貢献できる。さらに，避難での疲労により免疫力が下がっている場合にも，対応可能である。

　1978年，プライマリヘルスケア宣言として，「アルマ・アタ宣言」が出されたが，そのモデルには鍼灸が含まれている。安価で安全，簡便な鍼灸医療は，災害時医療としても活用できる医療技術である。

災害対応の実際

　日本鍼灸師会（以下，日鍼会）が組織として災害支援活動に参加したのは，1.17からであった。当時は大阪府鍼灸師会が総合的な窓口となり，全国の会員からの問い合わせ対応や活動場所の提示を行ったが，日鍼会は義援金募集のみであった。

　3.11においては，日鍼会が窓口となり，活動マニュアルの整備やボランティア保険への加入を促した。しかし，日鍼会に災害対策本部は設置されず，実質的には岩手・宮城・福島各県の鍼灸師会が独自に支援活動を展開した。その活動はそれ以前と比較すると多岐にわたるニーズに対応するもので，受療者の満足度は高かった。これは，丁寧に傾聴してから，東洋医学的

な診察や徒手検査などを実施して治療に至る，いわばケアからキュアまで幅広く対応するという鍼灸師の特質が反映された結果であろう．また被災者のみならず，支援者からのニーズにも対応し，よい評価をいただいた．

その後，国際医療技術財団（JIMTEF）災害医療研修の受講が大きな刺激となり，2014（平成26）年6月に，日鍼会に「災害医療対策委員会」が設置された．2015（平成27）年11月に「危機管理委員会」へ改称，日鍼会と傘下の都道府県鍼灸師会の関係性を明文化した規程を完成させた．この規程をもとに各都道府県での対応を裏付ける支援マニュアルを策定し，かつ支援活動に参加する鍼灸師の質を担保するため，災害支援活動における鍼灸師としての必要不可欠なスキルを習得するための講座（災害支援鍼灸師養成講座）を開催した．

規程やマニュアルを見直し，これから新たな体制を構築し直そうとしていた2016（平成28）年4月，熊本地震が発生した．JIMTEF研修を終了した危機管理委員会所属の九州ブロック担当者を先遣隊として派遣し，日鍼会に災害対策本部を立ち上げ窓口を集約，現地の災害対策本部と連携してコーディネートし，支援活動の円滑な進行に努めた．熊本地震では日鍼会および担当ブロック・被災鍼灸師会において新たな課題が浮き彫りとなったが，組織としてまとまった活動となったことは評価できる．そして，この活動を継続できているのは，JIMTEF災害医療研修による多職種連携の成果であり，顔の見える関係が構築されていたことが大きいことに疑いの余地はない．

日鍼会では，会員がJIMTEF災害医療研修と災害支援鍼灸師養成講座の両方を受講することにより，チーム医療の一員として他職種と連携し，かつ専門職としての特色も発揮し災害時に活躍できるよう体制を整えているところである．

文献

1) Yoshimoto S, Babygirija R, Dobner A, et al：Anti-stress effects of transcutaneous electrical nerve stimulation (TENS) on colonic motility in rats. Dig Dis Sci 57 (5)：1213-1221, 2012
2) 内田さえ：「鍼に生理学的根拠はあるのか？」参加報告．全日本鍼灸学会雑誌 53 (4)：555-560, 2003
3) 内田さえ，志村まゆら，佐藤優子：子宮の神経性調節と鍼灸．全日本鍼灸学会雑誌 49 (4)：555-566, 1999

第4章 東日本大震災対応の経験から見えてきた災害対応ストラテジー

　東日本大震災(以下，3.11)で最大被災地となった石巻医療圏では，当時筆者(石井正)が所属していた石巻赤十字病院(以下，当院)が唯一機能した高次機能病院であったため，必然的に現地医療救護活動の拠点本部となった[1]。また，筆者は宮城県災害医療コーディネーターでもあったため，石巻医療圏の医療救護活動を統括する役割を担うことになった[1]。その経験と今後の災害に対して必要な備えや心がけについての私見を述べる。

1 事前に想定できなかったこと

　災害発生時は，「災害対策本部立ち上げ」→「トリアージエリアの立ち上げ」→「被災者トリアージ」→「重症度別の対応」→「治療・安定化」といった，すでにある程度標準化された災害対応についてはマニュアルどおりに粛々と行ったため，特に混乱は生じなかった。しかしながら，想定しないことがいくつか起こった。

　主なものを挙げると，第一に，石巻医療圏86の医療施設のうち，100％機能を維持しえた施設は当院のみであり，しかも行政や保健所もその機能が著しく低下したことである。第二に，3.11以前は，阪神・淡路大震災の建物倒壊型の災害のみを想定し，救命すべき患者の多くは急性外傷患者であるとの先入観があった。3.11の津波災害の場合，浸水地域内の重症者のうち医療施設へ到達可能な患者はごく一部で，病院受診者の多くは軽傷者でかつ内因性疾患が大多数であったのだが，このような状況は正直頭になかった。第三に，発災直後にインターネット，携帯電話，固定電話，MCA無線などの通信機能が停止したことであった。

2 震災後に直面した問題とその対応

　上述したような想定外の事態に対しては，その都度その時点でのベストのプランを立てて柔軟に対応していくしかなかった。また，行政や保健所の機能が著しく低下したことから，本来これらの機関が担当するであろう事案(公衆衛生関連事案など)についても石巻医療圏を守るために当院が対応せざるをえなくなった。想定外の事態のなかで，当院がどのように立ち向かったのかについて時系列で紹介する。

1 軽症者や処方希望者への対応

　浸水地域の医療施設・薬局がほぼ機能停止したことにより，当院に薬の処方を求める被災者

が殺到した。そこで病院正面入り口付近に対面式の処方専用ブースを設け，時間のかかる診察は省略し次々に希望薬を処方した。また，病院の負担軽減を図るため，当院の近所に2か所（石巻市立蛇田中学校と石巻専修大学）医療救護所を設けた。4月10日の閉鎖までに，両救護所合わせて延べ3,704名を診察した。

亜急性期以降は，巡回避難所で高い処方ニーズを認めたため，巡回救護チームが処方箋のみを切って当院に持ち帰って調剤し，それを処方した救護チームまたは「メロンパンチーム」（当院薬剤部が結成した救護チームとは別動の，バンによる薬のデリバリーチーム）が後日配達する仕組みを構築した。後日配達の総処方数は5,517枚，メロンパンチームが配達した処方箋数は4,350枚であった。

2 行政による避難所情報の把握の乏しさ

3月16日に石巻市・東松島市・女川町内には避難所がおよそ300か所あることがわかったが，避難所の状況の詳細については情報がなかったため，避難所すべてを直接訪れて，避難者数と避難者の健康状態に関する情報のほかに，環境アセスメント[注1]を行い，評価したうえで救護チームの運用方針を決めた。

初期アセスメントは3月17日よりスタートし，3日間で終了した。以後，9月30日に合同救護チームの活動が終了するまで巡回するたびに避難所のアセスメントを更新し，いろいろな有症状者の数の変化などさまざまな状況の傾向を把握するために時系列でデータをすべて記録・保管した[2]。

3 避難所の食料/衛生問題

初期アセスメントの結果，食料不足の避難所が35か所あり，上下水道の被災に伴い汚物が流せないままのトイレなど劣悪な衛生状況にある避難所も100か所認めた。

食料不足の避難所については行政に情報提供し，行政の対応を引き出した。またトイレについてはアセスメントデータをもとに業者の協力を得て，116台のラップ式仮設トイレ（汚物を熱シールにて個包装し処理できるトイレ）を石巻圏の必要な避難所を選定して設置したほか，簡易手洗い装置を選定した避難所11か所に設置した[3]。また衛生環境の劣悪な避難所に対して感染管理認定看護師を適宜派遣して衛生改善指導を行った。結果，石巻医療圏内で感染爆発や感染症の蔓延は発生しなかった。

4 個別に参集する全国からの救護チームの統括

震災発災当初，全国からの支援救護チームは個別に石巻に入って活動を始めた。これは効率的ではなかったため，筆者（石井正）は宮城県災害医療コーディネーターとしての立場で，3月18日より宮城県庁・石巻市役所・東松島市役所・女川町役場・地元医師会・地元歯科医師

注1）食料・飲料水の提供状況，電気・上下水道の利用可否，毛布，暖房の有無，トイレの衛生状態などの項目が含まれている。

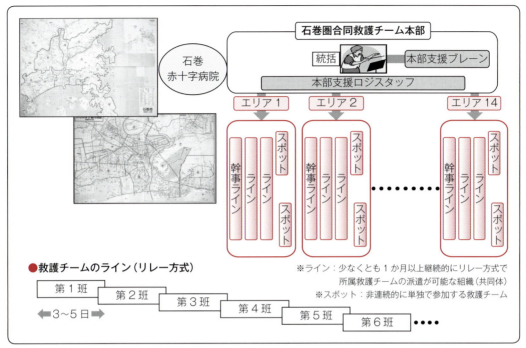

図1 エリア・ライン制
〔石井 正,澁谷多佳子:ひろがる災害医療と看護 身につけるべき知識とスキル 被災地の医療機関における災害医療と看護.看護教育 54(11):1035,2013 より転載〕

会・地元薬剤師会・東北大学病院・自衛隊などの関係各機関と調整を始めた。そして,日赤救護班,全国の大学病院,宮城県庁を通して入る県立病院などの公的病院を中心とした全国の病院救護チームに加えて,医師会,歯科医師会,DMAT,自衛隊医療班,薬剤師会などのすべての救護チームが一元的に活動する組織体として,3月20日に「石巻圏合同救護チーム」を立ち上げた。

さらに広範囲で甚大な被災地域であった石巻圏において円滑に救護活動を長期間展開する目的で,「エリア・ライン制」[注2]を3月28日より導入した(図1)[1,3〜5]。すなわち,石巻医療圏を14のエリアに分け,各エリアの救護ニーズに応じた救護チーム数を設定してライン(各派遣元の組織が「第1班」「第2班」「第3班」というようにリレー方式で救護チームを順に派遣する方式)として割り振り,エリアごとに幹事ラインを選定し,エリア内の日々の救護活動調整を各エリアの幹事ラインに委任した。ライン化が不能な組織は「スポット」として参加してもらった。一方で,本部での各チームリーダーによる全体ミーティングへの毎日の出席と,アセスメントシートの提出のみは義務付け,方針や情報の共有を図った。この制度が9月30日に終了するまで,登録延べ数にして955の救護チームが全国から合同救護チームに参加した。

注2) この「エリア・ライン制」は筆者らと東北大学病院・病院長(当時)の里見進先生が発案したシステムであり,むろんその設置適応基準も現時点で明確なものは決まっていないが,多くの救護チームの支援による救護活動が少なくとも1か月以上にわたって必要な大規模広域災害に対して,優れた対応システムであると考えている。

5 要介護者対応

救護活動撤収のボトルネックとなる要介護者への対応としては，要介護者のアセスメントを実施して76名を抽出，同時に石巻市による「福祉避難所」2か所開設のサポートも行い，このうち今後の生活設計の立たない13名をこれらの福祉避難所に収容した。

避難所以外の在宅要介護者も入所したため，福祉避難所の入所者数は，2か所合わせて411名で，最終的には介護施設などの受け入れ先に全員移動し，9月30日に終了した[1]。

6 症状の軽快が遅れる危惧のある傷病者への対応

平時であれば自宅療養可能でも，環境の悪い避難所に居住しているため症状の軽快が遅れる危惧のある傷病者のために「質のいい避難所：ショートステイベース」（石巻市認定）を開設した。7月22日に終了するまで延べ320名を収容した。

7 回復の遅れた地域への対応

旧北上川以東の地域は地盤沈下による高潮や下水復旧の遅れなどのため，回復が遅れていた。このため，在宅の被災者も利用できるように地域内に計4か所の定点救護所を設け対応した。7月30日までにこれらの救護所を徐々に閉鎖したが，延べ診療患者数は9,348名であった。また，この地域の被災者の交通の足が問題になったため，イオン石巻店に無料支援バス運行を依頼した。このバスは6月14日～7月19日の間に延べ2,480名の住民に利用された。

3 今後の災害に対して必要な備えや心がけ

前項で紹介したとおり，災害への対応については，初動以外は次々と応用問題が連続するため，その後の定型的対応法を標準化することは困難である。もちろん3.11への対応経験が1つの財産となり，たとえばエリア・ライン制が標準化されていくなど「備え」のバージョンアップはなされていくと思われる。しかし依然として，次の災害がどんな災害なのかわからないのもまた事実である。

では今後の災害に対してどのように対応していくべきか。

第一に，直面した問題に対して，①その都度調査や視察により現状認識し（情報収集，データベース化），②どのようなニーズがあるかを把握し，③そのニーズを満たす実行可能なプランを立案し，④それを実行する。⑤その結果を検証し，続行すべきか，軌道修正をすべきか，あるいは中止すべきかを決める。この繰り返しを問題事案が発生する都度行っていくしかないと考える。実はこれは医療の臨床現場で医療者が日常的に行っていることである。患者に対し，①診察・検査などにより状況把握し，②診断し，③治療計画を立て，④治療する，⑤その後検査を繰り返すなどし，治療法を調整している医療者は，日々「患者」という応用問題と対峙しているといえるであろう。災害医療の現場でも，これと同じリズム/思考回路で対応すればよいと思う。

第二に，実際に立てたプランを実行していくためには，チームからの信任も必要である。関

係機関や支援組織・企業がこちらの提案を引き受け，動いてくれるようなよき協働関係を築かなければならない。このためには，すべての相手に敬意を払い，相手の価値観を否定することなく尊重する姿勢が重要である。

また，震災との闘いには医療者だけでなくあらゆる組織，業種，立場の人々が集まり，その巨大な「マンパワー」をもってして臨むべきで，「こうあるべき」「誰がやるべき」から「どうするか」「どうしたらできるか」へ思考回路を変え，それぞれができることを何でもしなければ事態は改善しない。したがって，大災害の現場では，たとえば「この仕事は看護師の仕事だが，あの仕事は看護師の仕事ではない」などというセクショナリズムは厳に慎むべきである。すなわち，災害救護の現場においての唯一の真理は「すべては被災者のために」だけである。このことを肝に銘じてほしい。

第三に，災害対応においては，グランドデザインを示しながらどんな難題にも粘り強く取り組む，逃げない心が必要である。周りは，「覚悟」があるかをシビアに見ている。逃げ腰の人間には誰もついていかない。着地すべきエンドポイントを提示して「まあ，そこを何とか」と，理屈で打ち負かすことなく相手のプライドを傷つけないよう粘り強く調整を続けなければならない。一例を挙げる。2011（平成23）年5月下旬，医療ニーズが減少した避難所にもなっていた石巻市立渡波小学校の定点救護所を閉鎖しようと決定したのだが，同小学校避難者より難色を示されたと担当ラインより報告があった。そこで5月30日より筆者自ら同小学校避難所の朝ミーティングに出席し，合同救護チームは永久にある組織ではなく，地元の医療の回復とともに撤収することの説明をするなど避難所リーダーと交渉を続け，6月14日に6月いっぱいで救護所を閉鎖する同意を取り付け，7月5日に閉鎖した。

この考え方，態度，戦略はあらゆる種類のあらゆる規模の災害対応にあてはまるものと考える。

文献

1) 石井　正：東日本大震災 石巻災害医療の全記録. 講談社 BLUE BACKS, 2012
2) Ishii T, Nakayama M, Abe M, et al：Development and Verification of a Mobile Shelter Assessment System "Rapid Assessment System of Evacuation Center Condition Featuring Gonryo and Miyagi（RASECC-GM）" for Major Disaters. Prehosp Disaster Med 31（5）：539-546, 2016
3) Ishii T：Medical response to the Great East Japan Earthquake in Ishinomaki City. WPSAR 2（4）：10-16, 2011
4) Yamanouchi S, Ishii T, Morino K, et al：Streamlining of Medical Relief to Areas Affected by the Great East Japan Earthquake with the "Area-based/Line-linking Support System". Prehosp Disaster Med 29（6）：614-622, 2014
5) 山内　聡, 石井　正, 久志本成樹：大規模災害における急性期以降の医療支援としての"エリア・ライン制"の提言―東日本大震災における石巻圏合同救護チームでの経験をもとに―. 日本臨床救急医学会雑誌別冊 15（1）：27-31, 2012

第5章 災害時に求められるリーダーシップ

　マネジメントとリーダーシップについては数多くの理論が存在し社会で活用されている。災害対応においても危機管理や組織管理といったマネジメントの概念，コマンダーの機能に代表されるようなリーダーシップという概念が必要とされるのは周知の通りである。

　東日本大震災（以下，3.11）を経験し，どんなに優れた組織やシステムが存在しても，それを動かし運用していくのは人であるという当たり前のことを改めて考えさせられた。熊本地震では3.11の教訓が生かされたことも数多くあったが，やはり変わらない，変われない何か本質的な課題が存在するのではないかという疑問も残った。

　そこで，本章では災害時のマネジメントとリーダーシップの本質を考え，さらには迅速かつ効果的な課題解決へ向けたリーダーシップと連携のあり方について検討することとする。

1 災害対応の特徴

　災害対応は，常にケースワークである。一定の原則や方法論，災害対応の共通性や再現性は存在するが，災害が起きた地域，災害の種類や規模，被害状況，活用可能な資源などは，その時々によって異なる。したがって，そこには常に新たな現象があり，2つとして同じ状況は生まれない。このことが災害対応を困難にする1つの要因であり，過去に成功したパターンの踏襲やルーチン化された行動行為を単純に繰り返すだけで成果につながるとは限らないという理由でもある。つまり，その事象が起こる確率がある程度あらかじめわかっているリスクマネジメントと，事前に起こることを予測すること自体が困難な不確実性のマネジメントという双方の概念で状況を認知し対処することが求められる[1]。

　災害対応は災害対策基本法に基づく防災業務計画や地域防災計画，または事業継続計画（BCP）やマニュアルなど計画を前提とする。もちろんこれらの事前計画や計画に基づく訓練は，非日常的な出来事に対処するためには非常に重要なリスクマネジメントである。しかし，一方では事前計画は仮定に過ぎないという冷静さや謙虚さが必要であることは現場を経験する者であれば容易に想像ができる。この事前計画を過信すると，計画では考慮されなかった不測の事態や想定を超えた不確実性という状況に気づくことができず，適切な対処がなされないままに被害が拡大することになる。計画は，状況を整理し複雑な事態の全体像を描くためのツールである。ツールは一定の原則や方法論として活用できるが，ツールがあれば問題のすべてを解決できるといった思考停止に陥ってはならない。現状把握に落ち度はないかと疑う懐疑心，疑いを払拭するためにさらに追及しようとする探求心，状況認識を継続的に更新する意欲とい

うマインドをもって災害対応にあたることが必要となる[2)]。

さらに，意思決定プロセスに影響する[3)]といわれる情報の量と質を担保することにも困難が伴う。特に災害急性期には，情報を把握する手段は限られ，被災が大きいところほど情報が得られにくい，現場の状況とニーズは急速に，または刻々と変化するという困難さがある。このような不確か，かつ複雑な状況で情報分析を行い，より最善で迅速な意思決定と資源配分を行い被害の最小化を目指すことが災害対応であり，災害対応の難しさでもある。それは対策本部などの特定の場や責任ある特定の立場の人に限らず，災害対応にあたるすべての人たちが，それぞれの活動フィールドで常に求められる思考プロセスである。この思考プロセスは，思考する人の資質に影響される。そして，その資質に関連することとしてマネジメントとリーダーシップの本質があるのではないかというのが3.11での経験からのリフレクションである。

以上のような特徴や経験からの学びから，リーダーシップの重要性，意思決定プロセスとレジリエントの4つの要因（次頁参照），さらには多職種やさまざまな組織や団体との連携を推進するために必要な目的・目標の共有，具体的な連携技術に関する提案を述べることとする。

2 なぜ，災害対応でリーダーシップが重要なのか

なぜ，災害対応でリーダーシップが重要なのか。そのことを端的に表現しているのが「マネージャーはものごとを"正しく行う"，リーダーは"正しいことをする"」[4)]というマネジメントとリーダーシップの本質とされる言葉である。3.11の支援活動を通して筆者（石井美恵子）が感じたもどかしさやジレンマを解く鍵となる言葉でもあった。

マネジメントとリーダーシップは，どちらも重要であることは言うまでもない。しかし，根本的な違いがあるとされる。マネージするとは義務や責任を引き受け実行することであり，マネージャーは実務能力に基づき"効率的"に行動するとされる。これは実践のhow-toやknow-how，つまり方法や手法，経験に基づく行動である。3.11は，その被害の広範かつ甚大さに加え福島第一原子力発電所の被害もあり，状況に翻弄されて受け身の対応とならざるを得ないような非常事態であった。3.11で多くの人々が最善を尽くしてもなかなか事態が好転していかなかったことの要因の一つに，マネジメントの限界があったと捉えることができる。想定されたhow-toやknow-howでは，想定を超えた3.11という事態に対処できなかったということである。もしくは，想定されたhow-toやknow-howでは十分に対処できないのが災害対応であるということを顕在化させたと解釈することもできる。

一方，リードするとは人を感化し，方向や進路，行動，意見などを導くことであり，リーダーはビジョンと判断に基づき"効果的"に行動するとされる。マネジメントの概念よりもリーダーシップの概念は広い。したがって，how-toやknow-howでは十分に対処できない事態では，その時，その場にいる人が，正しいことは何かと考え判断し，効果を生み出すリーダーシップが求められることになる。すなわちリーダーシップは，リーダーというポジションが与えられた人だけに求められることではなく，その対応にあたるすべての人に求められる思考と行動でもある。

3.11では，組織マネジメントの職位や職責から逸脱することなく，しかし，新たな考えや方針，ビジョンを描きながら根本的な問題解決に取り組む人々も少なからず存在した。その人々から感じたことは，被災者や被災地にとって正しいこととは何かと考え続ける善行，人や組織などの調和に配慮した調整力，実行可能な最善策の実現に向けていく情熱と覚悟であった。情緒的で主観的かもしれないが，それでも強調しておきたいことは，どんなに優れた組織やシステムが存在しても，それを動かし運用していくのは人であり，人格である。「リーダーシップは人格の問題である。人格はたえず進化していく。リーダーになるプロセスは，調和のとれた人間になるプロセスとほとんど変わらない」[4]。平時にできないことは災害時にもできないものである。災害時にリーダーシップを発揮するためには，知識や技術の獲得に留まらず，平時から調和の取れた人間を目指し自らを律することも重要な備えとなる。

　また，リーダーシップには変革者という側面があり危険な行為であるともいわれ，安全に遂行するためには「ダンスフロアーから一歩出てバルコニー席に上がる」と表現されるように，その場で起きている出来事にのみ込まれずに一歩立ち止まり，自己を顧みることや外から全体像を捉えるという発想が必要だといわれる。したがって，自分と他者，人々を取り巻く環境を客観的にモニタリングできる能力，多角的または複眼的に状況を捉える能力，方略を考える能力，リーダーシップスタイルを変幻自在にコントロールしながら行動できる能力などが必要となる。

3 意思決定プロセスとレジリエンス

　より正しい判断は，情報の量と質に影響される。インシデントコマンドシステム（ICS）[5]においてコマンダーはリーダー，リーダーシップと位置付けられ，スタッフの補佐を受けて意思決定し，現場対応にあたる実働の指揮調整（統制）を行う機能をもつ[6]。より正しいリーダーの意思決定を導くためには，より多くの質の高い情報をリーダーに提供することが補佐をする者の重要な機能となる。

　では，より質の高い情報とは何か。災害の種類や規模，被害状況，傷病者数など具体的な事項が数多く浮かびあがってくるが，それらの情報（インフォメーション）をただ機械的に羅列してもデータ（インテリジェンス）に変化するわけではない。情報をアセスメント可能なデータとするには，知るべきことの本質がわかっている必要があり，また，迅速かつ見落としを最小にするアセスメントを可能にするためにはフレームワーク思考による情報整理が有用である。

　知るべきことの本質は，レジリエンスの4つの要因，または本質的な能力が参考になる。レジリエンスとは弾力や復元力と訳され，備えられないことに備えることの試みであり，予測困難な不確実なことも過去と無関係なはずはないとする概念である[7]。

　以下は，レジリエンスの4つの要因，または本質的な能力の概要である[7]。

- 何をなすべきか，どのように対処すべきかを知っていること。
- 何に注視すべきか，直近の脅威，またはそうなりそうなものをどのように監視すべきかを知っていること。
- 何を予期すべきか，すなわち今後生じる変化，およびその結果によってもたらされる事象

表1　ニーズと資源のフレームワーク

ニーズ	資源
●医療ニーズ（人数と程度） 　　医療依存度 　　医療・ケアの必要性 ●介護・福祉のニーズ（人数と程度） 　　要介護レベル 　　障害の種類や程度 ●避難所環境（ラピットアセスメント） 　　ライフライン 　　衛生環境 　　生活環境 　　物資の不足や管理状況 　　　　　　　　　　　　　　　　など	人，物，金，情報 ●もてる資源を優先度を判断して分配する ● 5W2H の共有 　　Who, When, Where, What, Why, How, How much ●不足している資源の入手 　　どこに，誰に報告・連絡・調整すれば課題解決に至るのか 　　　　　　　　　　　　　　　　　　　　　　　　　　　　など

避難所では，ニーズと資源をマッチングし，優先度を考える。その際に上記のようなフレームを利用するとよい。左欄にニーズ（課題）を提示し，右欄に使えそうな資源を示していく。次頁の表2，表3が具体例である。

などをどのように予見すべきかを知っていること。
● 何が起こったか，すなわち経験からどのように学ぶべきか，特に失敗と成功双方を含む事例からどのように適切な教訓を得るかを知っていること。

　これらの本質的な能力には，より多くの，またはさまざまな過去の経験を知ることが必要である。1つの経験から判断することは経験則を異なった状況に当てはめてしまう傾向を生む。自らが過去に実施した成功体験を，現状分析をせずにそのまま実施しても効果的であるとは限らない。実際の活動経験のみならず，資料や他者の報告から学ぶことや多様な教育訓練を受けることで経験値（経験知）を積み重ねてレジリエンスの本質的な能力を高めることが必要である。

　フレームワーク思考による情報整理は，論理的思考や課題解決型思考を助けるものである。ロジックツリーやポートフォリオなどの思考ツールをフレームワークとして利用することで，対象としている問題の理解を助け，問題をもれなく把握し解決にあたろうとする考え方のことである。顕在化している問題の共有に留まらず，潜在する根本的な問題点を明らかにすることや実行可能な解決法を把握することに有用である。

　被災地での地域医療コーディネーターを中心としたミーティングや，各避難所での支援者らによるミーティングでも，口頭による情報伝達や意見交換が中心である。このようなミーティングのもち方は，それぞれのもつ情報や考えを報告しあうだけになりがちで具体的な対応計画の立案に至っていない状況がある。より効果的な課題解決を図っていくために，フレームワーク思考による情報の可視化と共有（表1），より多くの経験値（経験知）を結集しての具体的な対応計画の立案，目的の共有と具体的で評価可能な目標を設定しての対応が実施される必要がある（図1，表2）。

　3.11では，福祉避難所設置に向けた多職種連携による合同会議が開催され，ニーズと資源というフレーム（表3）による情報整理によって課題を共有し問題解決に向けた取り組みが進められた（図2）。人としての尊厳を守ること，災害関連死を予防することという目的を共有

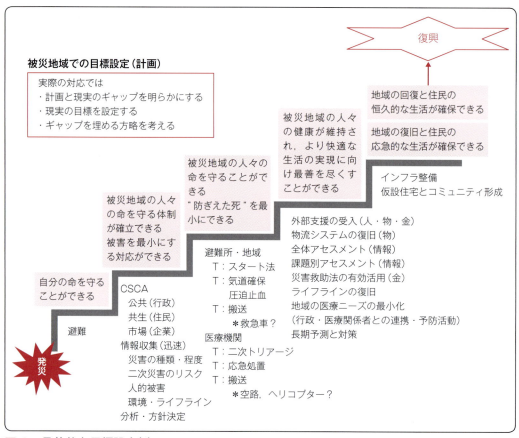

図1 具体的な目標設定例

表2 課題解決に向けた具体的な計画立案例

ニーズ	資源
例）エコノミークラス症候群（深部静脈血栓）のスクリーニング対象者5,000人	課題解決策の実行可能な人員○人 課題解決策の実施可能時間　○時間/日 上記から完了するまでに要する日数を推計 1人の対象者につき10分かかるとする 1日の活動時間を8時間とする 1人の実行者が対応可能な人数は48人 5,000人全員の対応が完了するのに104日かかる 2人なら52日，10人なら10日，100人なら約1日

例えば，エコノミークラス症候群（深部静脈血栓）のスクリーニングが必要な避難者が5,000人いると仮定する。それを実行する際に，具体的な数値による計画を立てて遂行していくこと。
具体的な数値を示すことで連携や協力の必要性が認識できる。また，さらなる資源の獲得の必要性が明確になり支援要請が具体化する。

表3 ニーズと資源のフレームワーク思考例

要介護者支援ワーキンググループ会議
平成○年4月15日 18:30～19:30

ニーズ	資源・対策
●避難所 　要介護者が100人＋α 　全体の数の把握が必要 　早急にアセスメントフォーマット作成 　4/18～医療団へ調査依頼 ●4/21の始業式にむけて避難所の集約化がすすみ 　2,300人があふれる可能性 ●正確さよりもスピードが必要 　迅速な地域評価の必要性 　被災地域のローラー作戦 12,000世帯 　4/15・16・17の3日間 　罹災証明が発行されるエリア 　他の地域は民生委員，行政委員へ依頼	●施設 　市内○人，市外○人，県外○人 ●地域 　準福祉避難所に集約していく（見込み収容人数は40～100人か） 　準福祉避難所の設置の可否を市担当職員が確認 　介護保険課 　一般の人の転所 　要介護者の入所調整 【準福祉避難所】 ①A総合体育館 120人 　（内50要介護）ベッド80台 ②Bトレーニングセンター 　要介護者50人程度 ③他の場所でも20～50人分を確保

ニーズと資源というフレームを用いて福祉避難所設置へ向けた会議を進めたことで，在宅避難者のニーズが把握されていないことが明らかになりローラー作戦の実施につながった．また，ニーズを数値化することで必要な資源や対策が明確化した．

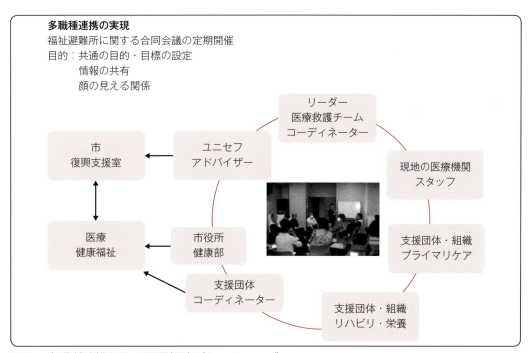

図2 多職種連携による課題解決型ミーティング
多職種連携による課題解決では，意思決定プロセスを共有することが重要である．その主題に関心をもつ人々が自由に参加できる会議を開催することにより，より多くの情報が得られ，より多角的な視点からのアセスメントが可能となる．

表4　災害下，パブリックヘルスの観点による一般的なアセスメント手法

- 初期アセスメント：例）避難所のラピッドアセスメント
- 全体アセスメント：例）マッピング
- 課題別アセスメント：例）感染症リスクアセスメント
- 定期的アセスメント/モニタリング：例）疾病の発生状況，環境アセスメント
- 復旧，再建のためのアセスメント：例）仮設住宅の対応計画，地域医療・保健福祉の復旧や再建計画など

し，5W2Hで具体的に誰が，何を，いつ，どのように，どうするのかということが検討された。連携を推進するには，単に集まるだけでは実現できないことを3.11で実感し，熊本地震で確信した。どのようなフレームワーク思考が適当なのか，またはフレームワーク思考に代わるより良い方法があるのか，その手段や方法の確立を今後の課題として，災害対応にあたるさまざまな職種や組織，団体で共通認識をもって検討していく必要がある。

3.11の経験を経て，熊本地震ではより多様な支援者が被災地で活動するようになった。この貴重なリソースを，より有効に活用することで被災地の課題を迅速かつ効果的に解決できるようになるものと思われる。それを実現するためには，本章で述べてきたリーダーシップの重要性，意思決定プロセスの共有，より最善の意思決定を導くためのレジリエンスの強化，そして連携するための技術としてのフレームワーク思考などによる課題解決プロセスの展開などが鍵であり課題でもある。

また，これまで述べてきたことに共通することは，本質を見失わないということである。その本質を見失い，how-toやknow-howに終始すると手段の目的化につながる恐れがある。たとえばトリアージを行うことは手段や方法であって目的ではない。目的は，最大多数の命を救うことである。避難所に仕切りをすることは手段や方法であって目的ではない。目的はプライバシーを保護することである。本質を見失わないこと，不確実性への対処，リーダーシップ，連携など，どの場面においても欠かせないことである。

最後に，アセスメントについて触れておきたい。パブリックヘルスの観点からのアセスメントには表4のような手法がある[8]。より具体的なアセスメントを展開するうえで，どのアセスメントを誰が，どのように行うのかを整理することも必要であり，その実現には多様な支援者が共通認識しておくことが重要である。

文献

1) 尾内隆之，調麻佐志 編著：科学者に委ねてはいけないこと．岩波書店，2013
2) Weick KE, Sutcliffe KM 著，西村行功 訳：不確実性のマネジメント．ダイヤモンド社，2002
3) Roberto MA 著，坂本竜也，スカイライト　コンサルティング株式会社 訳：決断の本質　プロセス志向の意思決定マネジメント．英治出版，2006
4) ウォレン・ベニス著，伊東奈美子 訳：本物のリーダーとは何か．海と月社，2001
5) 危機管理社会の情報共有研究会 著，山下　徹 監：危機対応社会のインテリジェンス戦略　事例に学ぶ情報共有と組織間連携．日経BP出版センター，2006

6）危機管理社会の情報共有研究会：危機対応のインテリジェンス戦略．日経BP出版センター，2006
7）Hollnagel E, Paries J, Woods DD, Wreathall J 著，北村正晴，小松原明哲 監訳：実践レジリエンスエンジニアリング 社会・技術システムおよび重安全システムへの実践の手引き．日科技連出版社，2014
8）國井　修 編：災害時の公衆衛生．南山堂，2012

COLUMN 福祉関連施設における災害対策と津波避難
（菊地順子）

　宮城県岩沼市の特別養護老人ホーム赤井江マリンホーム（以下，当施設）は，3年間の避難生活を経て沿岸部から約3km内陸に再建した．3.11では法人所有の10施設のうち沿岸部の7施設を失ったが，当施設は沿岸から約200mの距離にもかかわらず，利用者と職員に一人の犠牲者も出さなかった．その理由の1つに，東日本大震災の前年2月に発生したチリ地震での津波避難を筆者が経験し，離床介助からの避難誘導，1か所に集合してからの避難という一連の行動がごく自然に，迅速にできたことが挙げられる．

避難対応の4つのポイント

①被害状況の確認と柔軟な行動力

　地震直後に停電になり，ボイラーなどの停止を確認すると同時に玄関ホールへ利用者の誘導を開始した．入浴が始まり，回診や誕生会も行われていたため，通常より多くの利用者が離床している点が集合時間の短縮につながった．手の空いた職員から避難への準備物として多くの毛布と紙おむつ類，ケース記録，車いす，非常食，ごみ袋などを準備した．

　看護課では，定期薬を大きなごみ袋に詰め，経管栄養の必要物品を準備したが，栄養剤を残さずすべて運び出せず，必要物品の中にロープやはさみも入っていなかった．また，外用薬やおくすり手帳を持ち出す余裕もなかった．さらに当時，記録はパソコン入力で行っていたが，非常時持出用に個人ファイルは作成していなかった．

②地震規模・津波等の情報収集

　停電後，確実な情報を得るために車のラジオを利用した．大津波警報が発令され，10mの津波が15時40分に仙台港に襲来との情報を得た．

③正しい判断

　津波の襲来まで時間的に余裕がないこと，防潮堤の高さ（7.2m）を上回る津波の情報を受けたこと，チリ地震津波では避難に1時間半以上費やしたこと，避難経路のうち海岸線に沿って走る道路を使用しなければならなかったことを考慮すると，一刻の猶予もない状況だった．その日，園長は外出しており連絡が取れなかったため，現場にいる者が判断をした．短時間で，しかもピストン輸送が可能で，10mの津波の影響を受けない避難場所ということでマニュアルにはなかった仙台空港を選択した．

　マニュアルでは，同じ法人の約10km離れたグループホームに避難することになっていたが，マニュアルにない選択をしたことが犠牲者を出さなかった要因の1つとなった．

④避難という行動力・介護力と他者との連携

　岩沼市福祉協議会の車を含む公用車や職員の車を使用し，数回の搬送を繰り返した。協議会からいち早く避難救助を得られたことも犠牲者ゼロの要因の1つである。筆者はチリ地震避難後，同じような大災害時には援助が必要なことを職員から協議会へ伝えていた。車に利用者を乗せ，空いた場所に必要物品と毛布を積み込み，津波到着前に利用者および職員全員の避難を完了した。

避難先での状況

　仙台空港への避難者は約2,000名であった。

　第1便で避難した職員が空港関係者に利用者が次々と避難してくることを伝えていたことから，空港関係者をはじめさまざまな人々が2階への誘導に手を貸してくれた。2階ロビーで利用者96名，職員48名，合計144名全員の無事を確認直後，仙台空港に大津波が襲来した。

　やがて2階も水没の恐れが出てきたことから，3階会議室を提供された。環境が変わり興奮する人，地震・津波という現実がわからなく不穏になる人がいたが，幸いけが人や体調を崩した人はいなかった。3階会議室にはカーペットが敷かれており，空気の動きも少なかったためか，暖房がなかったにもかかわらず比較的暖かく過ごすことができた。

　空港避難2日目，医療的ケアが必要な1名を富山県から応援の消防隊の船で脱出させ病院へ送った。残る利用者と職員の脱出方法を探るため周辺探索をし，水位が比較的下がり始めた滑走路西側の通用口を発見し，そこから筆者が自転車で岩沼市介護福祉課へ向かった。岩沼市から車両10数台を準備してもらい全員脱出，市内の老健施設をはじめ4か所の避難先の協力があり2次避難を完了した。

　再建された建物は鉄筋コンクリートの4階建てで，福祉避難所になっている。4階には自家発電機・地下水・独立型厨房を備え，地域の誰もが避難できるように直接4階に上がれる外階段も作られた。看護課では緊急時に備え，日頃より個々のケース記録ファイルを作成し，普段から活用できるとともに常に更新を心がけている。おくすり手帳はこのファイルと一緒に保管されている。

　災害時では，正確な情報収集の手段と素早い判断もさることながら，想定外の災害時にマニュアルを超越できるか，現場の管理者の総合力が大事である。

　そして，あの日一人ひとりは「点」でしかなかったが，他者と連携することにより「線」となり利用者を守ることができた。この奇跡を起こしたのは紛れもなく「人」である。

第6章 救護所で医師が行うこと，看護師が行うこと

1 広域災害で設置される救護所と医療行為

1 広域災害で設置されるさまざまな医療救護所

　大規模地震などの広域災害では，被災により機能を喪失する医療機関が発生することがある。その結果，災害拠点病院などの，耐震化が図れていて災害時にも対応可能な医療機関に患者が集中する。東日本大震災（以下，3.11）後の宮城県石巻市内はまさにこのような状況であった。

　医療機関への患者一極集中は混乱の元となるため，病院前や近傍に救護所が設置されることがある。「病院前医療救護所」と呼ばれ，ここでは多数の受診患者のトリアージを行い，軽症患者の対応をする。結果的に病院が重症患者診療に専念できるように負担を軽減することが期待される。

　長期にわたって数百人単位の規模で大規模避難所での生活を余儀なくされる。生活環境の悪化，持病薬の途絶など心身の疲労が重なることが原因で，高齢者をはじめ多くの人が体調不良を起こし，要受診者が恒常的に発生する。また，かかりつけの医療機関が被災して診療不能の状況であったり，医療機関へ通院するための交通手段や連絡手段が途絶えていたりすることが多い。そのため，生活の場である避難所の近くに医療提供の場として救護所が設置され，それは「避難所医療救護所」と呼ばれる。

　さらに，地域が広範囲に被災し医療機関が壊滅した場合には，拠点が設置され，被災地外から支援に来る医療チームが医療を提供する救護所が立ち上がる。これは「広域災害時拠点医療救護所」と呼ばれ，3.11で地域の医療機関が全滅した岩手県陸前高田市に設置された。

　もちろん広域災害でも多数傷病者が局地的に発生した場合には「災害現場救護所」が設置され，消防機関など救助機関と連携して活動することはありうる。これに関しては局地災害での災害現場救護所の項（次項）で後述する。

2 広域災害で設置される救護所における医療行為

　広域災害で設置されるこれら救護所で実施される医療は，感冒や対症療法で対応可能な病態など軽症患者が主な対象である。精密検査や入院が必要な患者は医療機関へ紹介することがトリアージの観点から重要である。高血圧，糖尿病など慢性疾患の持病に対して使用している薬剤を喪失した患者が薬を求めて多数受診することも想定しておく必要がある。薬剤の流通再開を促しつつ，慢性疾患に対処する知識と薬剤準備も心がける必要がある。こうしてできあがっ

た救護所は急性期の慌ただしい状況が過ぎ去った頃から慢性期にわたって開設される。つまり避難所が閉鎖されるまで，または通常の一般診療体制の再構築や交通機関の回復が達成されるまで長期にわたって必要となるのである。

2 局地災害現場に設置される災害現場救護所と医療行為

　大規模な局地災害の場合，消防機関の出動に続き，災害派遣医療チーム（DMAT）などの医療チームが到着して活動を開始する。その際に発災直後から数時間（災害規模が大きいほど長期化）にわたって現場に救護所を設置して活動する必要がある。災害規模が大きいときには医療チームは猫の手も借りたいほど忙しい。医療チームの一員として派遣された場合以外にも，医療者（看護師）として自ら協力を申し出る場合や，協力を依頼される場合があると予想される。災害現場でも日常の診療と同じように，医師が行う診療，治療行為と一元化した看護が行われる必要がある。その一方で，医療機関のなかで行う診療行為とは異なる現場特有のさまざまな条件があり，それにあわせた診療が行われる。よって，災害現場で行う診療体系はいかなるものかを理解しておくことが重要である。

1 たまたま局地災害現場に居合わせた際の初期活動

　現場に早期に出動して活動を開始する消防機関の隊員との協働活動は重要である。自分が医療者であることを提示したうえで，求めに応じて協力する。しかし，たまたま現場に居合わせた場合には，消防機関よりも早くに医療者として活動を開始することも想定される。

　災害発生直後に多くの傷病者は自ら危険な場所から逃れてくる。また，救助に来た消防によって救出された人々も危険な現場から少し離れた場所に避難する。このような現場に居合わせた自分が，現場にいる最初の医療者であるならば，まず以下の活動を開始することが求められる。

❶ 指揮命令系統・組織化

　現場活動を開始する消防機関や海上保安庁などの救助組織に対して自分が医療者であり協力できることを申し出る場合や，救助組織から協力を依頼される場合がある。いずれの場合も先にその場にいた者として，可能な範囲の情報提供をして，救助組織構築が円滑に行えるようにする。そのなかで無理のない範囲で自分に何ができるか，何ができないかを明確に相手に伝え，医療者として支援活動に参加することは可能である。

❷ 安全確保

　たまたまそこに居合わせた場合には準備された装備がないため，通常以上に安全確保に慎重になる必要がある。消防機関などの到着後も支援活動に参加する場合，ヘルメット，マスク，手袋など個人装備を借用できないか相談をしてもよい。

❸ 情報収集

現場がどのような状況で，どれほどの傷病者がいるのか，どのようなニーズがあるのかなど，目に見える範囲で構わないので医療に関する情報を整理しておくと有用である。規模の大きい災害であれば，DMAT などの医療チームが出動する。その際に到着した医療チームへの情報提供ができれば，非常に有用な活動になる。具体的には大雑把な傷病者数や重症患者数，どのような病態が多いかなどである。こうした災害時の現場の情報伝達内容を過不足なく伝えるために必要事項をまとめたものとして METHANE（メタン）がある（表1）。

❹ トリアージ

多数の傷病者のなかで，優先的に医療行為を施すべき傷病者や優先的に医療機関へ搬送すべき病態の人を選び出すことが重要である。すなわちトリアージである（p.55 参照）。処置・搬送の優先度の高い傷病者を選び出す行為は医療者にとって大変ストレスのかかることであるが，その重要性は衆目の一致するところである。現場に医師がたまたま遭遇する可能性は低い一方で，看護師が居合わせた事例は過去にも多く報告されている。

❺ 応急救護

発災直後の現場ではトリアージをするとともに，生命に関わる傷病者の応急救護活動も想定される。特別な装備がなくても，特別なトレーニングを受けていなくても，簡単で有効な救護が行えるようにしたい。代表的なものは，活動性出血（傷口から出血が続いている状態）の止血と気道確保である。清潔なハンカチやタオルで患部を直接圧迫する。また，意識状態が悪い傷病者は舌根沈下によって気道閉塞をきたすことがあるので，用手的に下顎を挙上して気道確保することで，傷病者の命が救われることがある。こうした簡単な処置は医療者自身が継続的に行わなくても，傷病者本人や周囲の有志に協力してもらうことで威力を発揮する。

表1 METHANE（メタン）

M	Major incident	大事故災害の宣言＝「大規模な災害であること」を共有する
E	Exact location	正確な場所＝現場に到着している場合は省略できる
T	Type of incident	災害の種別＝「電車の脱線事故」「ビルの倒壊」など
H	Hazard	危険物＝予想される危険は何か？ 有毒物質，新たな倒壊など
A	Access	侵入・到達経路＝一方通行となっている場合の進入路は重要
N	Number of casualties	負傷者数や重症度合い＝推定される患者数，特に重症者数は重要
E	Emergency services	緊急対応機関（警察，消防，DMAT など）＝現時点で対応している機関の状況と今後追加で必要と思われる機関やチーム

（MIMMS advanced コースより改変）

2 局地災害現場に医療チームとして到着した際の救護所活動

　医療者としても，治療を受ける傷病者にとっても，本来医療行為は人的・物的資源が豊富にあり，衛生環境の整った医療機関で行ったほうがよい点が多いはずである。しかし，多数の傷病者が発生した場合に十分な数の救急車を一度に用意して，即座に医療機関へ搬送することは困難である。医療機関での治療が開始できるまでの時間に現場で行うべき医療行為と，すぐに救急搬送ができる準備の必要性が問われることになる。1，2名の傷病者発生時とは異なり，医療機関での確実な医療提供ができるまでには相当な時間が必要であり，結果的に，現場滞在時間が長期化する。このことは傷病者の生命を危機にさらすことになる。そのために，医療者が現場へ赴いて生命をつなぐ応急救護を実施する意義が生じる。現場治療のポイントは，生命をつなぐための安定化を図ることと，すぐ搬送できる体制を整えること（パッケージング，❷参照）である（表2）。こうした活動により，「病院へ安全に搬送できる」状況がつくられるのであり，救護所医療の最大の目的がこれであると言える。

　災害医療のポイント〔CSCATTT（p.11参照）〕にそって考えると，まずは消防機関，海上保安庁などの救助機関や他の医療チームと役割分担を明確にし，組織的な活動を展開する（C）。また，現場出動用の基本的な個人防護装備を行い，現場での安全の担保に注意を払う（S）。現場では，救助機関や他の医療チームと情報を共有するとともに，刻一刻と変化する情報を組織的に活用するために種々の通信機器を用いる体制を構築する（C）。そして，常に変化する状況を評価し，何をすべきか計画の再提示を心がける（A）。トリアージ（T）については，前項と同じである。治療（T）と搬送（T）については，生命をつなぐための安定化とパッケージングにつながるものであり，次に詳述する。

❶ 応急救護

　対象となる傷病者は外傷患者である。よって，現場の救護所で行う治療は外傷初期診療ガイドライン（JATEC）と外傷初期看護ガイドライン（JNTEC）に準じて実施される。ただし，生命の危険の回避に主眼をおいた診療になるので，気道（A），呼吸（B），循環（C），意識（D）など生理学的評価と蘇生に絞ったprimary survey（PS）を実施する。現場では手術や血管造影などのIVR（インターベンショナルラジオロジー）は実施することはできず，画像検査や血液検査は不可能なので細かな損傷部位を探すsecondary surveyを実施することは意味がないばかりか，時間の浪費になりかねないので不要である。

　医療機関内で実施するPSとは異なり，現場ではX線撮影ができないので，自ずとアレンジしたものになる。ガイドラインに基づく脱衣と保温（E）に関しては，医療機関のように完全

表2　現場治療のポイント　安定化とパッケージング

①命をつなぐための応急救護に徹する。
②限られた医療資源を有効活用する。
③搬送の順位を考え，準備をする。

表3 ABCDECrの評価項目と必要な処置

評価項目	生理的異常	必要な処置
A：気道	気道分泌 舌根沈下 気道閉塞 　気道確保困難 　気管挿管困難	気道吸引 用手的気道確保 外科的気道確保 気管挿管 　輪状甲状靱帯切開
B：呼吸	低酸素 　10回未満　30回以上 　SpO_2　90％以下 緊張性気胸 肺挫傷・フレイルチェスト	酸素投与 緊急脱気（胸腔穿刺，ドレナージ） 酸素投与⇒陽圧換気
C：循環	活動性出血 　CRT　2秒以上 　HR　120/分以上　50/分未満 　BP　90 mmHg未満　200 mmHg以上 ショック 　橈骨動脈触知弱い・不能 　皮膚蒼白・冷感・湿潤 骨盤骨折	圧迫止血 静脈路確保・輸液・薬剤投与 気道確保 骨盤簡易固定（シーツラッピング）
D：中枢神経・意識	二次脳損傷 JCS　2桁以上 GCS　8点以下	酸素投与 薬剤投与 気道確保
E：体温	35℃以下	保温，体温管理
Cr：クラッシュ症候群	循環障害 高カリウム血症	カリウム低下治療，腎保護（重炭酸ナトリウム），血液透析

な脱衣は現場では困難であり，可能な範囲での観察に留めるが保温には配慮すべきである。

また，PSの観点ではあまり異常として把握されにくい病態としてクラッシュ症候群（挫滅症候群）がある。クラッシュ症候群の初期には圧挫された体幹・四肢の外観には大きな損傷がみられないケースもある。身体所見よりも重量物に挟まれて救出までに長時間経過しているエピソードからこの病態の存在を疑う必要がある。このようにJATECをアレンジしたABCDECrアプローチが現場診療の基本的スタンスである以上，看護もJNTECをアレンジしたものが求められる。ABCDECrごとの評価項目と必要な処置を表3に示す。

❷ 搬送準備（パッケージング）

医療機関で実施する医療と最も違う点は，現場救護所は患者を受け入れて最終の治療を実施する場ではなく，この後必ず医療機関へ搬送する通過地点であることである。よって，応急救護をするとともに，救急車両やヘリコプターなど搬送手段が確保でき次第，間髪入れずに搬送できる体制を整えておくことが必要である。患者をすぐに救急車やヘリコプターへ搬入できるように，患者の身体を以下に示すような固定を中心とした処置を行うのでパッケージングと呼ばれる。

- **保温・被覆**：外傷患者の予後不良因子となる低体温を防止するために，体温の喪失の原因になる大量の血液で汚染した衣類や水に濡れた衣類を脱がせたうえで，毛布などで被覆して保温に努める。
- **ガーゼの固定**：応急救護処置として活動性出血部位はガーゼの上からの圧迫止血を施すが，長時間の移動と体位の変換や振動に対処するためにガーゼをテープで固定する。
- **頸椎カラー固定・全身脊柱固定**：医療資器材の制限（下のコラム参照）から頸椎カラーはルーティン使用できないが，傷病者を選定して装着する。また脊髄損傷が疑われる場合には，バックボードなどを用いた全脊柱固定を事前に行って救急車に迅速に搭乗させることができるように準備しておくとよい。
- **骨折部位の副木固定**：四肢骨折は骨折部が不安定でぐらぐら動くと非常に強い痛みがある

限られた医療資器材

(阿南英明)

　医療機関での診療と異なり現場にいる医療者は限られ，持参できる資器材も非常に少ないうえに補充は大変困難である。重い酸素ボンベを医療チームが自力で持参できるのは1本ないし2本であり，1本のボンベから酸素を供給できる患者は特別な分離器の用意がない限り通常1名である。医療機関での対応のように酸素を10 L/分以上でルーチンに投与しているとすぐに底をついてしまう。外傷患者にとって酸素投与は重要なことなので必要量の投与は行うべきであるが，過不足ない投与が求められる。

　同様に，点滴などの医薬品もより一層必要最低限の投与に抑制することになる。たとえば頸部固定用のネックカラーは頸部診察の結果圧痛など頸椎・頸髄損傷が疑われるケースに絞って使用することが必要である。また，医療チーム1隊が持参する生体モニタ（心電図モニタ）はおそらく1つである。複数の患者を継続的にモニタリングすることは困難であり，複数の電極シールを持参してモニターを必要に応じて付け替えて使用するなどの工夫もしなくてはならない。

資器材管理は重要

　このように現場に持ち込める資器材は非常に少ない。傷病者数が多いほど，現場滞在時間が長いほど，この資器材不足が現場医療を苦しめ制限させる。目の前にいる傷病者に対して必要な医療は可能な限り提供したい。そのためには何が十分で何が不足なのかを適時把握していることが望まれる。可能ならば資器材を中央管理化して担当者を配置できることが望まれるが，医療者が少ないときには必ずしもそのとおりにはいかないであろう。酸素，点滴，薬剤などを漫然と使うのではなく，予測される患者数や滞在状況から，これから先の消費を予測して，後続の医療チームがいるならば重点的に必要物品を伝えて資器材搬入を依頼することも考慮しなくてはならない。

うえに出血も増長する。副木固定をすると患者の疼痛は軽減されるとともに出血の抑制にも効果がある。結果的にすぐに移動できて迅速な搬送の助けになる。
- **点滴・ドレーン類の固定**：慌ただしい現場での患者搬送では胸腔ドレーンチューブや点滴が引っかかるなどして抜けてしまうことがある。移動に伴う事故抜去が生じないように固定の補強や確認に努める。
- **鎮痛・鎮静**：気管挿管・人工呼吸患者や意識障害，不穏患者，また疼痛が不穏や呼吸障害の原因になるので鎮痛薬の使用が考慮される。災害時には必ずしも医師が同乗できないので，救急車搬送にあたってあらかじめ鎮痛・鎮静を考慮することは重要である。

❸ その他の活動

多数の傷病者がいる場合，緊急度・重症度の高い傷病者の対応が優先される。一方で軽症者対応には手がまわらず放置されることは仕方ない。しかし，傷病者の容態が変化することがあるため，繰り返し状態を観察する再トリアージが必要である。さらに，軽微な創傷の手当てをすることで，無用な医療機関受診を避けることができる可能性がある。また，精神的に衝撃を受けて呆然としていたりパニック状態になったりしている傷病者も多い。こうした不安を抱えた傷病者に寄り添うだけでも大きな意義がある。特に被災者，傷病者のなかに小児がいる場合には配慮すべきであろう。

3 災害時における救護所の特徴と看護

ここでは，前項に続き，さまざまな医療救護所と災害現場救護所における看護を紹介し，最後に，原子力防災における救護所についてふれることにする。

1 緊急医療救護所

地震や津波など，自然災害が発生しその地域全体が被災した場合には，地域の医療機関の機能全体が低下する。病院の機能が維持できているかどうかにかかわらず，怪我をした住民や救出された傷病者などが次々と押し寄せる。しかし，情報が混乱している急性期には，それらの医療機関が被災しているかどうか，という点は確認が不十分なまま患者が搬送される。

被災地の災害拠点病院は，被災した患者を受け入れるだけでなく，地域の医療機関に搬送された重症者を転入させ受け入れることや，被災地の医療の中心的な役割を担い，被災地外の医療機関との連携を図るなど多種多様な役割を果たす必要があるが，重症・軽症にかかわらず多くの傷病者が押し寄せると，それが困難になる可能性がある。そこで，病院前や近傍に医療救護所を設置することにより，傷病者のトリアージを実施し，病院の本来求められる機能が維持できるようにする。

東京都では，さらに各病院の災害発生時の役割を明確化しており，発災直後にこの医療救護所が立ち上がるように準備をしている。この超急性期に設置される救護所を，緊急医療救護所とし，近隣地域の医療者が設置を指定されている医療機関に集合されるまでは，病院関係者が

表4　医療機関の役割分担例（東京都）

指定区分	役割
災害拠点病院	・主に重症者の収容，治療を行う病院（災害拠点病院として都が指定する病院） 　多発外傷，挫滅症候群，広範囲熱傷など
災害拠点連携病院	・主に中等症者や容態の安定した重症者の収容・治療を行う病院（救急告示病院，同等の機能を有すると知事が認めた病院で都が指定する病院）
災害医療支援病院	・専門病院（小児・周産期・精神など），慢性医療への対応を行う病院 ・区市町村地域防災計画に定める医療救護活動を行う病院（災害拠点病院および災害拠点連携病院を除くすべての病院）
診療所など	・産科，透析医療などの専門的医療を行う診療所 ・区市町村地域防災計画に定める医療救護活動を行う診療所など

活動する場所によって集まってくる患者の重症度や病院の機能が異なる場合もある。
（東京都福祉保健局ホームページより改変　http://www.fukushihoken.metro.tokyo.jp/iryo/kyuukyuu/saigai/index.html）

まず病院前トリアージエリアを設置して傷病者に対応し，緊急医療救護所が立ち上がってからは，担当者に引き継ぐという計画となっている（表4, 図1）。

　東京都の場合は，産科や透析などの専門的治療を行う以外の診療所が医療救護所での診療を担当する。この医療救護所では，日頃トリアージなど災害医療に携わらない病院の医療者が病院前診療を担当することから，病院前トリアージの実際を事前に学んでおく必要がある。

　実際に治療を担当する病院と連携し，高度な治療が必要な重症患者は隣接する災害拠点病院へ搬送し，軽症および中等症と判断される患者は災害拠点連携病院・災害医療支援病院へ移動させ，内服薬の処方などを希望する患者は別に薬剤師が担当するなど機能を分化させる目的をもつ。

　この緊急医療救護所は，災害医療のフェーズ０の時期に設置される（表5）。原則として超急性期の期間に閉鎖され，医療救護所などに活動が引き継がれるが，地域のライフライン復旧や医療機関の再開状況，災害拠点病院のキャパシティなどによってその時期が発災から72時間以降の急性期に移行されることもある（図2）。

　また，病院には医療を必要とする傷病者だけでなく地域の被災した住民も安寧を求めて集まってくる。これらの地域住民に対しては，治療を必要とする患者の診療スペースや動線を確保したうえで受け入れの体制を整える必要がある。これらの受け入れ準備についてはこの後の第7章（p.65）でまとめるので，そちらを参照してほしい。

2　避難所医療救護所

　避難所へ避難してきた被災者は，すべてが医療を必要とする対象ではないが，ストレスが大きい状況で生活することにより診療が必要となるケースもある。

　たとえば，3.11の際に岩手県には救護所が188か所設置された。救護所を受診した主な理由は，①何らかの主訴があり受診したもの，②発災以前から内服していた処方薬の処方希望によ

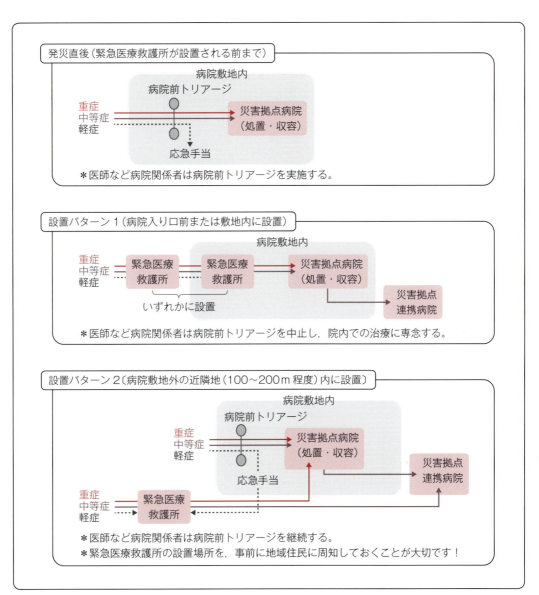

図1 緊急医療救護所設置例（東京都）
（山本保博 監：トリアージ ハンドブック．p52，東京都福祉保健局医療政策部救急災害医療課，2013より転載）

り受診したもの，③巡回した医療班により治療を必要とされたものの大きく3つに分類された。

①の多くは，急性上気道感染症・急性鼻咽頭炎や高血圧，睡眠障害，便秘などの診断を受けており，長期にわたるストレスフルな生活が受診につながったものと考えられる。これらの疾患については，第8章の避難所における災害看護にまとめられている。感染予防や睡眠の重要性は被災者も理解しているが，急性期には対処できない場合があるため，医療の立場から被災した人々を尊重しつつ体制を整備することも救護所の担当者として行うべき対応の1つである。

表5 東京都の医療救護活動におけるフェーズ区分

区分		想定される状況
0	発災直後(発災～6時間)	建物の倒壊や火災などの発生により傷病者が多数発生し,救出救助活動が開始される状況
1	超急性期(6～72時間)	救助された多数の傷病者が医療機関に搬送されるが,ライフラインや交通機関が途絶し,被災地外からの人的・物的支援の受入れが少ない状況
2	急性期(72時間～1週間)	被害状況が少しずつ把握でき,ライフライン等が復活し始めて,人的・物的支援の受入体制が確立されている状況
3	亜急性期(1週間～1か月)	地域医療やライフライン機能,交通機関等が徐々に回復している状況
4	慢性期(1～3か月)	避難生活が長期化しているが,ほぼ復活して,地域の医療機関や薬局が徐々に再開している状況
5	中長期(3か月以降)	医療救護所がほぼ閉鎖されて,通常診療がほぼ回復している状況

(東京都福祉保健局ホームページより転載 http://www.fukushihoken.metro.tokyo.jp/iryo/kyuukyuu/saigai/index.html)

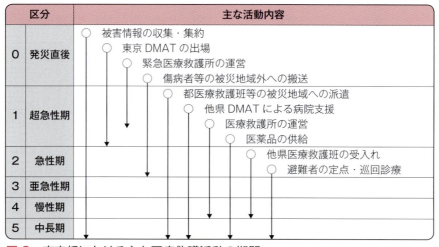

図2 東京都における主な医療救護活動の期間
(東京都福祉保健局ホームページより転載 http://www.fukushihoken.metro.tokyo.jp/iryo/kyuukyuu/saigai/index.html)

②で処方された薬剤は多い順に,循環器系,炎症・免疫・アレルギー系,消化器系,神経系,代謝系であり,小児では炎症・免疫・アレルギー系,呼吸器系の順に多かったとされており,処方希望の患者に対しては薬剤師と協同して対応することが重要である。

その他の救護所と同様に,医療チームとして持参できる薬剤は限られており,対応できる傷病者数も限定されるため,すべての対象者に希望日数分の薬剤を処方できない場合があり,医療機関や薬剤師の支援チームと協力し,情報を共有する必要がある。

巡回診療チームは,長期間継続して診療を続けることができないため,診療した経過をカル

テに残し被災者が何度も同じ経過を医療者に話さなくてもよいようにし，途切れなく医療が提供できるように工夫する必要がある．

このような災害カルテは，さまざまな機関がこれまで独自に作成し使用してきたが，書式を統一することが必要であると考えられた．そこで，災害診療録として日本救急医学会や日本診療情報管理学会など6団体が協力して「災害診療記録」が作成された（図3）．

避難所医療救護所で対応する医療チームはさまざまである．急性期には日本 DMAT が介入し，その他に，日本赤十字社医療救護班や日本医師会災害医療チーム（JMAT），全日本病院協会災害時医療支援活動班（AMAT）などが現場で活動する．さらに，災害派遣精神医療チーム（DPAT），歯科医師などによる巡回診療チームといった専門家チーム，日本看護協会から派遣される災害支援ナースや災害医療支援薬剤師，理学療法士や作業療法士，管理栄養士などチーム医療として避難所医療救護所を支援することとなる．

避難所医療救護所で活動する看護師は，被災者の生活の場に密接した診療となるため，まずは生活の充足を一番に考え活動するとともに，通常医師1～2名，看護師1～2名，調整員1名のチーム内では看護だけでなくロジスティックも担当し，上述した医療チームとの連携も視野に入れた活動を行う必要がある．

3 局地災害現場に設置される災害現場救護所

災害現場救護所は，前述のように災害現場に比較的近い場所に設置される．

2015（平成27）年に発生した関東・東北豪雨時災害の茨城県では，救助活動を行っていたヘリコプターが発着するヘリポートに併設された．ヘリコプターで救助されてきた住民が初めて医療にアクセスする場所として設置され，初期診療を行うことが第一の優先業務であった．そこで提供される主な医療活動は，トリアージ・応急的な医療の提供・搬送手段や搬送順位の決定であった．

災害現場救護所には，その場をコントロールし災害対策本部とコミュニケーションを図る役割をもつコマンダーがおり，それぞれのトリアージエリア担当者や，情報通信担当者，ゲートコントロール担当者（名簿の作成や患者の in/out 管理）などの役割分担がある．

❶ 災害現場救護所におけるトリアージ

災害現場救護所での医療は，まずは生還できた患者をトリアージすることによって，治療の優先順位を定め，急性期に「防ぎえた死」を予防すべく，適切な患者に適切なタイミングで適切な治療を提供することが重要になる．求められるのは，根治的な治療ではなく，医療機関への移動に耐えうるための患者の安定化である．

そこで，災害現場救護所のトリアージエリアでは，バイタルサインやフィジカルアセスメントから得られた情報をもとに，医師とともに重症度および緊急度の判断を行い，医療処置の提供が行われる．ここで必要なトリアージの知識は，PAT（Physiological and Anatomical Triage）である．PATでは，バイタルサインを測定し，生理的異常を評価する（表3）だけでなく解剖学的に患者の状態を評価し，いずれ生理的異常をきたすかもしれない病変を予測する

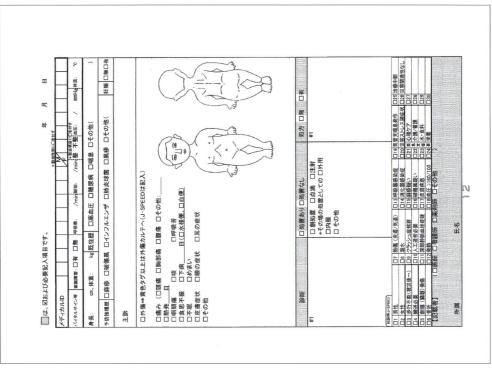

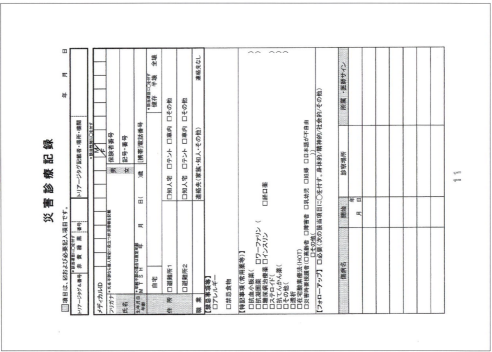

図3 災害診療記録
(災害時の診療録のあり方に関する合同委員会：災害診療記録報告書. pp11-12, 日本救急医学会, 2015 http://square.umin.ac.jp/jadm/disaster_standard_karte.pdf より転載)

表6　PATトリアージ：解剖学的異常

特徴的所見	疑うべき所見
意識障害＋頭部損傷・瞳孔不動・耳/鼻孔出血	重症頭部外傷
顔面の著しい損傷・上下顎骨変形	気道閉塞
外頸静脈怒張・血圧低下	心タンポナーデ
外頸静脈怒張・気管偏・皮下気腫	緊張性気胸，血胸
胸郭動揺・奇異性呼吸	フレイルチェスト
胸部創より気泡混じりの出血	開放性気胸
胸壁怒張・腹壁膨隆・腸管脱出	腹腔内出血・腹部臓器損傷
骨盤動揺・圧痛/下肢長差	骨盤骨折
大腿の変形・出血・腫脹・圧痛/下肢長差	大腿骨骨折
四肢麻痺	脊髄損傷
頭頸部・体幹部・鼠径部への穿通性外傷	重要臓器損傷・大血管損傷
顔面または気道熱傷	気道閉塞
重量物挟まれ・下敷き	クラッシュ症候群
四肢軟部組織剥脱	デグロービング損傷
15%以上の熱傷	

解剖学的に評価を行う。間もなく生理学的異常が出現する危険性が高い損傷を見つけだす。

ことで，早期に治療が始められるようにマネジメントを行うことが必要とされる。予測しうる病態に対して移動に耐えうる処置がなされなければならないため，観察を行う看護師は，災害急性期に発生する可能性のある疾病（特に外傷）を理解し，それぞれの傷病からどのような身体症状がみられるか，という知識をもっておかなければならない。表6に表記した疾患は，見逃せば生命の危機に直結する疾患で，それぞれ重症度と緊急度が高いものである。

たとえば，下肢長差を観察の段階で確認したならば，骨盤骨折もしくは大腿骨骨折の可能性がある。骨盤骨折であれば1,000～4,000 mL，大腿骨骨折であれば500～1,000 mLとどちらも大量出血をきたす病態である。この出血量から考えると，観察を始めた段階で血圧や脈拍が安定していたとしても，適切な処置を行わなければ出血性ショックをきたす可能性が高いことから，すみやかに大量輸液ができるような静脈路確保が必要となる。また，搬送先の病院は経カテーテル的動脈塞栓術（transcatheter arterial embolization；TAE）の処置ができる病院であることが望ましく，その処置も1時間以内に開始できるという点から選択される必要があるため，搬送を担当する医療チームや救急隊に申し送りを実施することが重要である。

顔面または気道熱傷では気道浮腫をきたす可能性があり，気管挿管などの気道確保が必要かどうかを現場で判断する。気道熱傷は，適切な治療がなされれば生命の危機は回避できるが，緊急性が高いため早期に治療介入が必要な疾患の1つである。そのため，現場で気管挿管などの気道管理の処置を実施する必要があるが，現場の少ない資器材の中では十分な鎮静や鎮痛を

はかることが困難であるため患者の苦痛に対するケアが重要である。

❷ 資器材の管理

現場救護所の診療は日常診療とは異なり，実際に行える処置は限られることを事前にチームで共有するとともに，傷病者の処置を行っている途中で資器材が途絶えることがないように調整する必要がある。現場救護所での役割は，次の医療機関につなぐための安定化であるため，根治治療までは実施できない。だからといって治療を行わないということではなく，その場に応じた適切な治療を行う，という点にあることからも，資器材管理は処置介助を行う看護師の重要な役割の1つである。

集まってきた資器材をもとに，そこで使用可能な資器材や，実施できる処置，処置可能な患者数をすみやかに確認し，実際に使用していく最中に在庫管理を並行して行うといったロジスティックスの視点が必要である。追加で資器材の調達が可能であるのか，現状持ち合わせている資器材で患者対応を行うにはどのような工夫が必要なのか，限られた資器材でどれだけの患者を治療することが可能なのかということを，資器材の在庫状況の観点からチームに情報提供し，医療者間で共有することで，チーム全体の方針の決定や災害対策本部への支援依頼などの情報に使用することができるのである（コラム，p.54 参照）。

❸ 傷病者に対する継続的な観察と対応

さらに，現場救護所では赤のトリアージエリアの傷病者に目が行きがちであるが，観察の継続という視点では，黄色や緑にカテゴライズされた傷病者のケアも重要である。

一次トリアージでは，「歩けるか」という点が優先されるため，十分に生理学的評価がなされないまま緑のトリアージエリアに移動したことによって，アンダートリアージとなっている傷病が存在する可能性がある。また，緑のトリアージが医療を必要としない，ということではなく，傷病者の観察を行うとともに，必要な医療が提供されているか評価する。

たとえば，汚染された擦過傷などは治療に緊急性はないものの，そのまま放置することによって創感染をきたす可能性があることや，審美的な予後に問題が生じる可能性があるため，資器材に余裕があれば，洗浄などの処置を行うことも医師と検討する必要がある。

クラッシュ症候群は，救助された後にバイタルが正常な場合に見逃される可能性が高い。そこで，緑や黄色のエリアにトリアージされた傷病者であっても，病歴聴取は重要である。クラッシュ症候群を疑われる，もしくは診断された傷病者には，救出活動中から輸液を実施するととともに透析などの治療が行える医療機関に搬送される必要がある（図 4）。

災害現場救護所において，傷病者の心理的側面で注意が必要な点は，安全な場所に移動して来られたという安心感を与えるような対応をすることである。災害現場救護所での活動は平時の病院診療と大きく異なるため，医療者も緊張状態にあり自然と声も大きくなりがちであるが，実際に傷病者に話しかける際には，視線を合わせ落ち着いた声の調子やスピードを心がけることが重要で，衝撃を受けている，もしくは混乱のなかにある人々に対して，再び苦痛を与えることがないように関わる必要がある。

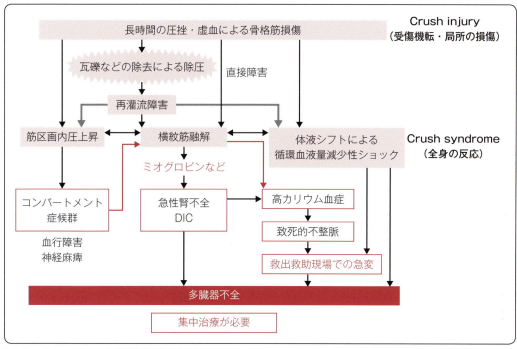

図4 クラッシュ症候群のプロセス
(日本集団災害医学会 監:改訂第2版 DMAT 標準テキスト. p126, へるす出版, 2015より転載)

　また,通常の情報伝達手段が働かない状態にあるため,傷病者から被災情報などを問われる可能性もあるが,現場救護所で活動している医療者が責任をもって伝えられることは「医療の提供」についてである。その他の情報については,リソースが明確で正確な情報であると確認できたもののみを提供すべきであると考えられる。

　さらに,救出・救助された現場から家族などの重要他者とともに搬送される可能性は低いため,可能な範囲内で家族と連絡をとる,もしくは問い合わせがあった場合に搬送先の医療機関が答えられるように情報共有できるようにする必要がある。

4 原子力防災に関連した救護所

　原子力防災における救護所は,上述した救護所とはその活動形態や内容が異なる。ここでいう救護所は,原子力に関連した事故が発生し地域住民の避難などの措置が決定された場合に避難所内に設けられる。

　都道府県から要請された医療チームが,避難住民のサーベイランス・スクリーニングおよび被ばく線量の測定などを実施することが主な役割であり,このスクリーニングで汚染があると判定された場合には,除染や被ばく医療機関への搬送などが実施される。3.11の際には,日本DMATとして救護所を担当する医療チームが編成され,福島県広野町や田村市などで避難住民の一次帰宅に際し,スクリーニングを担当した。

この救護所では，基本的に医療を提供することが目的ではないため，準備する資器材には，スクリーニングに必要なサーベイメーターや撥水性のあるガウン，個人線量計などを持参し医療者の被ばく予防をする必要がある。

原子力防災に関連する救護所では，対象がすべて被災者であり傷病者ではないが，自分の家が居住可能にもかかわらず避難しなければならないことで大きく傷ついている場合もあることから，医療者が二次被害のような形で被災者を再び傷つけることのないように，精神的に危機的状況であることを理解して関わる必要がある。スクリーニングでは被災者に短時間しか関わることができないが，その短時間でも相手の様子を観察し，必要な支援を受けることができるように避難所自体の評価も同時に実施できるように働きかけることが重要である。

参考文献

・日本外傷学会，日本救急医学会 監，日本外傷学会外傷初期診療ガイドライン改訂第4版編集委員会 編：改訂第4版 外傷初期診療ガイドライン，へるす出版，2012
・阿南英明：災害現場での治療．石原 晋，益子邦洋 監，大友康裕 編：プレホスピタル MOOK4 多数傷病者対応．pp105-113，永井書店，2007
・勝見 敦，丸山嘉一，内藤万砂文，他：東日本大震災における日本赤十字社医療救護活動―迅速な初動対応から長期的継続的な医療救護支援について．日本集団災害医学会誌 17（1）：108-116，2012
・日本集団災害医学会 監：日本集団災害医学会 DMAT改訂版編集委員会 編：改訂第2版 DMAT標準テキスト，へるす出版，2015
・眞瀬智彦：岩手県委託事業 東日本大震災医療救護診療録分析報告業務 東日本大震災医療救護診療分析報告業務『東日本大震災医療救護活動診療分析報告書』．岩手医科大学 災害時地域医療支援教育センター，2015
・東京都福祉保健局：災害時の医療．
http://www.fukushihoken.metro.tokyo.jp/iryo/kyuukyuu/saigai/（2016年5月閲覧）
・日本集団災害医学会 監：改訂第2版 DMAT標準テキスト．p126，へるす出版，2015

第7章 病院支援側と受援側に必要なこと

1 病院が被災するということ

　大規模な災害が発生すると多数の傷病者が発生し，平時ならば提供することが可能な医療・看護が提供できなくなる，ということは，災害医療を学んだ方ならば一度は耳にしたことがあるだろう。

　たしかに，病院設備の被害や医療資器材の枯渇，職員の被災によるマンパワー不足など，被災した地域の医療機関には問題が多く発生する。しかし，だからといって，被災したまさにそのタイミングに外来や病棟に入院中の患者をゼロにすることは不可能であり，病院周辺の住民はその被災した病院を頼りに集まってくることは容易に予想できる。

　平時と同じ医療の提供はできないとしても，医療を必要とする人々に，できる限りの治療・ケアを提供しなければならないといった状況にあるのが災害の超急性期の現実だろう。とするならば，まずは病院そのものが，受ける被害を十分に想定し，より少ない被害で済むような準備を行う必要がある。その準備には構造物の問題や資器材の確保といったハード面を考えるだけでなく，受援計画や人材育成などといった視点をもつことも重要である。

　災害拠点病院や災害医療チームなどが整備され，災害時の医療体制そのものは組織化され，これまでもさまざまな災害において支援活動が行われてきた。しかし，これらの医療支援が行われるまでの間は，自助努力として今そこにいる患者と向き合わなければならない，ということを考えると，病院が被災することを前提とした準備を，支援側も受援側も行う必要があるだろう。

　そこで本章では，病院が被災することと，そこに支援を行う医療者や受け入れる病院にとって重要なことは何か，実際の事例を参考にしながらまとめていきたい。

2 病院支援を行う側に必要なこと

1 事前準備

　被災地に派遣されるためには，日頃から準備を行っておく必要がある。

❶ 情報収集

　災害の種類・程度や被害状況（死傷者数や倒壊家屋の割合），被害地域の範囲など，災害被害そのものについて情報を集める。

　また，被災地域の医療機関や人口動態，気候，方言などの地域の特性を理解する。これは被

災者の立場にたって支援活動を行うための準備である。

さらに，災害の特性から二次災害のリスクを評価する。地震であれば余震の発生状況を確認し，豪雨災害であれば降雨の情報を収集し，派遣される地域が二次被害に遭う危険がどれくらいか，危険情報をアセスメントしたうえで準備を行う。また，万が一危険な状況に遭遇した場合のため，緊急連絡体制を整えておくことで危機を最小限に回避する方法を確保しておく必要がある。

これらの情報は，集めるだけでは意味がなく，アセスメントし必要な活動を想定する・想起するというところまで落とし込むことで初めて有用な情報となる。

❷ 携行品の準備

医療活動を行うための資器材はできるだけ発生する傷病者を想定して準備する必要がある。病院支援では，患者を受け入れ診療活動を継続するための活動となるため，白衣や清潔な靴，聴診器，ペンライト，筆記用具などは必須である。ゴム手袋やマスク，手指消毒剤などの資器材も不足しがちであるため，持参することが望ましい。

また，自らが医療支援を行う立場で病院に入るということが周囲の人々にも理解されるように，所属機関の身分証や派遣チームのベストなど，職種を証明する物を準備しておく。

さらに，活動は自己完結型であることが必須である。そのため，活動期間内に生活するための衣食住を確保するための物品や，情報収集や連絡体制を確保するための物品を準備する。

❸ 職場との調整

職場の協力は不可欠である。仕事の引き継ぎや勤務交代などの調整が必要であり，自分の「派遣されたい」という思いだけでは不可能である。日頃から災害支援活動に対する理解を得られるようにしておく必要がある。

❹ 支援者としての心構え

看護職としての専門性を活かし，何でもする，という心構えが必要である。自らができる範囲のことを行い，逐一活動内容を評価できる体制をつくる。

危機管理意識をもち，被災者だけでなく同じチームで派遣される他の医療者や支援者に迷惑をかけない。被災地では，日頃の勤務形態とは異なり，慣れない環境下での活動となるが，常識をもって臨機応変に活動が展開できるように心がける。被災したすべての人々に敬意と気遣いを忘れないことが重要である。

自分が行いたい支援をするのではなく，援助を受けた相手が助けられたと感じる活動であるかどうかを常に考え，被災した医療者の「わかっているけれどできない」という心情も十分に理解する。

2 必要な支援を見極める

❶ 派遣目的を理解する

最も重要なことは何か。それは，支援の目的・手段を明確にすることである。

たしかに医療チームの一員として病院支援を行うのであれば，派遣に際してすでに活動内容をある程度想定して病院に到着することは重要である．しかし，自分たちが行うと考えていた活動と，受援側が必要としていることが必ずしも合致するとは限らない．また，受援側が何を必要としているかを考えることもできない状況にある，ということも起こりうる．医療従事者の派遣目的は，被災者の支援にとどまらず，被災地の医療・介護従事者が休息をとり，生活再建をするため，さらには医療・介護の復興を進めるためでもある．

必要な支援は何なのか，その時々のニーズに即した医療関係者の派遣が必要であるが，そのニーズは刻々と変化するため，自分が派遣され活動を継続している際にもニーズのアセスメントを並行して実施する．

また，求められる活動が必ずしも医療だけに限らない場合がある．たとえば被災した病院では各地から支援物資が届けられるが，日常業務だけで手一杯で，それらの物資を確認する時間・人員的な余裕がない場合，それらのロジスティックを担うことも重要な業務となる．現在使用している医療資器材の在庫などを確認し，過不足なく診療に使用できるように調整することも大切な業務である．

❷ 支援体制を調整する

表1は，東日本大震災（以下，3.11）の際に派遣された医療従事者の主な派遣状況をまとめたものである．

3.11では，急性期の災害医療派遣チーム（DMAT）派遣に始まり，日本医師会災害医療チーム（JMAT）や日本赤十字社などの救護班などの医療チームや，日本看護協会が構成した災害支援ナースなど，多様な組織から多数の医療チームが派遣された．このように，多種多様なチームが現地に派遣されると，それぞれのチームがバラバラにニーズ把握をすることで，整理が困難になるといった混乱が生じたり慢性期医療の需要が高い場所へ急性期医療を得意とするチームが派遣されるといったミスマッチが生じる可能性がある．

そのため，被災地への支援を一本化し，安定的な医療支援体制を構築する医療者派遣システムが立ち上げられる．災害対策本部が主にその役割を果たし，災害医療コーディネーターが中心となって支援活動をマネジメントする．よって，支援に入る医療者は本部が指示する派遣先で活動を行うが，実際の活動内容は派遣先の医療機関などの状況に応じて自ら調整することが重要となる．

❸ 災害状況から予測する

被災地における疾患や健康被害は，その災害の種類や発生場所，発生時期によって異なるため，日頃からそれらの災害の特徴を理解しておくだけでなく，地域や季節の特性を考慮して患者を受け入れる準備をする．

地震被害では，建物や家屋の損傷や倒壊による外傷患者や，さらに地震に付随して発生する火災が原因の熱傷患者が発生する可能性もある．また，救助された患者が病院に運ばれるまで時間がかかるため，受け入れる患者数は，地震発生から徐々に増えていく．高齢者が多い地域

表1　東日本大震災時の医療従事者の主な派遣状況

派遣元など	活動状況　累計	
医療チーム (日本医師会，全日本病院協会，日本医療法人協会，国立病院機構など)	12,385名(2,720チーム)	2012年 3月22日現在
看護師 (日本看護協会，日本精神科看護技術協会，国立病院機構)	1,394名	2011年 8月 2日現在
薬剤師 (日本薬剤師会，日本病院薬剤師会など)	1,915名	2011年 8月 5日現在
理学療法士 (日本理学療法士会，日本作業療法士会，日本言語聴覚士協会)	223名	2011年10月 7日現在
保健医療の有資格者など (公衆衛生医師，保健師，管理栄養士など)	11,267名(230チーム)	2012年 3月23日現在
歯科医師，歯科衛生士 (日本歯科医師会などの関係団体)	307名	2011年 8月 5日現在
こころのケアチーム	3,498名(57チーム)	2012年 3月23日現在
被ばく不安解消のためのスクリーニング対応医師など	421人(40チーム)	2011年 9月 2日現在

〔厚生労働省：平成23年(2011年)東日本大震災の被害状況及び対応について(第116報)，平成24年3月23日14時00分現在，http://www.mhlw.go.jp/stf/houdou/2r985200000213an-att/2r985200000213e2.pdf を一部改変〕

では，自助・共助によって救い出される傷病者もいるため，病院へ患者が搬送されてくるにはさらに時間がかかると予測される。

❹ 通常業務を継続する

入院施設をもつ病院では，すでに入院中の患者の治療やケアを継続するための要員も必要であるが，交代勤務を行うための人員確保が困難である可能性も高い。そこで，病院支援を行う医療者は，新たに発生する患者の対応だけでなく，病院が機能を継続するために，継続すべき通常業務[注1)]を担当する場合もあることから，救急外来業務だけでなく，病棟業務を行う可能性があることもわかっておく。

2016(平成28)年の熊本地震で支援を受け入れたある病院では，急性期医療を支援するチームの存在は理解していたが，その後継続して支援を受けられることを知らなかったため，救急外来を担当する業務のみ支援を受け入れ，病棟業務を担当する看護師は休みにくい状況だった。そこで，医療支援に入った看護師が病院の責任者に情報提供し，看護師の支援が受け入れ

注1)　通常業務とは，入院中もしくは診療・治療中の患者のバイタルサインの安定化や，透析患者や抗がん剤治療中の患者など，診療・治療を中止した場合に病状が悪化するおそれのある患者に対する治療の継続，慢性疾患患者に対する投薬など日常行われている医療行為や，入院中の患者のケアをいう。

られる体制を整備した。

　このように，被災した医療者は自らの使命感において被災地で業務を遂行し続けるが，支援を要請する立場であることについて積極的に発信できない場合もある。そのため，単に与えられた業務を遂行するだけでなく，本当に必要な支援は何かをアセスメントし，被災者でもある現地の医療者を尊重しつつ，場合によっては病院の災害対策本部などに助言をするといったことも重要である。

3 支援活動の記録および評価

　診療の記録は，支援に入った病院の指示に従って行う。電子カルテが運用されている病院では，カルテの運用が継続されているかを確認し，運用が継続されていれば電子カルテを使用する。運用が停止されていれば，紙カルテを使用し，診療記録が適切に管理されるようにする。

　また，単独のチームで長期間支援にあたるということは通常困難な場合が多いため，支援チーム間での引き継ぎが必要であるが，支援先の病院の負担とならないようにし，以下の内容を次のチームへオリエンテーションすることが望ましい。

- 活動の窓口
- 活動部署の規則・ルール
- 業務内容・必要物品の場所
- 記録や報告の方法など

　自らの災害支援活動を記録に残すことは大切だが，それよりも重要なことは被災者の安寧であることを念頭におき十分留意する。したがって，記録に残すための写真は，被災地の状態に配慮し，必ず了承を得てから撮影する。

　さらに，支援活動の成果として求められることは，被災地の医療者の負担軽減やコンサルテーションによる問題解決などであるため，支援を受けた病院がどのように変化したかを明らかにすることが必要である。

3 受援側に必要なこと

1 自立的な活動継続を想定する

　ひとたび外部からの支援が必要な規模の災害が発生した場合，交通状況などのインフラが破壊されると支援チームが被災地に到着するまでに一定の時間を要する。

　3.11でも，実に多くの医療機関が被災した（**表2**）。

　このように，医療機関であっても被害を受けることが想定されるため，災害が発生した場合には，ある程度の期間（3日程度）自立的に医療活動を継続する必要がある。

　災害によって医療機関が被災することによって生じる不測の事態に対し，あらかじめ準備を行うことが重要で，この備えに関する考え方としてBCP（Business Continuity Plan；事業継続計画）が挙げられる。

　このBCPは，一般的には災害時などに企業が損害を最小限に抑え，特定された重要業務が

表2 被災地の病院・診療所の被害の状況（2011年7月11日時点厚生労働省医政局まとめ）

	病院数	東日本大震災による被害状況	
		全壊	一部損壊[※1]
岩手県	94	3	59
宮城県	147	5	123
福島県	139	2	108
計	380	10	290

	診療所数		東日本大震災による被害状況			
	医科	歯科	全壊		一部損壊[※2]	
			医科	歯科	医科	歯科
岩手県	927	613	38	46	76	79
宮城県	1,626	1,065	43	32	581	367
福島県	1,483	919	2	5	516	374
計	4,036	2,597	83	83	1,173	820

※1 全壊及び一部損壊の範囲は，県の判断による。「一部損壊」には，建物の一部が利用不可能になるものから施設等の損壊まで含まれうる。
※2 一部確認中の病院・診療所がある。
〔厚生労働省：東日本大震災からの復興について．平成23年10月時点　http://www.mhlw.go.jp/stf/shingi/2r9852000001uo3f-att/2r9852000001uo7y.pdf（2016年7月閲覧）より転載〕

中断しないように目標復旧時間内に必要な機能を再開させるためのマネジメント全般を含む計画とされている。

　医療の現場においては，さらに高いレベルでの計画作成が求められる。災害によって想定外の事態に遭遇しても病院の機能を維持したうえで傷病者を診療する体制・方策が必要であり，この計画は急性期だけでなく，災害サイクルのすべてのフェーズにおいて計画されるべきものとされ，厚生労働省より災害対策マニュアルとともに作成に努めるようにと通知されている。

　医療機関におけるBCPは，地域における災害対応についての位置づけといった社会的視点からの確認事項や，病院内での組織・体制に関する事項，傷病者を受け入れるうえで評価が必要となる建物そのものの耐震機能に関する評価や給排水，電気などのハード面に対する準備など多岐に渡る。BCPに基づいた災害対策は，従来の災害対策マニュアルよりもより実効性のある内容とされ，例えば被災した状況下で参集した少ない職員での業務の効率的な運用方法を策定し，それが遂行できるように訓練をしておく，といったスタッフへの具体的な教育も含まれる。

　災害は，その種類だけでなく立地する地域によっても発生する被害が異なる。自らが働く病院は地震や火災・津波や土砂災害などのどのような被害に遭う可能性があるのか，いざ災害が発生した際にはどのような注意を行うべきかを理解し，そして何よりも患者や医療者の安全を確保する。

　日中は，入院・診療中の患者だけでなく，面会者など多くの人々が存在する。これらの人々

の安全を確保するため，事前に定められた対応マニュアルを十分理解し適正な行動をとれるようにする。

❶ 災害に応じた避難

　火災の場合は水平避難が前提となる。限られた時間内で，なおかつ限られたスタッフで患者を他階に避難させることは困難であるため，施設の防火区画がどのように分けられているかを事前に把握しておき，隣接区画へ避難を実施する。

　津波や洪水被害の場合には，敷地の状況から浸水や土砂の流入のリスクを確認し，安全な階数がどこになるのかを事前に確認しておく。

　2015（平成27）年の関東・東北豪雨災害時，常総市で発生した洪水災害では，ある病院の1階部分が浸水した。当日の避難は困難だったため，患者は医療者とともに上階へ避難し，消防や自衛隊が救助に来るまで待つことになった。

　3.11では，地震で被害を受け，駐車場へ患者を避難させる処置をとった病院もあった。しかし，まだ寒い時期で雪も降っていたため，長時間の避難は困難であると考えられた。このように，仮に避難をする場所が事前に準備されていたとしても，寒さや暑さなどの環境的な要因によって，患者を危険にさらす可能性があることから，バイタルサインの変調などに注意して頻回な観察が必要となる。

❷ 診療継続の判断

　入院施設をもつ医療機関では，そのまま診療が続けられるかどうかの決断・判断を下す必要があるが，基本的にはできるだけ中止しない方針が望まれる。入院患者や外来患者の診療だけでなく，新たに来院すると考えられる被災した傷病者の治療も，支援の手が差しのべられるまでの期間は自分たちの力で行わなければならない。被災したからといって，診療途中の患者をただちに帰宅させることは困難であり，その場にある医療資源を活用して治療を継続しなければならない。

　また，建物そのものが診療に耐えうる状況であるか，という判断は災害対策本部が行うべきであるが，自らが働く部署が問題ないかどうかはその場で勤務する医療者が判断する事柄になる。勤務する部署が被害を受けていないか，患者や医療者が怪我などを負っていないか，医薬品などの医療資器材の在庫は確保されているかといった点を確認し，病院の災害対策本部へリアルタイムに報告することが望ましい。

　災害発生直後には，災害対策本部の組織化だけではなく，病棟や外来レベルでも災害対応に適した指揮系統を確立し，指揮・記録・伝令・患者や建物などの安全確認・医療資器材の確認など必要な業務を分担する。さらに，診療を継続するうえで考えられるリスクや業務を考慮し，診療や看護における計画を立案し実践する。

❸ 避難者や要配慮者の対応を検討する

　広域災害の場合には，多数傷病者の来院が想定されるが，そのなかには治療は必要でも入院

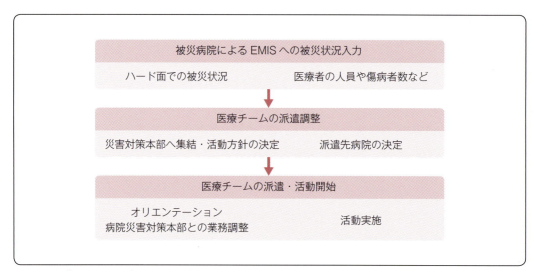

図1　医療チームの受け入れの流れ

は必要ではない患者も多く存在する。付き添いの家族や在宅酸素療法の患者など，通常であれば帰宅することのできる人々もいる。そういった人のなかには，自宅が損壊するなどして行き場をなくした人もおり，治療が終了した後もそのまま病院へとどまる状況もある。3.11の際には，病院施設の一部を避難所として開放し食事などを提供した病院もあった。

　これらの避難者や要配慮者には，適切な避難所や福祉避難所などへ移動ができるように自治体と協力して支援する必要があり，そのことは病院本来の業務である医療活動をするうえで重要な業務となる。

2　支援を受け入れる体制を整備する

　支援活動を行う医療チームは，基本的に自己完結型のチームであるため，受援側の負担が最小限になるように準備されているが，それでも始めからすべて必要な支援が理解できているとは限らない。そこで，受援側では，医療チームの受け入れ準備を行う必要がある。

　医療チームの受け入れの流れを図1に示す。

　広域災害において支援活動を行う医療チームは，闇雲に支援に入る病院を探して向かうわけではない。以前はそのようなこともあったかもしれないが，現在は災害派遣における医療チームは組織化され，派遣される病院は基本的に一括管理される。必要な病院へ必要な支援の手が差しのべられるように調整がされるため，被災した病院はまずは適切にSOSを発することが重要である。

　広域災害救急医療情報システム（EMIS）は，被災した病院が自らの被災状況を入力することによって，支援が必要な状況かどうか被災地内外の医療機関や自治体などから確認することができる災害時の情報システムである。EMISには，緊急時入力と詳細入力の2つの入力項目がある。緊急時入力は，発災直後の情報として，医療機関として機能しているか，支援が必要かという点について①倒壊状況，②ライフライン・サプライ状況，③患者受診状況，④職員状

況，⑤その他，の5項目を入力することによって支援の要否が自動的に評価される。詳細入力では，医療機関の情報が把握できたところから順に医療機関の状況について入力し，新しい情報がわかり次第くり返し更新する。このEMISは，各病院が入力する必要があるが，停電や通信手段の途絶などによって入力自体が困難となる場合がある。入力されていないということはそれだけ被害が大きいと判断され，現状を確認するための医療チームが派遣される。

次の段階として，組織された医療チームが，被災した各病院へ派遣される。DMATやJMATなどの医療チームは，基本的に医師1名・看護師2名・業務調整員1名などのチームで構成され，派遣元の状況によっては薬剤師や検査技師などの多職種で形成される。

医師はもちろん診療を担当するが，看護師や業務調整員などは，病院のロジスティック業務も担当できるように教育されているため，専門性のある業務だけではなく，病院が本当に支援してほしい業務を割り振られることもある。

ただし，超急性期に派遣されるDMATには，災害の被害によって医療機能が低下あるいは崩壊する災害拠点病院や地域中核病院において活動し，これらの病院を地域の医療機関の中心として機能するように，指揮命令系統の確立と情報収集を優先的に行い，拠点化することを目的として支援することが重要とされている。

集まった医療者をどのように配属させるかは，基本的には支援を受ける病院が調整する必要がある。この調整業務は，病院が，支援に来た看護師にどのような業務を担当してほしいのか，ということを明確に提示・交渉して進めていくため，災害対策本部の業務を担当している看護師がその任にあたることが多い。

こうして各部署に派遣された看護師には，具体的にどのような活動をしてほしいのか，といったニーズやその部署におけるルール，医療資器材の配置場所，休息場所などを現場でオリエンテーションする。

受援側は，使命感から支援を受けること自体に抵抗を感じたり，休息をとることが間違ったことであると感じてしまうことがある。各部署で指揮を任された看護師はそういった被災した医療者特有の心理状態をあらかじめ理解し，業務を割り振ることが重要である。

割り振りは優先度の高い業務から行われるが，複数のチームが支援に来た場合には，派遣場所の特徴のみを伝え，それ以降の具体的な割り振り自体を，チームに任せることで負担を軽減することができる。また，各部署のオリエンテーションも，始めは受援側の部署の看護師が実施するが，引き継ぎのチームには，支援者間でオリエンテーションを行い，日々の情報交換のみを行える体制とすることが望ましい。

2016（平成28）年4月に熊本県で発生した地震で被災したある病院では，救急外来業務を支援に来た看護師が担当し，その後の引き継ぎや生活に関する調整は，医療チーム自らが率先して実施した。また，災害対策本部の窓口となった看護師は，病院の災害医療体制について医療チームの看護師にコンサルテーションを行い，その後の支援活動継続について助言を受け，病棟看護師が休息をとれるように調整を行った。

このように，受援側が判断することと，派遣されて来た看護師が判断することとを臨機応変に調整することも重要となる。

3 看護業務を継続・評価する

　看護師が担うべき業務は多岐にわたる。日常受けるべきケアが患者に提供されているか，治療が適切に提供できているかという視点から，情報収集・アセスメントを行う。ただし，インフラが整備されるまでは水やお湯が使えず，タオルが洗濯されないといったように，当たり前に行っていた清拭でさえ満足に行えない状況になる。また，非常食が提供される，治療食が食べられないことにより病状が悪化する可能性も高い。

　このように，リスクが増している状況で生じると予測される病態などを理解し，できる限りその予防に努める必要がある。たとえば備蓄物品には清拭や口腔ケアなどに代用できるような物品を入れておき，患者の健康被害をできる限り軽減できるような工夫をするとともに，インフラが改善した場合，もしくは何らかの支援が受けられた時点で，すみやかにケアが提供できるような調整を行う。

　患者に必要なケアは刻々と変化するため，その都度現存する医療資器材の在庫や人員の情報をもとにアセスメントし，看護ができる限り継続できるように，計画の立案や実施を行うことが重要である。

　3.11の際には，治療の甲斐なく亡くなってしまったご遺体の安置に難渋した例もあった。通常入院設備のある病院には霊安室があるものの，地下に設置されている場合が多い。都内の病院でも，震災当日はエレベーターが停止したため，ご遺体を霊安室へ安置することができないという状況が発生した。被災した病院はその比ではなく，ご遺体の安置から，ご遺族の対応までを行う場所を改めて検討する必要があった。

　病院には，すぐにでも治療が必要な患者から，内服薬の不足により調剤のみを希望する患者まで，多くの患者が来院する。自らも被災者となった医療者は，それでも限られた資源を使い患者の看護にあたることが求められるが，日頃の看護で行っている以上のことはやはりできない。万が一のことを考え，日頃から準備をするとともに，看護実践能力を磨くことが何より重要である。

参考文献
- 石井美恵子：災害看護に必要な知識とスキル　ひろがる災害医療と看護　身につけるべき知識とスキル2．看護教育 54(10)：949-951，2013
- 寺村文恵，小野寺淳：病院支援を行う側と受け入れる側に必要なこと　ひろがる災害医療と看護　身につけるべき知識とスキル5．看護教育 55(1)：58-65，2014
- 厚生労働省：東日本大震災からの復興について．平成23年10月時点
  http://www.mhlw.go.jp/stf/shingi/2r9852000001uo3f-att/2r9852000001uo7y.pdf（2016年7月閲覧）
- 泉　眞樹子：東日本大震災における災害医療と医療の復興．東日本大震災への政策対応と諸課題．pp35-56，国立国会図書館調査及び立法考査局，2012
- 日本医療福祉建築協会：病院の震災対策　東日本大震災からの10の提言，2013
  http://www.jiha.jp/20130311_10teigen.pdf（2016年7月閲覧）
- 小井土雄一（研究代表者）：平成24年度厚生労働科学研究「東日本大震災における疾病構造と死因に関する研究」報告書別添「BCPの考え方に基づいた病院災害対応計画作成の手引き」3．2013（平成25年9月4日厚生労働省医政局発）

第8章 避難所で心がける医療者の役割と態度

1 避難所とは

　災害発生が予測される場合，あるいは災害が発生した場合に避難する場所は，指定緊急避難場所と指定避難所の2つに区分される（災害対策基本法第4章第2節）[1,2]（**表1**）。

　指定緊急避難場所とは，災害が発生し，または発生するおそれがある場合に，その危険から逃れるための避難場所のことをさす[3]。政令によって施設または場所の基準（災害対策基本法施行令第20条の3）[4]が定められており，洪水や津波などの異常な現象の種類ごとに指定緊急避難場所として市町村長が指定する。指定緊急避難場所の例として，津波が発生した場合の高台や津波避難ビルなどがある。

　指定避難所とは，災害の危険性があり避難した住民などを危険がなくなるまでに必要な間滞

表1　指定緊急避難場所と指定避難所の違い

	指定緊急避難場所	指定避難所	
		収容避難所	福祉避難所
場所	危険から逃れるための場所	住民を滞在させる場所	
	大きな公園 高台 津波避難ビル など	学校 公民館 福祉センター スポーツセンター など	高齢者施設 障害者施設 児童施設 など
運営・管理の特徴	・市町村長により指定 ・特定の管理者は不在	・市町村長により指定 ・市町村の職員 ・施設長の協力	・市町村長により指定 ・市町村の職員 ・生活支援相談員 ・設置期間は発災から最大7日間 ＊その施設のもともとの入所者・職員への配慮が必要
施設基準	異常な現象の種類ごとに指定	適切な規模，耐震・耐火，輸送が容易な場所	
		・福祉避難室の確保 ・女性・子ども・障害者の視点への配慮と参画	・要配慮者の円滑な利用と居室の確保
備蓄の有無	原則なし	食糧，衣料，医薬品，生活関連物資など	

在させ，または災害により家に戻れなくなった住民などを一時的に滞在させるための施設のことをさす。指定避難所は避難者が滞在する場であるため，避難者が滞在するために適切な規模であり，すみやかに避難者を受け入れ，生活関連物資を配布できること，想定される災害の影響が少ない場所であり，車両などによる輸送が容易な場所であることが満たされていなければならず（災害対策基本法施行令第20条の6，1〜4号），災害の種類にかかわらず市町村長によって指定される。指定避難所の例として，学校，公民館などがあるが，これらの施設は人が生活することを目的として建てられてはいないため，避難者が生活するためには環境を整備する必要がある。

　指定避難所は，主として高齢者，障害者，乳幼児その他の特に配慮を要する者を滞在させるための施設である福祉避難所として利用される場合がある。福祉避難所の基準は，指定避難所の基準のほかに，要配慮者にとって利用しやすく，支援が受けられる体制が整えられていることが必要（災害対策基本法施行令第20条の6，5号）である[5]。開設期間は発災から最大限7日間と定められていたが，東日本大震災（以下，3.11）の教訓から福祉避難所の解消については利用が長期化し避難所によって避難者数にばらつきが出るなどした場合は，避難所の統廃合を図ると変更された[6]。福祉避難所の例としては，高齢者施設，障害者施設，児童福祉施設などがあるが，これらの指定された施設では共有スペースや会議室などを福祉避難所のスペースとして利用しているため，元の入所者や職員への配慮が必要である。福祉避難所における避難者支援を進めるうえでは内閣府，災害時要援護者の避難対策に関する検討会による「災害時要援護者の避難支援ガイドライン（平成18年3月）」[7]や，内閣府防災担当による「福祉避難所設置・運営に関するガイドライン（平成28年4月）」[6]を活用し，要配慮者を適切に保護できるよう運営体制や生活環境を整備する必要がある。

　内閣府は，2013（平成25）年8月に「避難所における良好な生活確保に向けた取組指針」を策定し，災害発生に避難所における良好な生活環境が確保できるように，平時からの取り組みを奨励している。また，3.11における避難所での女性や子育てに配慮した避難所の運営管理に関する課題をふまえ，内閣府男女共同参画局は「男女共同参画の視点からの防災・復興の取組指針（平成25年5月）」を作成し，平時から男女の人権を尊重した避難所生活の安全・安心を確保する取り組みをすることの重要性を示している。しかし，これらの取組指針には，生き延びた生命を守るための最低基準は示されていない。たとえば，国際支援におけるNPOグループと赤十字・赤新月社による災害や紛争による人道援助の経験から作成されたスフィア・プロジェクトは，被災者の尊厳ある生活を確保するために必要な4つの主要セクター（給水・衛生・衛生促進，食糧の確保と栄養，シェルター・居留地・ノンフードアイテム，保健活動）における最低基準を示しているため，災害対応における計画・実施・モニタリング・評価のプロセスにおける支援の判断材料として活用しやすい。

2 避難所において注意すべき疾患とその特徴

1 急性呼吸器感染症（ARI）

　災害時に注意すべき急性呼吸器感染症のうち，高齢者の避難所生活によって生命危機状態に陥る可能性が最も高い疾患は肺炎である。阪神・淡路大震災（以下，1.17）では，震災に関連して発症・増悪した内因性疾患による死亡（関連死）のうち，肺炎での死亡が全体の24％を占めた。避難生活によって生じる肺炎の原因は，体育館での雑魚寝によって床から舞い上がる埃や粉塵を吸入するなどの生活衛生環境の悪化以外に，以下のような宿主としての因子が考えられる。

- 確保できる水が不足することによって口腔内の清掃が不十分となることや，トイレに行く回数を減らすために飲水そのものを制限することにより，脱水を起こし唾液量が低下するために口腔内環境が悪化すること
- 義歯の不備や摂食困難な形態の食事によって誤嚥すること
- 生活不活発病など嚥下機能低下によって誤嚥すること

　これらの原因を除去するためには，早期の段階から少ない水でも実施できる含嗽剤を使用した口腔ケアの実践や，飲水の促し，唾液腺マッサージの実施・指導，よく食べられているか，といった食事に関する聞き取りや誤嚥予防のための食事形態に関する工夫，嚥下評価や嚥下体操などの摂食・嚥下に関する直接的なアプローチなど，多岐にわたる活動が求められる。

2 インフルエンザ，急性下痢症，食中毒

　日本における災害では，これまで感染性疾患のアウトブレイクがみられた例は報告されていない。感染症に対する個人や地域における基本的対策としては，手指衛生の実施と啓発，咳エチケット（マスク着用），換気，発症者の隔離などの徹底がある。これらはすべての感染防止対策として安価で効果的な方法として推奨され，平時からコミュニティ単位で啓蒙活動を推進し，習慣化させておくと，災害時にも混乱なく自助による感染防止策の実施につなげることができる。

　冬期のインフルエンザや急性下痢症などの流行は，通常の予防行動で十分対処できることから，手洗い・うがいの励行や環境整備などを実施する必要がある。

　下痢や嘔吐，発熱など感染性疾患が疑われる症状が出た被災者に対しては，そのプライバシーを十分考慮しつつ，医療機関への受診が可能かどうか，隔離が必要な状態か，慎重に症状のモニタリングを行う必要がある。

　配給の食事については，「もったいない」「次にいつ食事ができるかわからない」などといった理由で，すぐに食べずに残しておくといったことが起こりうる。古くなった食料を摂取することのリスクを避難者間で共有しておくことにより，食中毒の予防に努めることが望ましい。

3 脱水，深部静脈血栓症（DVT）

ストレスによる心血管系への影響や，衛生的なトイレや十分な飲料水が確保されていないと，水分を控える可能性があり，避難所では脱水や深部静脈血栓症（DVT）を引き起こすリスクが高くなる。衛生的・かつ安全なトイレ（災害用に開発されたポータブルトイレなど）を確保し，安心して水分摂取ができる環境を早期に確保することが重要である。

DVT は，高齢者，妊産婦，がん化学療法中の患者，肥満者などにとって危険因子が多岐にわたることから，広くその予防を啓発する必要がある。下肢を積極的に動かすことが推奨されるが，十分な歩行を実施するためのスペースがない場合には，静脈還流を促進するために足関節の運動やマッサージなどを指導する。

4 生活不活発病（廃用症候群）

生活不活発病は，特定の症候である筋力低下・拘縮のみではなく，心身の機能全般が低下する状態をさす。このような状態は，動くことができる範囲が狭まること，通勤や通学・家事活動・地域コミュニティへの参加など，それまで行っていた日常生活における動作全般に制限が生じ，動けなくなることによって生じる活動性そのものの低下である。

そのため，機能訓練といったリハビリテーションを実施すればよいという問題ではなく，動くことを目的とした役割の付与や，コミュニティごとにコミュニケーションを図ること，活動性が低下した避難者を早期に発見し，予防的に運動を促すことなど，住民と一体となって対策を講じることが重要である。また，支援物資として簡易ベッドを導入することにより，動きにくくなる雑魚寝から段差を利用した立ち上がりが容易にできるような環境を整えることが必要である（p.88，コラム参照）。

5 こころのケア

避難所では，すべての人がこころのケアに関する治療や専門的介入が必要な状況になるわけではないということを，まず理解しておく必要がある。

生活状況そのものの悪化や先行きの見えない不安などによってストレスを受けるといった状態は当たり前の感情であり，異常な反応ではない。実際に医療の介入が必要なケースは，不眠やフラッシュバック，身体化といった症状がある場合である。これらのケースは，早急に専門家の介入につなげ，安易な関わりで害を与えないことが重要である（第 12 章，p.127 も参照のこと）。

6 看護師が被災するということ

被災地では，現場の看護師（医療者）自身も被災している場合がほとんどであることから，その点における注意のポイントを述べておきたい。

被災者であるにもかかわらず，役割意識と使命感から支援者でもあろうとして，心身ともに負担が生じることが容易に予測できる。一人ですべてを賄おうとすることによって，過重に負荷がかかりすぎることを防ぐためにも，避難所運営者とよい関係をもち，協力体制を築くこと

表2 全国の避難所数と避難者数の推移

	3日後	1週間後	1か月後	3か月後	7か月後
避難所数	―	2,182	2,344	1,459	73
避難者数	約470,000	386,739	147,536	41,143	921

〔内閣府防災情報のページ　避難所における良好な生活環境の確保に関する検討会（第1回）平成24年10月22日，資料8（http://www.bousai.go.jp/taisaku/hinanjo/h24_kentoukai/1/pdf/8.pdf　2016年5月閲覧）より筆者作成〕

が重要である。

　自分のもつ感情の変化を見つめ，ストレスや疲労を感じることを異常とすることなく，ありのままを受け止められるよう日頃から自己のストレス反応などを理解しておくことが重要である。

3 東日本大震災以降の避難所に関連する法律の改正

　3.11では，被災した人々が長期にわたる避難所生活を余儀なくされ，心身の健康を維持することが難しい状況に追い込まれた（表2）[8]。特に，災害時要配慮者は避難所で生活を継続することは難しく，健康状態が悪化したことや在宅避難をせざるをえない状況にあった。

　このような発災直後からの避難生活の現状をふまえ，2013（平成25）年6月に「災害対策基本法等の一部を改正する法律」が公布された[9,10]。

　この法律によって，災害対策基本法第2条の2に防災に関する基本理念が新設され，「人の生命及び身体を最も優先して保護すること」が明文化された。また，第49条4～9には指定緊急避難場所と指定避難所の指定措置に関する義務，続く第49条10～13には要配慮者のうち避難支援を要する避難行動要支援者の名簿作成に関する義務，第86条の6～7には指定避難所の生活環境の整備などに関する努力義務などが新設され，被災した人々が円滑に，かつ安全な避難生活を確保するための支援を受ける権利があること，一定基準に基づいた支援によって避難生活の質を保障することが法によって規定された。

　この法改正によって，支援者としては法を遵守して支援活動に参加することにより，災害時の資源が不足する状況においても，被災した人々の安全でよりよい避難生活を守る権利を実現するように最大限の努力をすることが必要となる。

4 避難所における看護の原則

　発災とともに始まる避難生活は，一時的とはいえ，いつ終わりが来るのかわからない，将来の見通しの立ちにくい不安定な状況にある。被災した人々が密集している避難所の集団生活は，常に人の目や物音に気を遣いながら，プライバシーを確保することも困難な状況でありストレスになりやすい。また，ライフラインの途絶や救援物資の不足によって必要最低限の安全

な水や食料を摂取できずに体力は低下し，衣料や寝具の不足で体温調整が困難となり十分な休息をとることも難しい。さらに，家の片付けや支援活動による疲労や体調不良があっても，地域の医療機関や医療システムの崩壊によって十分な医療を受けられないこともある。災害による健康問題は，単に対症療法を施せば解決するというものではなく，さまざまな要因に対する包括的なアプローチが必要とされることを念頭において対応することが重要である。

1 避難所におけるCSCA

災害対応の原則CSCAとは，次に挙げる①〜④の頭文字をとったものであり，職業種や領域，時期や場所が異なる場合でもその概念は共通する。CSCAの概念は，イギリスの大規模災害対応MIMMSコースの普及によって災害医療対応の共通言語とされてきたが，看護においても，災害時の混乱する最中に発生する多数の健康問題や生活上の問題に対して，資源が不足する状況で最善の対応をするためのマネジメントの基本であると考えられる（コラム，p.11参照）。

❶ 避難所におけるCommand and Control（指揮統制・調整）

避難所の運営は，一般的に市区町村の職員によって行われる。発災直後から災害対策本部が設置され，災害対策本部の構成員の中から管理責任者が決定される。支援者は管理責任者の指揮のもとに，避難所における支援活動を展開することになる。

避難所の運営管理には，男女両方を配置すること，自治的な運営組織には男女双方が参画すること，自治的組織においては要配慮者など多様な主体の意見をふまえて生活のルール作りをすること，自治的な組織内の役割の固定化がないこと，避難者の個人情報に配慮しながら避難者名簿を作成して支援の必要性を把握することなどが必要となる。これらの管理業務を効果的に実施するためには，役割を明確にして効率的に組織を運営していく必要がある。

アメリカの危機管理国家標準のマネジメントツールである緊急時総合調整システム（ICS）によれば，効果的で効率的なマネジメントを実現するために，現場指揮者の仕事は，① Incident Command（現場指揮），② Operations（実行），③ Planning（情報・計画），④ Logistics（資源管理），⑤ Finance（財務・総務）の5つの機能によって構成されている（図1）。現場指揮者は，権限を委譲しない限りは，5つの機能すべてに役割遂行の責任をもつことになるため，災害に規模に応じた組織を構成していく必要がある。

支援者としては，運営組織が機能しているのか，自分の立ち位置と求められる役割を考えて，現場指揮者と連携しながら活動を展開する必要がある。

❷ 避難所におけるSafety（安全管理）

安全の確保の原則は，第一に自分自身の身を守る，第二に現場の危険因子を確認し二次災害を防ぐ，第三に避難者・避難行動要支援者を安全な場所へ誘導することである。自治体では避難を呼びかける情報を三類型（避難準備情報，避難勧告，避難指示）に分類して発令し，事態の進行や状況に応じた行動を住民に促し，適切に避難ができるように体制を整備しており，人的被害が発生する可能性が高まった状況においては避難所への避難は，災害が発生するまでに

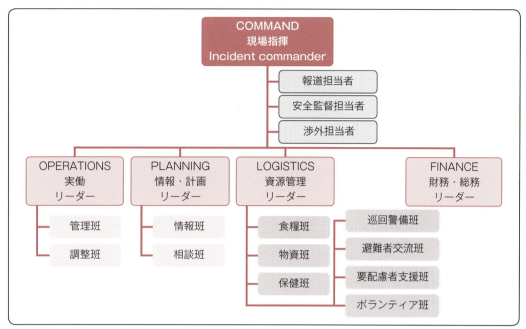

図1 例：避難所におけるICSによる機能

終えることを原則として，避難途中や避難前に被災することは避けなければならない。

避難介助に際しては，要配慮者（子ども・妊産婦・高齢者・障害者・旅行者など）のなかには避難行動をとること自体が困難であり，情報のアクセス・避難の実行そのものに制約が生じる人々がいる。そのような人々を避難行動要支援者と呼び，安全に避難できるように各自治体で名簿作成などの取り組みが進められているが，そもそも避難所まで来ることができない被災者もいる可能性があることを念頭に支援活動を行う必要がある。

避難準備情報などが発令されるタイミングは災害の種類によって異なり，台風や土砂災害などは気象予報とともにその被害予測がなされるため，あらかじめ被害が大きくなる前の段階から避難することが可能である。しかし，同じ地域に住む人が避難しないからという理由や，まさか自分の住む地域が被災するわけがない，という心理状況に陥り適切な避難行動をとれない場合もある。このような心理状況を多数同調性バイアスや正常性バイアスというが，看護師をはじめとした医療者が，災害発生時にその役割を遂行できるかどうかの第一歩は，いかに自分の安全が確保できるかということであるから，このような避難に関する情報には周りの人々に左右されず，敏感に反応しなければならない。

❸ 避難所におけるCommunication（情報伝達）

災害時にはさまざまな情報が錯綜し，欲しい情報が正しい情報としてタイムリーに入手できるとは限らない。また，情報は時々刻々と変化していく状況である。そのため，今ある情報伝達の手段を駆使して，入手可能な情報を吟味して判断できることが重要である。

表3 おもなメディア・個人通信による情報媒体の特徴

媒体	利点	欠点	相互性
テレビ	・不特定多数，かつ広範囲に情報提供ができる	・編集者の意図によって情報が取捨選択される可能性がある ・映像にインパクトがあるものが好まれやすく，細部にわたる情報提供を行うことが難しい	一方向性
新聞	・地方版などでは，その地域の特徴を捉えた情報提供をすることが可能である	・インフラの復旧状況により，発行そのものが左右される ・リアルタイムな情報発信が難しい	
ラジオ	・FM放送など地域に存在するラジオ局からの情報提供であれば，確実性・即時性が担保されやすい	・電波の受信状況に左右される	
ソーシャル・ネットワーキング・サービス（SNS）	・リアルタイムに情報発信することが可能である ・情報のリソースを添付することにより正確性を担保できる	・本来情報提供をしたい相手に確実に情報伝達できるかどうか不透明である ・利用者が限定される	一方向性，利用者によっては双方向性
電話やE-mail	・生の声として直接情報を伝えたい相手に伝達できる	・輻輳や通信制限・インフラ状況に影響を受ける ・E-mailをリアルタイムに受信するとは限らない	双方向性

　情報伝達はメディアや個人通信による情報媒体を通じて行われ，それぞれに特徴がある。情報の錯綜による混乱を防いだり，必要な情報を効率的に入手するためには，メディアの特徴を知ったうえで吟味して活用する必要がある（表3）。また，情報収集する際に，多くの情報のなかから自分の考えていることに近いものに飛びついてしまい，自分の願望や信念を裏付ける情報を重視して選択し，これに反証する情報を軽視・排除する心理が働きやすい。これを確証バイアスというが，自分は客観的だという思いが確証バイアスに陥りやすく，情報を吟味する際に注意する必要がある。

❹ 避難所におけるAssessment（評価）

　被災地域内では，発災によって急激に高まった医療・看護・福祉ニーズに対し，限られた資源（人材，物資，資金）を再配分しながら支援活動を展開しなければならない。活動内容は，①状況およびニーズ把握のための情報収集，②援助計画，③活動実施，④モニタリング，⑤評価，⑥資源の再配分，⑦活動報告・提言の作成，の繰り返しである。

　避難所における支援の目的は，生き延びた避難者の命と健康を守ることにある。災害発生直後の避難・救助により助かった命の確保が最優先となる「生命確保期」には，食料・飲料水の

供給や通信手段を確保するといった対策がなされ，避難所に避難することによって生命が守られることを目標としている。やがて，生活が安定し始め，被災者自身による自治的な運営が行われる「生活確保期」には，長期にわたる避難生活による避難者の心身の機能低下（生活不活発病）を予防することや，生活再建に向けた支援が必要となることから，保健・医療のニーズを把握できるよう働きかける必要がある。生活確保期は，避難者の生活再建に向けた活動が始まる時期でもあり，被災した住宅の片付け・再建や仕事の再開，仮設住宅への移動準備など被災者の生活そのものに大きく変化が生じるため，個々の生活状況に応じた対応が必要となる。

2 避難所における3つの看護

　避難所・福祉避難所における支援活動の場合は，医療機関で行っている個を対象とした看護に加え，集団を対象とした地域看護や公衆衛生の視点まで拡大した看護が必要になってくる。被災した人々が生活する場となる避難所は，災害に伴って体育館，コミュニティセンター，公民館，学校といった公共施設を活用して開設されるため，本来，人間が生活する場を目的として作られてはいないことを念頭に，避難所におけるよりよい生活環境を整備するようにしなければならない。

❶ 保健福祉的視点でトリアージをすること

　避難所には，傷病者のみではなく，災害時要配慮者のように個別なニーズをもつ人々，健常者，老若男女が混在している。しかし，避難所の設備や備品は，そのような人々の多様なニーズに対応できるように備えられていない。そのため，避難者が避難所における生活を継続することが可能であるのか，あるいは医療処置や福祉サービスが受けられる施設への移動が必要であるのかを判断しなくてはならない。

　「大規模災害における保健師の活動マニュアル」[11]によると，避難所の環境下では生活が困難あるいは医療提供が不十分なため病状悪化や新たな健康課題を生じる可能性があることから，保健福祉的な視点でのトリアージを行い（表4），対応策を決定するとしている。

　長引く避難生活によって健康状態が悪化することがないよう，個々に適した場所へ二次避難できるように，支援ニーズを把握する必要がある。

❷ 支援を必要とする人々に手を差し伸べること

　避難所では，避難者が集団生活をする環境を整えることが重要であり，これまで医療機関で培ってきた個を中心とした看護の知識・技術を応用しつつ，集団を対象として地域看護や公衆衛生の視点を取り入れた対応をする必要がある。

　避難所において，看護として最低限実施可能な支援としては，被災した人々の健康状態・ADL機能が今より悪くならないことを見据えて，目の前の健康問題に対して迅速に実現可能な対策を実施することである。その際に，看護師が避難者の生活と環境を直接見てまわり，避難者にとって何が必要であるのかを直接感じとり，現実的な状況把握に最大限努力する必要がある。避難者にとって何が充足され，何が充足されていないのかを判断するためには，いつ誰

表4　保健福祉的な視点でのトリアージ

ステージ	分類	対象者	具体例
Ⅰ	避難所などでの集団生活が困難で常時専門的なケアが必要なレベル	医療機関への保護が必要	人工呼吸器装着，気管吸引などの医療行為が常時必要
		福祉施設での介護が常時必要	重度障害者，寝たきりで常時介護が必要
Ⅱ	他の被災者と区別して専門的な対応をする必要があるレベル	福祉的なニーズが高く，介護援助などの継続が必要	一部介助や見守りが必要な要介護高齢者，個別対応が必要な児・者，視力障害者，聴力障害者，身体障害者
		医療的ニーズが高く，医療やケアが必要	医療的なケア（在宅酸素，人工透析，インスリン注射など）の継続，隔離が必要な感染症，感染症の防御が必要，精神的に不安定で個別支援が必要
Ⅲ	定期的な専門家の見守りや支援があれば，避難所や在宅生活が可能なレベル	医療的なニーズ	内服の確保ができれば生活可能，見守りや傾聴などの精神的支援
		福祉的なニーズ	見守り程度の介護，在宅生活継続のために生活物資の確保に支援が必要な高齢者世帯
		保健的なニーズ	生活不活発病予防のために椅子の配置や運動の促しなどの支援が必要
Ⅳ	現状では生活は自立していて，避難所や在宅生活が可能なレベル		

〔日本公衆衛生協会，全国保健師長会：大規模災害における保健師の活動マニュアル．［参考］保健師による保健福祉的視点でのトリアージ，p58，2015 (http://www.jpha.or.jp/sub/pdf/menu04_2_h25_01.pdf 2016年5月閲覧)を筆者改変〕

表5　プライマリ・ヘルス・ケアの5原則

1. 住民の主体的参加
2. 住民のニーズ指向性
3. 地域資源の有効活用
4. 多分野間の協調と統合
5. 適正な技術の使用

がその生活環境をアセスメントしても同じ視点で充足・未充足を判断できる手段と指標が必要である。後述する「避難所生活における良好な生活環境の確保に向けた取組指針」や「スフィア・プロジェクト」の枠組みなどを参考に，具体的に系統立てて現場を評価する必要がある。災害だからといって人間らしく生活することをあきらめず，避難者の尊厳ある生活を営む権利を実現できるように支援を継続することが重要である。

　支援計画の立案に際しては，避難者を巻き込み，現地にある資源を駆使して，プライマリ・ヘルス・ケア（PHC）の原則（表5）[12〜14]に沿って実践することが非常に重要である。なぜなら，支援者はいつか撤収し，被災した人々が自立して避難所運営をしなくてはならないときが来るからである。支援活動は，被災した人々の自立を妨げることなく，長期目標を見据えて遂行できるようにしなくてはならない。

❸ 必要な支援につなぐこと

避難所において避難者の健康を維持するためには，医療・看護，介護・保健・福祉，リハビリテーション，栄養管理，消防・警察，行政，NPOやボランティアなど，多職種による連携が必要である。

たとえば，配給のお弁当は高齢者にとって食事形態が合わず食べにくいものもある。栄養士による避難所の巡回訪問は，避難所の食糧事情の把握やライフステージに合わせた食事形態の支援など，避難所における栄養管理に効果的である。

そこにあるニーズに対して専門家による「餅は餅屋」の対応を効果的に行うには，支援者が被災地においてどのような資源を活用することができるのかを知り，つないでいくことが必要である。各職種が相互の強みを活用し，最善の支援方法を模索するような横の連携を強化する必要がある。

5 避難所における生活環境を整備するために活用できるツール

避難所の生活環境を整えるためには，誰がその業務に携わっても，①同じ視点で現場の情報収集をし，②何が充足され・未充足なのかを評価し，③そこから必要な支援は何かを迅速に判断し，④必要な支援を投入できるように計画を策定し，⑤すみやかに実行できることが望まれる。そして，支援は実行して終わりではなく，⑥意図したことが適切に行われているのかどうかを継続的に観察し，⑦必要に応じて介入するなど計画の評価と修正をすることが重要である。これらの過程において，避難所の生活環境はどうあればよいのかが標準化されていれば，支援の量・質ともに担保しやすくなり，支援者として被災した人々への説明責任を果たすことにもなる。

そこで，避難所における環境を整備するときに活用できるいくつかのツールを紹介する。

1 「避難所生活における良好な生活環境の確保に向けた取組指針」

3.11では，被災した人々が長引く避難所生活によって心身の機能の低下や健康状態の悪化がみられたこと，要配慮者にとって避難所における生活を継続することは困難な環境にあり在宅避難を余儀なくされたことなど，避難所における生活環境の整備には多くの課題があった。このような課題をふまえ，災害対策基本法などの法の改正により，避難所における生活環境の整備などについて災害対策基本法第86条の6に新設規定されたことを受け，2013（平成25）年8月に内閣府防災担当によってこの指針が策定された。この指針により，市町村における平時の対応と発災時の対応が明確に規定された[15]。

2 「男女共同参画の視点からの防災・復興の取組指針」

防災，震災対応に女性の視点が入らず，配慮が不足していることや，意思決定の場に女性が参画していないことが問題点として挙げられた。たとえば，避難所での物資の備蓄や提供では，生理用品，おむつ，粉ミルクがないことや，生理用品や女性用下着が届いても，男性が配

付しているためもらいに行きづらいことがあった。また，避難所には授乳や更衣をする場所がない，女性用の物干しがなく下着を干せないなど，周りの目を気にしなくてはならないこともあった。また，女性だからという理由で炊き出しが割り振られ，早朝から晩まで食事の準備から片づけに追われていたなどの役割分担の偏りや固定化がみられた。

このような問題から，2012（平成24）年9月に防災基本計画の修正において，避難所での女性や子育て家庭のニーズへの配慮が盛り込まれ，男女共同参画の視点からの地方自治体の自主的な災害対応への基本的事項を示すために2013（平成25）年5月，内閣府男女共同参画局が本取り組み指針を作成した[16]。

3 スフィア・プロジェクト―人道憲章と人道援助における最低基準

被災者の権利には，尊厳のある生活への権利，人道援助を受ける権利，保護と安全への権利がある。これらの権利を実現するために，人道援助を行うNGOグループと国際赤十字・赤新月運動によってこのハンドブックは作成された[17]。ハンドブックには，「給水・衛生・衛生促進」「食糧の確保と栄養」「シェルター（避難所）・居留地・ノンフードアイテム（食糧以外の生活物資）」「保健活動」の分野における最低基準が示されている（表6）。スフィア・ハンドブックには，教育や経済活動に関する基準はないため，必要に応じて他の人道基準と連携して使用する。

4 その他の資源

災害対応に関連する情報源やチェックリストなどのアセスメントツールは，学際的組織やNPO団体などによって多種多様に開発され，インターネットなどを介して容易に入手することができる。それらの資源を使用する際には，何のためにその資源を選択し，どのような成果につなげたいのかという目的と目標を明確にして活用することが必要である。

被災地支援において，さまざまな立場の支援者が，さまざまな視点で評価して共通理解することなく援助計画を実施することは避けたい。支援活動の目的は，避難所における生活環境を整備して，そこに暮らす人々の健康を保持していくことである。支援者が共通の目的について，共通の視点で初期評価し，共通の視点で継続評価できるようにするには，共通の評価項目あるいは共通のツールを活用することで共通理解することが可能になる。

表6 スフィア・プロジェクトによる最低基準の例

水の確保と量	・1人1日あたり最低7.5〜15L ・生存に必要な水：1日あたり2.5〜3L ・基本的な衛生上の行動：1日あたり2〜6L ・基本的な調理：1日あたり3〜6L ・水源と供給システムの維持
し尿処理	・1つのトイレにつき，最大使用者数は20人 ・トイレ使用は，世帯別・性別，または両方 ・清掃され，維持されている ・トイレは最も衛生的な方法で使用されており，子どもの排泄物はその場で衛生的に処理されている
食糧・栄養	・1人1日あたり2,100 kcal ・蛋白質や脂質の確保 ・十分な栄養素（ビタミン・ミネラル）を摂取 　・乳幼児の栄養 　・妊産婦・授乳中の女性 ・高齢者の食事形態やハイリスクな者（基礎疾患：高血圧や糖尿病，アレルギーなど）への対応
シェルター（居住環境）	・1人あたりの居住空間の面積は，少なくとも3.5 m^2 ・天候に関係なく使用できる安全で保護された道路や通路 ・状況に応じて，家族間や性別などによって分離され，プライバシーが確保される（授乳や更衣などを含む） ・病原性媒介生物の危険を最小限に抑える
ノンフード・アイテム（食糧以外の生活物資）	・寝具 ・家庭用品 　・個人衛生（口腔ケア物品や生理用品など） 　・保温や冷房など季節・気候に適した環境 　・テレビ，ラジオなど情報を得ることや娯楽を得ることができる媒体 　・携帯電話などの電子機器が充電できる電源

文献

1) 内海清乃：避難所における災害看護　ひろがる災害医療と看護　身につけるべき知識とスキル9. 看護教育 55(6)：546-551, 2014
2) 災害対策基本法（昭和三十六年十一月十五日法律第二百二十三号）最終改正：平成二八年五月二〇日法律第四七号
http://law.e-gov.go.jp/htmldata/S36/S36HO223.html（2016年12月閲覧）
3) 文部科学省：資料1-3「緊急避難場所」と「避難所」について
http://www.mext.go.jp/b_menu/shingi/chousa/shisetu/013/007/shiryo/__icsFiles/afieldfile/2013/12/26/1342793_1.pdf（2016年5月閲覧）
4) 災害対策基本法施行令（昭和三十七年七月九日政令第二百八十八号）最終改正：平成二八年五月二〇日政令第二二五号
http://law.e-gov.go.jp/htmldata/S37/S37SE288.html（2016年12月閲覧）
5) 内閣府政策統括官（防災担当）付，参事官（被災者行政担当）付：災害救助事務取扱要領　平成26年6月
http://www.bousai.go.jp/taisaku/kyuujo/pdf/h26kaigi/siryo1-2.pdf（2016年5月閲覧）
6) 内閣府：福祉避難所の確保・運営ガイドライン（平成28年4月）．p31, 2016
7) 災害時要援護者の避難対策に関する検討会：災害時要援護者の避難支援ガイドライン，平成18年3月
http://www.bousai.go.jp/taisaku/youengo/060328/pdf/hinanguide.pdf（2016年5月閲覧）
8) 内閣府防災情報のページ　避難所における良好な生活環境の確保に関する検討会（第1回）平成24年10月22日，資料8
http://www.bousai.go.jp/taisaku/hinanjo/h24_kentoukai/1/pdf/8.pdf（2016年5月閲覧）
9) 内閣府防災情報のページ　災害対策基本法等の一部を改正する法律（平成25年法律第54号），災害対策基本法等の一部を改正する法律要綱

http://www.bousai.go.jp/taisaku/minaoshi/kihonhou_01.html（2016 年 5 月閲覧）
10) 内閣府防災情報のページ　災害対策基本法等の一部を改正する法律　新旧対象条文
http://www.bousai.go.jp/taisaku/minaoshi/pdf/kihonhou_01_4.pdf（2016 年 5 月閲覧）
11) 日本公衆衛生協会，全国保健師長会：平成 24 年度地域保健総合推進事業「大規模災害における保健師の活動マニュアル」．2013　http://www.jpha.or.jp/sub/pdf/menu04_2_h25_01.pdf（2016 年 5 月閲覧）
12) Declaration of Alma-Ata. International Conference on Primary Health Care, Alma-Ata, USSR, 6-12, September, 1978.　http://www.who.int/publications/almaata_declaration_en.pdf（2016 年 12 月閲覧）
13) 特定非営利活動法人 シェア＝国際保健協力市民の会：プライマリヘルスケア.
http://share.or.jp/health/knowledge/primary_health_care/index.html（2016 年 12 月閲覧）
14) 第 30 回 日本国際保健医療学会 東日本地方会：プライマリヘルスケア．
http://www.sakuhp.or.jp/jaih-east/?page_id=22（2016 年 12 月閲覧）
15) 内閣府：避難所生活における良好な生活環境の確保に向けた取組指針（平成 25 年 8 月）．
http://www.bousai.go.jp/taisaku/hinanjo/h25/pdf/kankyoukakuho-honbun.pdf（2016 年 12 月閲覧）
16) 内閣府男女共同参画局：男女共同参画の視点からの防災・復興の取組指針（平成 25 年 5 月）．
http://www.bousai.go.jp/taisaku/hisaisyagyousei/youengosya/h25/pdf/shiryo4_1.pdf（2016 年 12 月閲覧）
17) The Sphere Project 編，難民支援協会 訳：スフィア・プロジェクト 人道憲章と人道対応に関する最低基準．2011
https://www.refugee.or.jp/sphere/The_Sphere_Project_Handbook_2011_J.pdf（2016 年 12 月閲覧）

COLUMN 災害後のエコノミークラス症候群と簡易ベッド

（榛沢和彦）

　エコノミークラス症候群とは飛行機のエコノミークラスで長時間座席に座り続けた人に発症することがある深部静脈血栓症（DVT）や肺塞栓症のことである．欧米の定義ではエコノミークラス症候群の中に，DVT の血栓が心臓の卵円孔開存を通して脳動脈に達して発症する奇異性脳梗塞も含まれている．エコノミークラス症候群はエコノミークラスだけでなくビジネスクラスでも発症することがわかっており，さらにニクソン大統領は大統領専用機でも発症した．最近では長時間のバス旅行で発症する症例が増加しており，あらゆる乗り物で危険性があることから正式には旅行者血栓症と呼ぶ．したがってエコノミークラス症候群やエコノミー症候群は俗名であり本来は静脈血栓塞栓症（VTE）が正しい．しかし一般の人々に広く知れ渡っていることから，VTE の啓発の必要からもわれわれはあえてこの名称を使い続けている（航空会社には申し訳ないが）．さらにエコノミークラス症候群の名称によるインパクトは，健康な人でも環境状況によって容易に起こり得るという正しい VTE の知識を広める効果も期待される．

災害とエコノミークラス症候群との関連

　災害とエコノミークラス症候群との関連は 1940 年代の第二次世界大戦中にすでに報告されていた．第二次世界大戦中の 1940 年にロンドンは突如ミサイルによる空爆を受け，防空壕が足りなかったことからロンドン市民は tube と呼ばれる狭い地下鉄駅構内に逃げ込み，そこが自然発生的に避難所となった．その様子は日本の現在の避難所と同じような床に直接寝る雑魚寝であったことが写真で残されている．この空爆は 1 年近く続いたことから雑魚寝の地下鉄避難所も長期に及んだ．その結果，避難所となった地下鉄駅構内では健康被害が相次ぎ，特に肺塞栓症による死亡が前年比の 6 倍になったことが LANCET 誌に "Shelter death from pulmonary embolism" という題名で掲載された[1]．この中で著者は肺塞栓症予防に簡易ベッドが必要であることを訴えた．これを重くみたロンドン市およびイギリス政府は翌年に

簡易ベッド20万台を準備した（最大避難者数は17万7千人であったが）。簡易ベッドが準備されてから肺塞栓症の発症は減少し，また衛生環境が改善し臭いも良くなったと報告されている。このロンドン地下鉄避難所での避難生活は相当の苦労があったことから，ロンドン市博物館やロンドン市交通博物館などで現在も多くの展示がされている。また air raid shelter という文言で検索するとロンドン地下鉄避難所の資料が多数出てくる。このように欧米において避難所でベッドを使うということは文化的背景だけでなく，ロンドン地下鉄避難所の教訓が今でも生きていると考えられた。

一方，日本における災害とVTEの関連は新潟県中越地震後の車中泊が約5万人に行われ，その結果狭い車中で座り続けるということからエコノミークラス症候群（肺塞栓症）が多発し死亡者も出たという報告が最初である（阪神大震災後に肺塞栓症の発症が確認されており，新潟県中越地震前からあったと考えられる）。肺塞栓症研究会と筆者（榛沢）らが新潟県中越地震後1か月以内の肺塞栓症発症について新潟県内の病院にアンケート調査した結果およびその後に関連病院で偶然判明したものを合わせると，車中泊による症候性肺塞栓症は100床以上の病院において11人で確認され6人が死亡していた。また死亡したのは全員50歳以下の女性であった。なお症候性DVTは6人で確認され4人が男性であった。この結果から日本の避難所においてDVTは男女とも発症するが，肺塞栓症を引き起こすまで進展（増大）するのは女性のほうが多いことが示唆された。その原因はいまだ不明であるが，日本女性ではトイレを我慢するために飲水を制限する傾向が男性よりも強いため脱水になりやすい可能性がある。

エコノミークラス症候群の予防策

では避難所でDVTを予防するにはどうしたらよいであろうか。新潟県中越地震後から災害後の車中泊は激減し，避難所での飲水指導・運動指導がされるようになったが，新潟県中越沖地震（柏崎市）（2007），能登半島地震（2007），岩手・宮城内陸地震（2008），東日本大震災（2011），広島土砂災害（2014），平成27年関東・東北豪雨災害（2015）などの避難所でもDVTは多発していた。一方，日本人よりも人種的にVTEが多い欧米諸国において，災害後避難所のVTEは前述したロンドン地下鉄避難所の肺塞栓症の報告以外はほとんどない。それでは日本と欧米の避難所の何が違うのか。それはおわかりのように避難所での簡易ベッドの使用である。それも避難者全員に対しての使用である。

そこで筆者（榛沢）らは避難所に簡易ベッドの使用を行政に働きかけており，特に2万台以上のベッドを3日以内に製造できるため備蓄不要の段ボール製簡易ベッドの防災協定締結を地方自治体に働きかけている。これは東日本大震災の避難所で初めて使用したもので，使用後アンケート調査では老若男女を問わず「立ち上がりやすくなった」，「咳が減った」などの良い結果を得ている。さらに広島土砂災害では段ボール製簡易ベッドを導入できた避難所でDVTが減少し，平成27年関東・東北豪雨災害の避難所では簡易ベッドの使用率とDVT陽性率が逆相関した。これらのことから日本においても文化的背景を排除し避難所では欧米と同様に簡易ベッドを基本としたものにすべきである。それも，エコノミークラス症候群は誰でも発症する可能性があることから全員が使用すべきものであることは言うまでもないことである。

2016（平成28）年4月に策定された内閣府の避難所運営ガイドラインには簡易ベッドの使

用が推奨されていたが,熊本地震では周知が間に合わず熊本市内ではほとんど使用されなかった。その原因として被災者が簡易ベッドが健康被害を防ぐことを知らなかったことも大きい。したがって平時から避難所における簡易ベッドの重要性を啓発しておくことが必要であろう。

　最後に,地方自治体行政において災害対応は専門部署がすべて行うことは不可能で,普段は別の仕事をしていた人が行うことが多い。したがってこの状況の中ではいくらマニュアルなどを準備していても避難所での災害対応すべてを周知することは不可能である。そこでせめて医療従事者は災害医療を専門にしていなくても避難所ではDVT,肺炎などの予防のために簡易ベッドが必要で,その手段が現在はあるということをぜひ知って頂きたいと切に願うものである。

文献

1) Simpson K：Shelter deaths from pulmonary embolism. Lancet ii：744, 1940

第9章 災害時の地域ケアシステムの構築による保健師の要支援者等への対応

　昨今，国内外を問わず，甚大な被害をもたらす想定外とされる災害が頻発化している。また，地域社会全般においても急激な少子高齢化による人口構造の変化，保健医療福祉ニーズの増大など，災害発生の有無に関わらず，地域の健康課題は年々複雑化，高度化している。このような社会の変化をふまえ，国は，2013（平成25）年自治体保健師の活動の基盤となる「地域における保健師の保健活動について（以下，保健師活動指針）」[1]を約10年ぶりに改訂した。この保健師活動指針のなかで「保健師は，健康問題を有する住民が，その地域で生活を継続できるよう，保健，医療，福祉，介護等の各種サービスの総合的な調整を行い，また不足しているサービスの開発を行うなど，地域のケアシステムの構築に努めること」と記され，地域ケアシステムの構築に果たす保健師の役割の重要性が明記された。そこで本章では，保健師に求められる地域ケアシステムの構築と災害時の保健活動との関係性について理解するために，災害時の保健師活動の実態，地域ケアシステムの構築の基本，地域ケアシステムの構築が災害時に果たす意義を中心に記す。

1 東日本大震災における保健師による公衆衛生看護活動

1 公衆衛生看護活動の観点から捉えた従来の国内災害との相違点

❶ 想定外の複合型災害
　東日本大震災（以下，3.11）は甚大な被害をもたらす地震に加え，津波による被害と原子力発電所の事故という過去に経験のない複合型大規模災害であり，その被害は自治体の想定をはるかに越えるものであったために平常時の訓練や備えが十分には活かされなかった。

❷ 被災地域以外での被災者支援
　津波や原子力発電所の事故の影響によって，遠方への避難や転居を余儀なくされた住民があり，移転先では被災地の情報などが得られにくいといった物理的な問題や，疎外感を抱くなどの心理的な問題も生じ，受け入れた自治体の保健活動にも配慮を要した。

❸ 災害支援の長期化
　甚大な被害の集中した地域では，従来の社会資源であった保健・医療・福祉サービスや住民組織活動などの衰退や消失，さらには，支援者のマンパワー不足などが復興の長期化の誘因となった。

2 保健師活動の実際

3.11において保健師が担った主な活動内容[2,3]の要点は以下の通りである。

- **被害状況などの情報収集および発信**
  - 被害状況の把握と住民や関係者などへの情報発信
- **救護所などにおける救護活動**
  - トリアージ，医療救護所の開設，医療チームの調整，診療の補助
  - 医薬品や医療衛生材料などの確認および調達
- **自宅，避難所および応急仮設住宅における避難者の健康管理**
  - 要配慮者の安否確認，訪問調査，健康相談（巡回含む）など
  - 二次的健康被害（感染症，深部静脈血栓症など）の予防やこころのケアのための保健指導
- **福祉避難所の避難者への対応**
  - 避難者の状態のアセスメントおよび福祉避難所への移動の必要性の判断
  - 要配慮者に必要な衛生材料などの調達および医療処置の実施
- **被災地市町村への医療・保健支援従事者（チーム）などの派遣の要請，コーディネート**
  - 支援従事者（チーム）の受け入れおよび業務調整，ミーティングの開催，情報の集約・提供

3 保健師による公衆衛生看護活動上の課題

3.11において公衆衛生看護活動を実施する際，主な課題となったことを以下に示す。

- **必要な情報収集に関する課題**：役場機能の喪失，職員の被災，ライフラインや交通網の寸断などにより，必要な情報が集約できず，初期活動の方針決定や活動体制構築に時間を要した。
- **広域大規模災害による支援マンパワー不足**：保健師の多くも被災者であり，急増する支援ニーズに対する絶対的人員不足に加え，被災地の情報発信力の差や自治体間の協定締結の有無などにより，地域によって応援者や支援チーム数に偏りがみられた。
- **災害対応のための専門性の発揮における課題**：原子力発電所事故を含む甚大な被害の災害支援に対し，専門的な知識や経験のある保健師が不足した。
- **保健活動体制の課題**：平常時の活動体制が業務分担制のため，多様な支援チームから求められる情報や業務の引き継ぎなどを含む，保健活動全体の調整などのリーダーシップが十分に発揮されなかった。

4 災害時の保健師活動のマニュアルの改訂

全国保健師長会では，阪神・淡路大震災，新潟県中越地震の経験をふまえ災害時の保健師活動のマニュアル〔2006（平成18）年〕を策定した[4]。3.11での保健師の活動の実態検証や，昨今の保健師の活動体制の変化や人材育成の実態などをふまえ2013（平成25）年，約7年ぶりに改訂を行った[5]。主なポイントを以下に示す。

❶ **平常時を発災前と位置づけ,自治体で行うべき公衆衛生看護活動を提示**
　災害時に迅速な対応と適切な保健活動を展開するために,平常時から組織体制の整備,ガイドラインの作成や周知,災害を想定した地域活動(住民への防災教育,関係機関との連携など),災害対応能力の向上のための研修などが必要である。そのため,これらの平常時の取り組みが各自治体で推進されるよう発災前の準備として明記した。

❷ **現任教育と「新人看護職員研修ガイドライン―保健師編」[6]との連続性**
　保健師の専門能力の向上に関しては初版マニュアルの策定後,保健師助産師看護師法の改正[7]により,新人看護職員の研修が努力義務化された。これにより,国は「新人看護職員研修ガイドライン―保健師編」を策定し,自治体においても国のガイドラインを参照し,新任保健師の研修が実施されている。この新任保健師研修の体系と連続性をもたせ,中堅研修,統括・管理研修と,保健師の階層別に災害対応能力についてもスキルアップが可能となるよう,具体的な研修内容の例を示した。

❸ **介護サービスや福祉サービスとの連携について加筆**
　高齢社会,在宅療養者の増加などの昨今の地域社会情勢の変化を反映し,保健分野以外の,福祉分野,介護分野の保健活動の実際例を明記した。

❹ **災害のフェーズに復興後期を追加**
　初版マニュアルでは,フェーズ0からフェーズ5の6期に区分し,フェーズ5は,概ね災害後1年以上(復興対策:コミュニティの再構築と地域との融合の時期)としていた。
　3.11の長期支援の実態をふまえ,従来のフェーズ5の復興対策を復興支援期の前期・後期に分け,以下の7期に再区分した。
- フェーズ　0　：初動体制の確立(概ね災害発生後24時間以内)
- フェーズ　1　：緊急対策期―生命・安全の確保(概ね災害発生後72時間)
- フェーズ　2　：応急対策期―生活の安定(避難所対策が中心の期間)
- フェーズ　3　：応急対策期―生活の安定(避難所から仮設住宅入居までの期間)
- フェーズ　4　：復興支援期・前期―人生の再建・地域の再建
- フェーズ　5-1：復興支援期・前期―コミュニティの再構築と地域との融合
- フェーズ　5-2：復興支援期・後期―新たなまちづくり

2　災害時の地域ケアシステムの構築と要支援者等への対応

1　地域ケアシステムの構築とは

　災害時の地域ケアシステムの構築について述べる前に,「地域ケアシステムの構築」の一般的な理論をおさえたい。地域ケアシステムの構築とは,健康課題を有する住民が,住み慣れた地域で生活を継続できるように支援するための保健活動の一手法である。

なお,「地域ケアシステム」と類似する用語に,「地域包括ケアシステム」がある。両者が立場や場面によって混同されることがあるため,各々の用語について確認を行う。

「地域包括ケアシステム」は,「地域における医療及び介護の総合的な確保の促進に関する法律」(第二条)に「地域の実情に応じて,高齢者が,可能な限り,住み慣れた地域でその有する能力に応じ自立した日常生活を営むことができるよう,医療,介護,介護予防(要介護状態若しくは要支援状態となることの予防又は要介護状態若しくは要支援状態の軽減若しくは悪化の防止をいう。),住まい及び自立した日常生活の支援が包括的に確保される体制」[8]と定義される。これは,団塊の世代が75歳以上となる2025年を目途に,重度な要介護状態となっても住み慣れた地域で自分らしい暮らしを続けることができるよう,保険者である自治体が,3年ごとの介護保険事業計画の策定・実施を通じて,地域の自主性や主体性に基づいて,地域特性に応じた地域包括ケアシステムの構築を目指すものである[9]。

一方,保健師の活動の基盤として保健師活動指針に示された「地域のケアシステムの構築」は,高齢者や要介護者などの特定の対象者に限定したシステムではない。地域ケアシステムとは,「地域住民の健康で幸せな生活を守っていくという目的のために,地域関係者の相互連携,協力のもとに,社会資源(システムの構成要素)を有効活用し,一貫性,連続性のあるサービスを効果的に提供していくための有機的な結合体」[10]と定義される。また,地域ケアシステムの構築とは,「住民にとって安心して健やかに生活するために,いつでも,どこでも,誰もがより質の高い適切なサービスを受けられるようなしくみであり,このシステムの存在が,新たに生じた問題の解決をスムーズにし,新たなシステムの構築へと発展し,新たな問題の発生を予防すること」[11]と定義される。すなわち,地域住民の年齢,性別,疾病,障害の有無や程度に関係なく,すべての地域住民を対象に,地域の健康ニーズの充足を目指し,誰もが公平に必要なサービスを受けられるような体制を構築する保健活動である。

2 地域ケアシステムの構築のプロセス

地域ケアシステムの構築は以下のPDCAサイクル[12](次頁のコラム参照)に沿って展開する(図1)。

Plan(計画)
①地域健康課題,支援ニーズに関する情報収集

健康に関連する各種データや統計資料,対人支援活動の実態などから得られた情報など,多角的に収集・分析し地域診断[注1]を行う。

注1) 地域診断は,1960年代の公衆衛生活動において,地域の健康課題解決の方策を見出す手段として積極的に導入された技法であり,その後,公衆衛生活動の専門職や保健師は,地区把握,地域看護診断とも呼称されるこの手法を用いて地域のヘルスニーズを明確にし,活動計画を立案してきた。
　地域診断の目的は,地域で生活している人々の健康や生活の質(quality of life:QOL)の向上を目指して,個人・家族・地域全体の潜在的,顕在的な健康課題を把握し,その原因や背景を明らかにしながら,解決の方向性を見出すことにある。

(宮内清子:保健師の基軸を作る公衆衛生看護キーワードナビ.pp83-84,インターメディカル.2013)

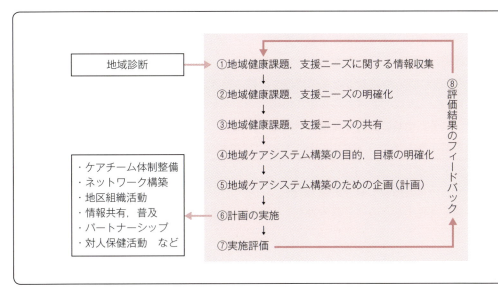

図1　地域ケアシステムの構築のプロセス（平常時）

COLUMN　PDCAサイクル

　事業活動における生産管理や品質管理などの管理業務を円滑に進める手法の1つ。PDCAサイクルは構成される4要素〔Plan（計画）→Do（実施・実行）→Check（点検・評価）→Act（調整・改善）〕の頭文字をとって付けられた名称である。この4段階を順次行い，最後の「A（Act；処置・改善）」の結果を，次の「P（Plan；計画）」に反映させ，螺旋を描くように次のサイクルへ反映させ（図），業務や活動の持続的な成果を上げたり，業務内容・活動内容を向上させる。
　PDCAサイクルによる保健活動の概要は以下のとおりである。

1. Plan（計画）：地域診断に基づく健康課題や支援ニーズの明確化を図り，目的・目標，目標を達成するための計画を立案する。
2. Do（実施・実行）：計画に基づく活動を遂行する。
3. Check（点検・評価）：活動の実施計画が妥当性（ストラクチャー；構造）に沿っているか活動の実施計画がどのように進められたか（プロセス；過程），計画に沿った実施（アウトプット；実施量），実施した結果（アウトカム；成果）を確認する。
4. Act（調整・改善）：評価結果をふまえ，実施が計画に沿っていない部分を検討し見直し，改善を図る。

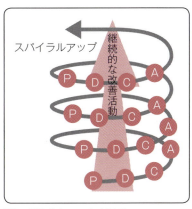

図　PDCAスパイラル

参考文献
・平野かよ子，他編：ナーシング・グラフィカ健康支援と社会保障（2）．公衆衛生．メディカ出版，p.83-85，2015

②**地域健康課題，支援ニーズの明確化**
　地域診断の結果から，地域の健康課題や支援ニーズについて明らかにする。
③**地域健康課題，支援ニーズの共有**
　地域診断の結果，明らかになった健康課題や支援ニーズを，地域ケアシステムの構成要素である組織内外の関係者間で共有し，必要な地域ケアシステムの検討を行う。
④**地域ケアシステム構築の目的，目標の明確化**
　健康課題の解決や支援ニーズに応じるための，目指すべき方向性（目的）と，目的を達成するための目標を設定する。
⑤**地域ケアシステム構築のための企画（計画）**
　目的，目標を達成するための，具体的な実施計画を立案する。

Do
⑥**計画の実施**
　立案した計画を実施し，実施した結果を集約する。

Check
⑦**実施評価**
　実施した結果から，目的，目標の達成度の確認（評価）を行う。

Act
⑧**評価結果のフィードバック**
　「達成が困難であったこと」については，その要因（理由）について分析し，地域ケアシステムのさらなる推進・改善のための計画の見直し（再計画）を図る。

3　地域ケアシステムの成熟プロセス

　地域ケアシステムは，上で述べたPDCAサイクルの繰り返しによって構築していくが，地域がケアシステムとして成熟するプロセスについては，一般的に3つの段階を経て発展する（図2）[13]。

- **第一段階：形成期**

　システム構築の初期段階。関係者や関係機関などのさまざまな地域資源が，個別に対象（集団）へ対応を行い，地域健康課題の共有や，相互の連携は図られていない段階。

- **第二段階：発展期**

　関係者や関係機関などのさまざまな地域資源が，互いに機能を分担し，全体の調和が図られるようになることで，システムとして機能を発揮した地域健康課題の解決が可能になる段階。

- **第三段階：成熟期**

　相互には，直接的な関わりがない関係組織間などにおいて，有機的に連携が図られるシステムとして有効に機能をすることによって，より協力や連携が深まり，その結果，新たなサービ

段階		関係図	主な特徴
第一段階	形成期	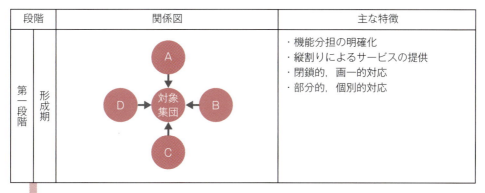	・機能分担の明確化 ・縦割りによるサービスの提供 ・閉鎖的，画一的対応 ・部分的，個別的対応
		↓ 機能連携，全体調整，調和	
第二段階	発展期	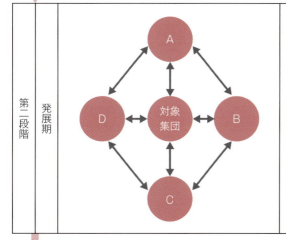	・制度の統一，整合性 ・情報の共有 ・各種サービス，組織間の機能連携 ・ネットワーク化
		↓ 地域展開，機能連携，総合化，ネットワーク化	
第三段階	成熟期	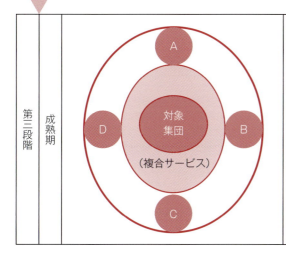	・対象のニーズの多様化，高度化へ対処 ・有機的な総合ケアの実施 ・新たな複合サービスへの発展，実施 ・支援情報システムの確立，有効活用 ・地域住民の積極的参加 ・民間活力の適切な導入

図2 地域ケアシステムの発展段階
(山本 勝：保健・医療・福祉のシステム化と意識改革．新興医学出版社，p147，1993より筆者作成)

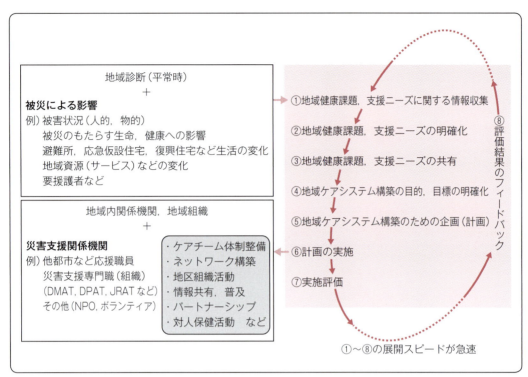

図3　地域ケアシステムの構築のプロセス（災害時）

スが生み出され，より多くの対象（集団）や，新たな地域の健康課題の解決にも有効な仕組みとして機能することができる段階。

4　地域ケアシステムの構築と災害支援

　災害時の地域ケアシステムの構築は，基本的には平常時のプロセスと同様である。しかし被災による地域へのダメージや，住民の健康課題などへの影響が生じるため，以下のような留意が必要となる（図3）。

❶ 被災による影響を含めた地域診断

　災害時は平常時の地域特性を基盤とした，被災の影響を含めた地域診断が必要となる。具体的には，地域住民の暮らしの変化（避難，居住環境変化など）や，地域資源（保健・医療・福祉などの各種サービス，住民組織など）の変化，顕在化している健康問題だけではなく，今後想定される二次的健康被害など，潜在化する健康リスクについてもアセスメントを行う。

❷ 要支援者対策

　災害対策基本法[14]（第8条第15号）では，災害時に配慮を必要とする「要配慮者」を，「高齢者，障害者，乳幼児その他の特に配慮を要する者」と定義している。

昨今は，医療技術の進歩に伴って，高度な医療を必要とする在宅療養者（人工呼吸器，在宅酸素療法，人工透析など）も増加している。しかし，これらの療養者は，災害後のライフラインの遮断などの影響によって，直ちに生命の危機に直結する可能性が高いため，早急な安否確認や必要な個別対応が求められる。また「要配慮者」は，集団避難生活となる一般の避難所での生活は困難となる可能性が高いため，配慮を有する住民のニーズの明確化と，「要配慮者」を含む，住民の安全・安心が確保できる支援が可能となる地域ケアシステムの構築が早急に求められる。

❸ 連携を必要とする関係機関（組織），職種の多様性

　平常時は，既存の地域社会資源（関係機関，住民組織など）を地域ケアシステムの構成要素とみなし，各々の組織の機能や連携を高める活動を行う。一方，災害時は，既存の関係機関や地域組織などが被災の影響により機能低下や衰退することがある。また急速に増大する支援ニーズに対し，既存の地域資源やマンパワーだけでは対応困難なことも多い。そのため，他の自治体職員などの応援者や，災害支援のエキスパートなどの多様な人材，職種，機関との協働支援による地域ケアシステムの構築を図る。また，甚大な被害をもたらした地域の再建は長期にわたるため，地域ケアシステムの構築状況，復旧・復興の推移を見据えながら，外部支援者との協働による活動体制から，継続的に地元の地域で支援が可能となるような，人材の確保や組織の育成など，地域独自のケアシステムの再構築を目指した活動へとシフトしていくことが求められる。

❹ PDCAサイクル展開の速度とトップダウン型の活動

　生命に直結した緊迫した対応の必要性が急激に生じる災害時は，地域の実態や，得られる情報は絶え間なく変化するため，すべての情報を収集した後に，分析を行い，計画を熟慮するといったプロセスに時間をかけることは現実的ではない。特に，発災後の初期は，生命に直結する緊急性の高い情報を優先的に捉え，対策を検討し，実行へ移すプロセスを迅速に踏むことが求められる。すなわち，平常時の地域ケアシステムの構築では，あるべき理想を掲げ，活動に必要な人的・物的（予算含む）資源を十分に確保し，関係者との合意形成を図り，計画の実施へと移行する。しかし災害時には，緊急性を要する事態に対し，指揮命令を担う立場の保健師などによるトップダウン型の保健活動の推進，状況の変化に応じた臨機応変な対応が求められる。

❺ 保健師による災害時の地域ケアシステムの構築に求められる専門能力

　災害による影響を含めた地域の実態を捉え，より早期に住民が安心した暮らしを取り戻すための地域ビジョンを示すことは，地元の保健師の役割である。目指すべき地域ケアシステムのビジョンを描き，多様な関係者とビジョンを共有し，連携による活動の推進が求められる。また，災害時の保健活動は，めまぐるしい速度で展開するため，緊急性・重大性を見極めるアセスメント能力，行政・保健・福祉・医療の枠を越えた，制度横断的な活動を推進するための意

思決定能力，政策遂行能力，臨機応変かつ柔軟な思考，最小の資源で最大の効果を得るためのマネジメント能力などが，平常時以上に求められる。

5 震災を教訓とした平常時における地域ケアシステムの構築事例[15]

　地域ケアシステムの構築は，新たに生じた健康問題の解決をスムーズにし，今後想定される問題の発生の予防や課題解決を容易にするための仕組みでもある。災害時の地域ケアシステムの構築も，その基盤となるものは，平常時に構築されている地域ケアシステムである。つまり地域の関係者が日頃から有効に機能し，スムーズな連携体制が構築されていることが，災害後の地域健康課題の解決にも有効に機能する。

　3.11後，「助かったはずの生命が失われる」災害関連死が注目され，高齢化の進んだM市では，災害時の要援護者対策は，地域の見守りや医療と介護の連携などを主とする地域包括ケアシステムに通じると関係者間で認識され，地域ケア会議のなかで福祉避難所に対する検討の必要性が浮上した。そこで，地域包括ケアシステムの構成組織の1つである，高齢者・障害者福祉施設（以下，施設）と，自治体（市）が，災害時の福祉避難所の設置運営に関する協定を締結し，地域ケア会議の下部組織として協定施設で構成する「災害等支援連絡会」を発足させた。

　しかし発足当初の「災害等支援連絡会」の活動は，災害用避難備蓄品の検討にとどまり，福祉避難所の実効性には疑問があった。連絡会発足の2年後，台風による大雨の際，福祉避難所の設置を試みたが，施設職員の意識も乏しく，協定の締結だけでは機能しない実態があった。そのため，自治体（市）は保健所と連携し，広域避難所での避難備蓄品の使い方の実習や，災害医療対策などの学習会を実施することで福祉施設職員への意識づけを図っていった。また地域の大学の協力を得て，一般住民を交えた地域連携講座を開催した。

　その結果，講座に参加した住民から施設に対し，「日頃から地域との交流を図ってほしい」「福祉専門職としての専門性を活かし日常の要介護者に対する介護指導をしてほしい」などの要望が出され，平常時から施設と地域が連携を深める重要性が認識された。このような取り組みを経て，協定書にも「平常時の見守り活動」が追記され，社会福祉法人としての地域との連携がより強化される体制へと発展している。

　この事例の経過にも示されるように，自治体（市）の防災部署による福祉避難所の検討や施設との締結，高齢者分野の関係者による地域包括ケアシステムの構築など，行政の縦割に沿った各々の取り組みの段階は，地域ケアシステムの成熟プロセスの第一段階（形成期）であるといえる。この取り組みだけでは，市内の大雨災害時に機能しなかった事実にも示されるように，災害時にも効果的に機能する地域ケアシステムの構築には至っていない。そのため，自治体（市）は県の保健所や，地域の大学，多様な地域資源が互いに機能するように働きかけ地域ケアシステムの成熟プロセスの第二段階（発展期）とした。また，地域包括ケアシステムの検討は高齢者への対策であるが，一般の住民を含めた地域連携講座の機会を経て，対象者を高齢者に特化しない地域と施設との連携への発展しつつある段階である。

　この事例に示すように，災害が発生した際の地域のあり方を，関係する部署や地域住民を含めた関係者間で共有し，既存の事業や取り組みを見直し，地域の組織やさまざまな専門職か

ら，主体性や自律性を引き出し，日頃から地域との連携が強化される活動の継続が，災害時に，実効性のある福祉避難所の開設，要配慮者対策の一環となる。高齢者などの要配慮者にとって住みやすい地域づくりが整備されることは，平常時においても，すべての地域住民にとって，より安全で安心な地域ケアシステムの構築につながる。

文献

1) 厚生労働省:「地域における保健師の保健活動について」厚生労働省健康局長通知（〔健発0419第1号〕）．2013
2) 日本公衆衛生協会 分担事業者，宮﨑美砂子：平成24年度地域保健総合推進事業「被災地への保健師の派遣の在り方に関する検討会」報告書．2013
3) 奥田博子：東日本大震災から5年を振り返る—災害時（健康危機管理）における保健師の役割とは．保健師ジャーナル 72（8）：184-189．2016
4) 村田昌子：平成17年度地域保健総合推進事業「大規模災害時における保健師の活動に関する研究報告書」全国保健師長会．日本公衆衛生協会．2006
5) 日本公衆衛生協会，全国保健師長会：平成24年度地域保健総合推進事業「大規模災害における保健師の活動マニュアル」．2013
6) 厚生労働省：新人看護職員研修ガイドライン—保健師編．2011
7) 文部科学省：21文科高第6327号医政発第0723第25号 保健師助産師看護師法及び看護師等の人材確保の促進に関する法律の一部を改正する法律について（通知）平成21年7月23日．
8) 地域における医療及び介護の総合的な確保の促進に関する法律（平成元年六月三十日法律第六十四号）．
9) 厚生労働省：地域包括ケアシステム
http://www.mhlw.go.jp/seisakunitsuite/bunya/hukushi_kaigo/kaigo_koureisha/chiiki-houkatsu/（2016年5月閲覧）
10) 山本 勝：保健・医療・福祉の私捨夢づくり．p19．篠原出版社．2007
11) 荒賀直子，後閑容子 編：公衆衛生看護学.jp 第4版．p178．インターメディカル．2015
12) 前掲11) p142
13) 山本 勝：保健・医療・福祉のシステム化と意識改革．新興医学出版社．p147．1993
14) 災害対策基本法（昭和三十六年十一月十五日法律第二百二十三号）最終改正：平成二七年九月一一日法律第六六号
http://law.e-gov.go.jp/htmldata/S36/S36HO223.html（2016年5月閲覧）
15) 石井恵子，内藤一浩，保田優子，他：地域包括ケアシステムと災害対策—福祉避難所を実効性のあるものに．第54回千葉県公衆衛生学会．2016

第10章 災害時に必要なパブリックヘルスの視点と実践

1 災害時のパブリックヘルスとは

　災害時のパブリックヘルスとは，災害によって生じた健康問題を抱えた患者個人を看（診）るだけでなく，被災した人々の健康問題を集団として管理し，また災害に関連して起こりうる健康問題を予防するため，早期に状況やニーズを把握し，対策・対応を計画・実行することである。

　災害が健康に及ぼす影響のなかには，医療上の処置だけでは不十分で，地域・集団として予防・管理・ケアが必要となる問題が多い。また，いまだ顕在化していなくとも，将来的に地域・集団にとって重要な健康課題となるものもある。たとえば，静脈血栓塞栓症（VTE）の症例には緊急の医療処置が必要となるものが多いが，それが起こる背景には，避難生活での水，トイレ，居住環境などが複雑に絡んでいる可能性がある。また，生活不活発病（廃用症候群）は，高齢者や要介護者の多い地域にとっては重大な課題であり，避難者の居住環境，日常生活，運動などの観点から発災後早期に対策を始めることが必要である。

　東日本大震災（以下，3.11）では，パブリックヘルス上のさまざまな課題がありながら，その対応が後手にまわった地域も多かった。その理由としては，「災害医療」に関しては阪神・淡路大震災（以下，1.17）の教訓を活かし，災害派遣医療チーム（DMAT）をはじめとするさまざまな準備・対策がなされてきたものの，「災害時におけるパブリックヘルス」については，十分な概念整理がなされず，行政任せで，官民での十分な準備・計画がなされてこなかったことが挙げられる。

　そのため，3.11 に関わった専門家の有志が，その教訓を伝え，将来の対策につなげるため，災害時に必要なパブリックヘルスの知識，実践に使えるチェックリストや質問票などをまとめ，日本で最初の教科書[1]を作成した。

　「公衆衛生」とは，日本では「公共政策により行政が提供する保健衛生活動」と思われがちで，これも 3.11 で支援を遅らせた一因ではないかと考える。3.11 で被災した多くの地域では，行政自体が壊滅的被害を受けたにもかかわらず，自らが主導し，災害支援を計画・実施しなければならないとの責任感から業務を抱え込み，情報を十分に外部に発信できず，ニーズがありながらも外部支援を積極的に求めなかったところもあった。また，支援者たちも，公衆衛生活動は行政が行うものだから任せておこうと考え，人的・物的・資金的に行政の活動を支援または補完できる状態にありながら，効果的に実行できなかった部分もあった。

　この結果，行政は最大限の努力をしながらも多大なニーズに対応しきれず，対策が不十分，

または遅れていると批判される場面があった。大規模災害では，特に被災した行政組織がすべての支援をするのは不可能である。国や地方自治体からの支援などの官官連携・協力とともに，いかに民の力とも具体的に連携・協働するかが今後の災害準備をより効果的・効率的にするための鍵である。その意味で，世界的には，地域や市民社会，企業などの参画も含めたダイナミックな活動と位置づけられる「パブリックヘルス」という言葉を，本章では「公衆衛生」に代わって使用する。

2 災害時に必要なパブリックヘルスの課題

　災害後の支援の最終目的は，できる限り早く地域の人々を「通常の生活に戻す」ことである。災害に見舞われ，大打撃を受けた地域では，将来また同じような災害が起きることもあるため，被災地の復興・再建計画では「ビルド・バック・ベター（Build Back Better）」，すなわち，以前に比べ「よりよい街（地域）づくり」「よりよい保健医療システムづくり」を目指すことも重要である。

　災害後に健康に影響を与える因子は多く知られているが，特に医療者（看護職）が知っておくべきものとして，栄養・食生活，水・衛生，居住環境，身体活動・運動，環境・職業要因，

> **COLUMN　災害時健康危機管理支援チーム（DHEAT）**
> （岬　美穂）
>
> 　災害時に支援を必要としているのは，医療者だけではなく，保健行政も同じである。3.11では，市町村庁舎や職員が津波や地震で被災し，保健所や市町村の機能が著しく低下したため，被災市町村から情報が的確に県の災害対策本部に伝わらず，さらには医療救護などの支援チームの現場での調整が効率的に行えなかったという課題があった。このような課題を解決するために，被災した保健所の行政機能を補完し，ひいては被災した市町村を支援するための保健行政支援チームとして災害時健康危機管理支援チーム（DHEAT）創設の必要性が3.11以後，議論されてきた。
>
> 　DHEATは，自然災害などにより重大な健康危機事態が発生した場合に，被災都道府県などの本庁，保健所，市区町村の健康危機管理組織における指揮調整機能を補佐することを目的として，情報収集・分析，公衆衛生対策への助言，また支援チームとの調整や災害医療コーディネーターなどとの連携を行うチームと定義されている。チーム構成は，公衆衛生医師，保健師，事務職員を基本とする。DHEATが保健行政をサポートすることにより，被災者の健康被害を最小に抑え，災害関連死を減らすこと，防ぐことにつながる。
>
> 　DHEAT養成研修は2016（平成28）年度より開始され，今後，DHEATの活動が期待される。災害医療コーディネーターや医療支援チームにおいても，今後はDHEATとの連携が不可欠であると考えられ，これらの連携を視野に入れた活動が望まれる。

精神心理要因，自殺予防などがある。

　世界では，多発する災害や紛争に対する人道援助の質を高めるため，NGOと赤十字・赤新月社運動がスフィア基準を作成し，命・健康を守るための支援のガイドラインを示している[2]（p.86参照）。給水，衛生活動，食料・栄養，シェルター，保健活動など，日本の緊急支援でも参考になることは多い。ただし，発展途上国に比べて高齢者や要介護者が多く，感染症対策もさることながら生活習慣病の有病者への対応が課題であるなど，状況が異なる日本においては，日本独自に，より細やかな量的・質的基準，その基準達成のための方策を示す必要がある。

　以下，災害時におけるパブリックヘルスの主要課題について説明する。

1 食事・栄養

　途上国での緊急支援では，災害前から5歳未満児を中心として急性・慢性栄養不良率が高いため，食料・栄養支援の遅れがエネルギー，蛋白質，ビタミン，ミネラル不足などの発生・悪化につながり，感染症をはじめとするさまざまな疾病を誘発し，死亡率を高めることがある。このような状況下では，栄養対策，特に補助栄養，治療栄養などに関する十分な知識が必要となる。

　豊かな日本では，災害時であっても食料・栄養に困ることはまずないと考える人が多かった。しかし，3.11で発災1か月後に宮城県で実施した調査によると，避難所の大部分でエネルギー提供量（目標2,000 kcal），蛋白質，ビタミン類などが目標値を下回っていた。特に，500人以上の大規模避難所では，1日2食しか提供されないところが小規模避難所に比べて多かった。

　この理由には，緊急対応の食事に対する予算設定，調達・物流の専門家の不在，管理栄養士などとの連携不足などがあるが，避難所では全員に均等に行きわたらなければ食料があっても配付しない，という日本独特の平等主義の習慣も影響していた。

　さらに，現場では次のような問題も指摘された。

- 毎日菓子パンが配給され，飽き飽きして食べない者がいる一方で，子どもたちが余ったものを食べ過ぎて虫歯・肥満となった。
- 残飯処理などの問題からカップ麺の汁は残さず飲むことを決めた避難所もあり，塩分の過剰摂取が懸念された。
- 施設管理者が平時の規則である火器使用厳禁を徹底した避難所があり，お湯も沸かせないため，備蓄のアルファ化米を利用できず，炊き出しの外部支援も断ってしまった。
- 栄養補助食品，病者用・高齢者用などの特殊食品が支援物資として送られながら，倉庫に山積みされて配布されず，賞味期限が切れてしまった。
- 業者に依頼して弁当を提供するも，揚げものが多く，味付けが濃く，エネルギーと塩分が過剰になる一方，野菜や果物は少なかった。
- 損壊が少ない自宅で避難生活する被災者は，食料などが不足するなか，ライフラインが途絶し，支援物資の到着や分配に関わる情報が知らされなかった。

医療者として現地で活動する場合には，避難所で何が食事として提供されているかだけでなく，食事の影響を受けやすい人々がどのような食事・栄養を実際に摂取しているかを知る必要がある。特に，高齢者，有病者（糖尿病，高血圧症，腎疾患など），アレルギー保有者，乳幼児，妊産婦など，災害時に特別の配慮を要する人々（要配慮者）については，栄養士や保健師などと情報交換をしながら，個別に必要な食事・栄養の管理を進めていく必要がある。

　災害時には，時に「母親はストレスで母乳が出なくなり，乳児には人工ミルクが不可欠」との風評がマスコミを通じて広がり，育児用調整乳や哺乳瓶が支援物資として送られ，母乳から人工栄養に育児方法を変える女性もいた。しかし，途上国の緊急救援では，災害時の人工栄養育児は逆に感染症罹患率，死亡率を著しく高めることがエビデンスとして知られており，育児用調整乳や哺乳瓶の寄付に制限を設けることがある。日本でも，避難所などでは哺乳瓶の煮沸消毒や熱湯の確保が困難な場合も多く，あえて母乳から人工栄養への移行を勧めるべきではなく，むしろ母乳育児を継続できる環境づくり，支援が必要である[3]。

　また，避難所などでの食事支援は集団食中毒にもつながるため，調理から喫食までの時間をできるだけ短くする，調理者や食事提供・配膳担当者の衛生管理を徹底する，避難者の食前の手指消毒を習慣化する，などの努力が必要である。食中毒予防の3つの留意点「菌をつけない」「増やさない」「殺す」を徹底するには，調理・配膳担当者，避難所管理責任者などへの具体的な指示が必要である[4]。

　食事・栄養の課題は，緊急対応期のみならず，被災者が仮設住宅に移動し，自立生活を始めた頃にも生じてくる。援助がなくなり収入もないなかで食費を切りつめ，蛋白質やビタミン不足になる可能性もある。避難生活の長期化により，調理意欲や技術を失い，孤立・孤独により食欲が低下することもある。特に，家族や就業先を失い，役割喪失感に陥った男性はアルコールに走って栄養不良となることもあり，食事栄養への支援が重要となる。

　食事は栄養摂取という側面のみならず，おいしく，楽しく，家族や被災者同士のコミュニケーションを深めながら食べることは，癒し，心のケアなどにもつながる。食事の量・内容だけでなく，温かくおいしい食事，楽しく食べられる環境づくりなどにも配慮する必要がある。

　3.11の教訓から，日本栄養士会は「日本栄養士会災害支援チーム（JDA-DAT）」を創設し，迅速に被災地での栄養・食生活支援活動を担うため，活動マニュアルを作成し，リーダー育成トレーニングなどの準備を活発に実施している。「災害時の栄養・食生活支援マニュアル」なども作成しているので参考にされたい[5]。

2　水

　日本では大地震で断水になったときでも，学校や公園などに応急給水槽や浄水場・給水所などの給水拠点が用意され，応急給水を受けることができる。応急給水活動は，地方自治体の地域防災計画や水道事業体の行動計画に，その目標水量，給水拠点，関連する器資材の備蓄，給水方法などが決められている。たとえば，地震発生から3日以内の目標水量は1日1人あたり3L，市民の水の運搬距離は1km以内，給水方法は耐震貯水槽やタンク車，などである。しかし，これらの応急給水だけでは不十分なため，自治体によっては地域にある井戸を「災害時

協力井戸」として登録し，給水拠点とともにホームページでその位置を公開しているところもある。また，飲料以外の生活水には，プール水，受水槽滞留水，浴槽水，雨水，河川水，池，海水，地下水などを利用する場合もある。

　生存に最低必要な水分量は，気候や個人の代謝などによるが1日1人あたり2.5～3Lといわれる。食事に含まれる水分量は通常500 mL程度（緊急対応期では少ない可能性大）なので，避難所でペットボトル水を配給する際は，500 mL容器1日1人あたり最低3，4本が必要とされる。医療者として留意すべきは，避難者が脱水にならぬよう全体として十分な水が摂取できているかを把握し，特に脱水に弱い要配慮者，また水分制限の必要な有病者については保健師などと連携し，定期的にチェックすることである。

　手や顔を洗う，歯を磨くなど衛生行動に必要な水分量は1日1人あたり2～6Lといわれる。避難生活であっても，これらの水を早期に，十分に確保することは，衛生面のみならず，精神心理面の健康を保つうえでも重要となる。また入浴には最低1日1人あたり38Lが必要といわれるが，長く入浴できなかった被災者への入浴サービスの提供は重要な意義がある。少ない水でいかに身体の清拭，口腔ケア，洗髪などをするかについてはさまざまな工夫や方法，また商品があり，平時にそれらを知っておくとよい。

　災害時の医療機関の確保水量として，医療用水には，外来患者の診療（1日1人あたり5L），入院患者の診療（1日1人あたり40～60L），人工透析用水（1日1人あたり120L）などの目安もあるが，独自に災害対策マニュアルを作成している地方自治体，医療機関も多い。

3　トイレ[6]

　1.17における調査では約7割の人が発災後3時間以内にトイレに行きたくなったと回答しており，災害時のトイレ対策は最優先課題の1つである。

　3.11では，避難所に設置された仮設トイレは遠くて汚く，夜は特に1人で行くのは不安なため，その使用を極力減らし，水分摂取を控えたという人も多かった。これらは脱水や便秘につながり，さらに深部静脈血栓症（DVT）や慢性疾患の悪化などを誘発しかねない。

　発災時には，水道，電気の供給途絶や避難所の開設に伴い，仮設トイレの設置が必要となるため，地方自治体では災害時の仮設トイレの設置基準を設けている。たとえば，神戸市では初動対応（0～10日間）で250人/基，後続対応（11日目以降）で100人/基である。ただ，過去の事例をみると100人/基でも少ないとの印象で，スフィア基準では，避難所の場合，50人/基（女性用3，男性用1の割合）とされている。

　日本には驚くほど多種多様の災害用品があり，なかでも災害用トイレには携帯トイレ，簡易トイレ，組立トイレ，ワンボックストイレ，循環トイレ，車載トイレなどさまざまなものがある。たとえば，簡易トイレにはポリエチレン袋に吸水凝固シートを接着一体化させ，袋を広げて，大小便をしたら口を閉じて，そのまま可燃ごみとして捨てられるものもある。

　避難所などにおけるトイレの設置の際には，単にトイレの数だけではなく，要援護者・要配慮者の立場に立ってトイレの種類，設置場所などを検討する必要がある。特に要介護者や障害者なども使えるバリアフリーの洋式トイレの設置，介助を考慮したスペースの確保，人工肛門

や人工膀胱を保有する人がいた場合の対応（災害用オストメイト専用トイレの設置など），夜間などに女性や子どもが安心して使えるような場所や明かりの確保，などは重要である。

4 住環境

　広域災害で中長期の避難生活が想定される際には，できるだけ早期に，被災者・避難者の尊厳，健康，プライバシーを守れる生活空間を確保する必要がある。

　3.11では避難所で，床に直接シートや新聞などを敷いて雑魚寝状態で生活していることが多かったが，床にたまった埃などを吸い込み，呼吸器疾患を誘発したり，同じような体勢で寝たまま身体を動かす機会が減ることで，VTEや廃用性症候群につながったりする懸念が示された。

　避難所のスペースは，発展途上国においてもスフィア基準で1人あたり最低3.5 m^2（約2畳分）でプライバシーを保護するよう，家族用のテントや間仕切り（パーテーション）を設けることが多いが，3.11以前には日本の地方公共団体で1人あたり1.6 m^2（1畳分）を基準としていたところもあった。大規模災害における避難者の数と地域の避難所数との割合を考えると難しさは理解できるが，1週間を超えた避難生活では，狭くプライバシーの保てない不衛生な生活空間が与える健康問題は多大である。

　過去の災害の例では，避難所では早い者勝ちでその場所が決まることが多かったが，大規模避難所ではトイレからの距離，階段の有無などを考慮して，特に要介護者，妊産婦，新生児などの要配慮者が生活しやすいスペースを確保することが重要である。また，インフルエンザなどの感染症またその疑いのある患者については，隔離部屋や遮断物でバリアを設けた専用スペースを設けることも検討する。

　母乳育児を継続支援するための授乳スペース，女性のための更衣室，子どもが遊べる遊戯スペース，趣味や生きがいづくりの交流の場など，要配慮者が必要とするスペースを確保することも必要である。

　大勢の避難者が体育館などの開放的な場所で中長期に避難生活を余儀なくされる場合には，プライバシーを確保し，ストレスを軽減し，また寒さや騒音を防ぐため，世帯ごとにパーテーションを設けることも重要である。最近では，軽く丈夫で保温性の高い段ボールが注目されており，パーテーションや床敷きのみならず，簡易ベッドや食卓などさまざまな用途に使える製品も開発されている（図1）。特に，簡単に組み立てられる簡易ベッドは，床の埃などの吸入を低減し，高齢者や要介護者の廃用性症候群の予防に役立つものと期待されている。

　温度・湿度，騒音や就寝中の明かりなどの住環境も，毎日のストレスとなって心身の健康に影響を与えることもあるので，避難所の運営にあたって環境班，要配慮者支援班などを設け，具体的な対策を検討することも必要である。

　3.11の教訓をふまえて，避難所運営マニュアルが策定・改正された地方自治体が多いので，平時にそれらを読んでおくとよいだろう。

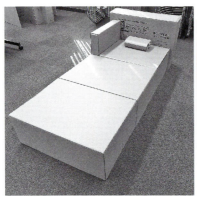
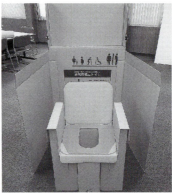

図 1　段ボール製の災害時組み立て簡易ベッドおよび簡易トイレ
左写真：耐荷重が約 700kg の段ボール製のベッド。簡易まくらが付いている。別途，立ち上がる際に手が置ける手すりも付けられる。本体組み立て時間は約 3 分。
右写真：高齢者や要支援者も使える肘付き，背もたれ付きのトイレ。本体組み立て時間は約 4 分。外箱は目隠しになる。
〔株式会社タカオカ（http://takaoka-db.co.jp/emergency_supplies/）より写真提供〕

5　感染症対策

　感染症対策は，災害時のパブリックヘルス対策のなかでも最も重要なものの 1 つである。3.11 では最終的に深刻な感染症流行はなかったものの，避難所などでのサーベイランスを含む系統的な感染症対策の立ち上げには 1 か月以上を要し，過去の途上国での災害対応に比べても遅いと感じた。

　本来は，発災後，できれば 1 週間以内に迅速評価を実施し，感染症流行のリスクを含む現状分析を行い，感染症予防やサーベイランスを開始することが望ましい[7]。避難所などで活動する場合には，看護職は保健師などと連携して，特定の感染症の有症者の隔離，感染症予防対策や啓発活動などへの参画・支援を求められることもある。

　詳細については，第 7 章（p.77）やマニュアル[8]などを参考にされたい。

6　動物・衛生害虫[9]

　災害後には，環境衛生の変化などにより動物と人間との接触が増え，また病害虫が増え，動物咬傷や感染症流行などにつながることがある。特に洪水では陸が水で覆われて，野犬，野良猫，ネズミ，ヘビなども棲家を追われるため，それらによる咬傷が増えることもある。狂犬病，毒蛇などの存在の可能性がある地域では対策準備が必要である。また，洪水では，ネズミのし尿を含む汚水との接触が，人間の皮膚の傷口や経口からの感染を招き，レプトスピラ症を発症することがある。

　衛生害虫として留意すべきものはカ，ハエ，シラミである。世界にはカが媒介する感染症がたくさんあるが，特に日本で留意すべきものには，日本脳炎，デング熱などがある。日本脳炎

は西日本を中心に 2013（平成 25）年でも年間 9 名の発症（うち 2 名死亡）があるが，感染しても脳炎を発症するのは 100～1,000 名に 1 名程度といわれる。ウイルスを媒介するコガタアカイエカは日本全土に分布し，ブタが増幅動物となっていることが多いため，ブタの日本脳炎ウイルス抗体が高い地域では特に注意が必要である。

　デング熱は日本でも 1942（昭和 17）年に大流行して以来，あまり流行がなかったが，2013 年にはドイツ人渡航者が日本で感染したと疑われる症例が報告され，2014（平成 26）年 8 月以降，東京都渋谷区の代々木公園を中心に 160 名（2014 年 10 月 31 日現在）が感染している。

　人の生活に密接に関わって発生・生息しているイエバエは，赤痢菌，寄生虫卵，腸管出血性大腸菌など 100 種類以上の病原菌を媒介するといわれ，イエバエが食品と接触しないような予防対策が必要である。3.11 では，大量の魚，動物の死骸，海藻などの有機物が被災地に残され，ハエ類が大発生した。特に，被災地は漁業で有名だったため，冷蔵庫内に残された魚介類が腐敗し，オオクロバエ，クロキンバエなどが発生し，被災地周辺の家屋の外壁が真っ黒になるほどに成虫がとまり，住民を恐怖に陥れ，精神的ストレスを与えた。

　防除対策には，幼虫の発生源，成虫の活動場所などへの殺虫剤の散布・処理があり，専門家や自治体との連携・協働が必要である。ペットボトル（1.5～2.0 L）に砂糖，酢，酒を混ぜて作ったハエの誘引トラップ，食堂の入り口などに吊り下げた二重のレース地のメッシュや網戸のない窓に応急的に張るメッシュなどにより，病害虫を減らす，侵入を阻止するなどの努力も必要である。

　狭い空間に多数の被災者が生活を強いられる状況では，疥癬，コロモジラミ症などの発生も考慮しなければならない。予防のための清掃・清潔や，症例が発生した場合の隔離，さらに集団発生した場合の集団治療などの対策に際して，特に看護職に積極的な貢献を期待されることもある。

7　環境・職業要因[10]

　災害医療で忘れてならないのは，被災者だけでなく，被災地で緊急支援，復旧・復興に関わる人々の健康管理である。災害によって建物や自然が破壊されることで，平時では存在しなかった環境要因が顕在化し，それらに対応する作業者，ボランティアには職業要因として健康の影響やその予防策が課題となる。

　発災直後に救出・救助のため被災した建物や現場に入る場合，感電，一酸化炭素中毒，酸欠，化学物質への曝露など，さまざまな危険性がある。特に，建物に含まれた粉塵やアスベスト，漏出した化学物質，一酸化炭素などへの曝露は短期的・長期的な健康影響があり，作業者，ボランティアは予防策を事前に学んでおく必要がある。

　3.11 では，寒さをしのぐため車の中などで練炭を使用し，一酸化炭素中毒で死亡した人もいた。暖房としてガスコンロ，練炭，オーブンを使用しない，ガレージなどの密閉空間にエンジンをかけたまま車などを放置しない，自動車・発電機などガソリンを動力とする機器を，屋外でも開いた窓やドア・換気口の外など，屋内に通気される場所では使用しない，などの注意が必要である。避難所であれば目が届くが，損壊の少ない自宅で生活する被災者は，停電が続

いた場合にこれらのリスクが発生する可能性もあり，災害医療の場ではこのような問題に接する機会も多いかもしれない。

また，暑い環境での熱中症，寒冷環境下での凍傷，低温熱傷，重量物運搬での災害性腰痛など，注意を要する環境・職業要因の健康問題がある。

災害ボランティアの疲労対策，セルフケアは，なおざりにされがちだが重要な課題である。作業者やボランティアが頭痛，不眠，便秘や下痢などを訴えたときは疲労のサインであり，作業時間が長時間に及ぶときには，脳・心血管障害などを引き起こすこともあるので，できる限り1日の作業時間は最長12時間，1週間の作業時間は60時間を超えないようにする。また，昼休みや週2日の休みをとり，食事，睡眠もできる限りしっかりとるようにする。

災害ボランティアは，寝食を削って被災者のために献身的に働く人が多いが，これにより体調を崩したり，作業効率を悪くしてミスや事故の原因になったりすれば，かえって迷惑をかけることになる。外部支援者が被災地に感染症を持ち込むケースもみられるので，体調が悪い場合には，現地に行かない，作業を中止するなどが基本である。災害支援活動の基本は「現地に迷惑をかけないこと」(Do No Harm) である。

ほかにもこころのケア，自殺問題 (p.127, 174)，歯科口腔保健 (p.31)，母子保健 (p.122)，高齢者・福祉対策 (p.91) など，パブリックヘルスの知識として必要なものがある。これらについても平時に比べて災害時には何が問題になるのか，医療者としてどのように関わるべきなのかについて学んでおく必要がある。

3 看護師のパブリックヘルスへの関わり方

災害時に避難所などで活動する看護師は，被災者の最も近いところに身をおき，心身の健康に影響を与えうるさまざまな悩みや訴えを聴ける重要な立場にある。そのため「木を診て森を診る」，すなわち，患者個人を看るだけでなく，患者・被災者を取り巻く環境や状況を診ながら，健康問題に影響を与えうる原因・誘因，そしてその対策について考えることが重要で，時に具体的な対策への参画を求められることもある。

災害時に必要なのは「平等」でなく「公正」な支援である。乳幼児，妊産婦，障害・介護度の高い人などには特別の配慮をし，優先的に必要な支援を行う必要がある。彼らの抱える個別の問題・ニーズに積極的に耳を傾け，それを改善に結び付けることが看護職に求められることもある。

ただし，その対策には専門的な知識・能力，医療を超えた多種多様な介入が必要なことが多いため，地元の保健師や栄養士などを含めた多職種連携・協働が必要となる。課題や問題点はチーム内で共有し，書類に残し，可視化し，関係機関や担当者などに報告・連絡・相談をすることが必要である。

災害時には「被災者」は支援を受ける者と考えられがちだが，「被災者」と「支援者」に明確な線を作るのではなく，被災者が自らへの支援や対策について一緒に考え，計画し，行動することにより，より現場のニーズを正確に把握し，よりよい支援・対策を見出し，より効率的・

効果的に実施できることもある。さらにこれは，被災者の自立と自律に向け，自信と意欲を向上させながら，連帯感のあるコミュニティづくりに貢献することにもなる。

文献

1) 國井　修 編：災害時の公衆衛生．南山堂，2012．
2) The Sphere Project 編，難民支援協会 訳：スフィア・プロジェクト 人道憲章と人道対応に関する最低基準．2011
3) 災害時の乳幼児栄養・母乳育児支援情報．日本ラクテーション・コンサルタント協会．http://jalc-net.jp/hisai/hisai_support.html（2016年4月閲覧）
4) 迫　和子：栄養対策．國井　修 編：災害時の公衆衛生．pp156-169，南山堂，2012．
5) 国立健康・栄養研究所，日本栄養士会：災害時の栄養・食生活支援マニュアル http://www.dietitian.or.jp/assets/data/learn/marterial/h23evacuation5.pdf（2016年4月閲覧）
6) 秋葉道宏，小坂浩司：水・衛生対策．國井　修 編：災害時の公衆衛生．pp109-125，南山堂，2012．
7) 岡部信彦，中島一敏：感染症サーベイランス．國井　修 編：災害時の公衆衛生．pp91-96，南山堂，2012．
8) 切替照雄：避難所における感染対策マニュアル．http://www.kankyokansen.org/modules/news/index.php?content_id=20（2016年4月閲覧）
9) 小林睦生：衛生害虫対策．國井　修 編：災害時の公衆衛生．pp218-231，南山堂，2012．
10) 和田耕治，奈良井理恵，河津雄一郎，他：環境・職業要因．國井　修 編：災害時の公衆衛生．pp199-217，南山堂，2012．

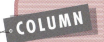

ネパール大地震での経験―看護診断の活用

（高村ゆ希）

看護診断導入の経緯

国際緊急援助隊医療チーム（JDR医療チーム）は1987年に「国際緊急援助隊の派遣に関する法律」が施行された以降2015年12月まで57回の派遣がなされている。これらの派遣を通し，これまでいくつもの活動報告から実践した看護ケアの記述がなされてきたが，実践した看護を評価する方法が確立していなかったこと，さらに看護独自の機能や成果を明確化し看護の質の維持や向上のために看護データを蓄積することが課題の1つであった。

そこでJDR医療チームでは看護診断[1]の導入を検討し，看護診断・介入・成果が系統立て構造化されていること，JDR医療チームが国際的な活動であることを鑑み，NANDA-Iのフレームを活用し，これまでの派遣での看護実践をもとに看護診断・推奨介入の抽出を行った。そして2015年3月のバヌアツ共和国（以下，バヌアツ）でのサイクロンに対する派遣の際に看護診断を施行し，同年4月のネパール連邦民主共和国（以下，ネパール）での地震に対する派遣から本格運用を開始した。

看護診断の事例

1）バヌアツ　サイクロン

川谷らは巡回診療時に看護診断を施行した結果，「ヘルスプロモーション」「安全/防御」「安楽」の各領域に関する看護診断が主要だったと報告している。また，それらの介入として清潔や服薬，疼痛管理の指導，適切なヘルスシステムの紹介・指導を行っている。巡回診療という体制であったため，地域の看護師に立案した看護診断と介入を継続するに至らなかったとしているが，このような経緯から看護診断・介入のデータをすみやかに被災地域に示すことで，そ

の地域で優先される健康教育や環境改善の課題について提言できるのではないかとしている。

2）ネパール地震

主に外来診療で看護診断を実施した結果,「ヘルスプロモーション」領域[注1]が多数を占めていた。その要因は単に地震による受傷ということではなく,山間部にもともと住んでいることに加え,度重なる余震のため生活環境が危険にさらされていることや近くに受診できる施設が不足しているといったことが考えられた。同時に創部を清潔に保つための情報や方法を知らないことも影響していると考えられた。このようなケースが散見されていたが,実際に看護診断を受診患者の地域別に比較したところ,活動拠点の地域だけでなく,その街道周囲の地域においても同領域の診断が主要であった。このことから医療資源や施設の不足や診療している場所までのアクセスが困難な地域への介入が必要であることが示唆された。

ネパールでの外来診療は余震により途絶えてしまったが,もし継続した活動ができていたならば,被災した患者自身が自ら健康管理行動がとれるように看護師が介入することで被災地域の回復を促すきっかけとなっただろう。

今後の展望

看護診断の導入とデータの蓄積は始まったばかりではあるが,看護活動の可視化にとどまらず,その成果の評価をどのように行うかは今後の課題の1つといえる。しかし,すでにバヌアツやネパールで看護診断を活用したことにより,災害時に看護師は被災した患者の健康維持・回復だけでなく,その患者の家族やひいては被災地域の健康維持・回復に寄与すべく有益な示唆や提言を行うことができることも見出している。

石井らは,このように被災地で生命や健康を維持する人々に焦点をあてた医療支援活動に看護独自の機能があると述べている。よって看護診断を行っていくことが災害看護の質的向上の一因となり,被災した人々の健康被害を小さくとどめることにつなげられるようさらなる検討を進めていきたい。

注1) JDR医療チームでは「NANDA-I看護診断」のフレームをJDR医療チームの活動に即した修正と調整（整備）をし,活用している。「ヘルスプロモーション」はその13領域のうちの1領域である。

文献

1) 石井美恵子,川谷陽子,髙村ゆ希,他：国際緊急援助隊医療チーム活動への看護診断の導入,日本集団災害医学会 20：466,2016

参考文献

・川谷陽子,髙村ゆ希,石井美恵子：国際緊急援助隊医療チームにおける看護診断の実際—バヌアツサイクロン派遣における巡回診療時の看護診断,日本集団災害医学会 20：575,2016
・川谷陽子,石井美恵子,髙村ゆ希,他：国際緊急援助隊医療チームにおける看護診断の実際—ネパール地震派遣1次隊における看護診断,日本集団災害医学会 20：575,2016
・髙村ゆ希,髙岡誠子,川谷陽子,他：国際緊急援助隊医療チームにおける看護診断の活用—ネパール地震派遣2次隊の活用の実際.日本集団災害医学会 20：514,2016

第11章 重度要支援者を支えるための細やかな対応

1 医療依存度が高い人たちへの支援

1 透析

日本透析医学会の統計調査によると，日本の慢性透析患者は人口100万人あたり2,592人，患者の平均年齢は67.9歳である[1]（2015年末現在）。1人1回の血液透析には120Lの水，装置と電力，医療資材，それに医療従事者が必要である。患者は食事や水分摂取に制限があり，高血圧，心血管疾患，糖尿病などの合併症もあって，多くの薬剤を服用し，かつ予備力に乏しい。透析医療のシステム，透析患者が，ともに災害に対してこのように脆弱であることは30年以上前から認識され，一定の対策は行われていたが，大災害の都度，新たな課題が生まれて現在に至っている。過去の大地震と透析患者の数，平均年齢の変遷を表1に示す。

❶ 発災後72時間：情報収集とアセスメントが重要

透析治療が困難となりやすい時期である。「体調の悪い人はいませんか？」と聞かれても症状がない段階では救護所や避難所で自ら名乗り出ない透析患者もいる。「普段透析を受けている人」を救護者側から積極的に探しだし，被災前の維持透析施設，最終透析実施日，透析予定日を確認する。腹膜透析患者では，手持ちの透析液や交換資材で48〜72時間を過ごせる間隔でバッグ交換の時間を決め，その際の衛生的手技が可能になるよう支援を行う。非医療者の協

表1　大災害発生の前年の慢性透析患者数と患者の平均年齢

年	年末患者数（人）	平均年齢（歳）	翌年の災害	課題
1977（昭和52）	22,579	―（1983年51.9）	宮城県沖地震	災害への脆弱性を認識
1994（平成6）	143,709	60.4	阪神・淡路大震災	圧挫症候群 兵庫県での患者死亡率上昇
2006（平成18）	264,473	66.4	新潟県中越沖地震	透析装置損壊再防止策の強化
2007（平成19）	275,242	66.8	岩手・宮城内陸地震	揺れへの対策の強化
2010（平成22）	298,252	67.8	東日本大震災	大規模，広範囲での透析困難

〔日本透析医学会：図説　わが国の慢性透析療法の現況（2014年12月31日現在）より改変〕

力も得て，透析医療機関の被災，復旧，実施可能な医療機関の情報を収集する[2]．治療が可能な医療機関を知らせて自力で移動，もしくは医療搬送をしなければならない．いずれの透析患者も前回透析からの経過が長いほど緊急度が高くなる．

❷ 災害後急性期の支援透析

　最大多数に最善の医療を，というコンセプトのもと，透析施設間で共助し，治療可能な医療機関には支援透析を受けに患者が多数集まってくる．搬送された側は支援透析の後，帰宅させてよいかの判断を身体的，社会的にトリアージを行う必要がある．しかし，建物倒壊，土砂災害などで圧挫症候群が多数発生すると，災害医療拠点では，傷病者の緊急度から，透析医療資源は急性腎障害の治療に優先的に投入される場合がある．

　被災施設の職員が患者や資料をとりまとめて同行すると，支援透析の安全性は向上し，患者や支援施設の負担を軽減できて有用であるが，被災医療機関に対して平時と同じ質の医療情報を求めたり，支援医療機関に対して平時と同じ治療内容を求めるのは無理がある．発災後の1～2回の透析は少ない情報と資源のなかで，週3回4時間から週2回2～3時間へ，個別性を最低限にとどめて多数の支援透析を実施することになる．支援するためにはかかりつけ患者にもシフトの移動や時間短縮などの協力を得ることが必要な場合も考えられる．これらは災害時透析の特殊事情として，慢性透析患者の理解を得なければならない．

　東日本大震災（以下，3.11）後に筆者らが支援透析を実施した際の受付・指示票を図1に示す．

❸ ロジスティクスや行政との連携の重要性

　大規模災害では，医療機関のなかでも復旧や物資供給の優先度に差が生じる．多くの装置を有する透析医療の拠点，あるいは市町村唯一の透析施設など，特に公共性が高いと判断される透析医療機関に対しては，施設設備の無事が確認でき次第，早期から給水や燃料の供給が得られるよう，平時から行政との調整を要する．

　さらに，通院透析患者への通院（帰宅）困難対策も必要である．具体的には，避難所や支援透析先を巡回するバスを運行させる，支援透析施設や近隣の共用スペースを避難所として行政から支援を受けるなどがある．

　感染症の発生や内因性既存疾患の増悪は院外での生活環境の影響が大きい．3.11では断水や停電によって日常的衛生習慣ができなかったり，非常食や支援食料は，食事制限を要する被災者への配慮がほとんどなかったりしたことが被災者や支援者から指摘された．避難行動要支援者（腎不全のほかにも身体機能に障害をもつ，あるいは介護認定を受けているなど）に該当している患者については言うまでもなく，ほかの患者においても地域保健の担当者や医療救護チームと連携して，体調を維持するよう努める．3.11で配られた非常食を例としてカリウムや塩分の含有量を示す（表2）．なお，食事以外での飲水は500 mLにとどめる．

　一方，全国の透析医療関係者は支援のネットワークを構築し[2]，災害医療コーディネーターが定められている県もある．インフラの破壊された被災地での療養を無理に続けるのは止めて，被災地の外で復旧を待つことも選択の1つである．ただしその場合，避難患者に地元情報

支援透析受付・指示表

受付番号	透析施設
ID	透析日　月水金Ⅰ部・Ⅱ部 / 火木土Ⅰ部・Ⅱ部
氏名　男・女	最終透析日
生年月日　年齢	酢酸不耐症　無・有
感染症　無・有（HBV・HCV・　）・不明	薬剤アレルギー　無・有（　）

特記事項

滞在場所

初回来院方法

付き添い

継続指示

月日	透析膜	抗凝固剤			透析液	DW	時間	備考	指示者	受者
		種類	初回	持続						
	大（1.8m²～） 中（1.5～1.8m²） 小（～1.3m²）	ヘパリン クリバリン フサン	500単位 1000単位 なし	持続500単位/h 持続1000単位/h 30mg/h・40mg/h	キンダリー2号 キンダリー3号 カーボスター	kg	3時間 + ECUM　分			

当日指示

月日	ベッド番号	前体重	目標体重（最大除水1kg/h）	備考	指示者	受者	次回予定
		kg	kg	感染症不明者、開始時に採血			月　日（　） 時間　： □カード渡し済み
		kg	kg				月　日（　） 時間　： □カード渡し済み
		kg	kg				月　日（　） 時間　： □カード渡し済み

使用物品

透析治療を受けている医療機関が被災し，予定された治療ができなかった患者が臨時で救援を求めてきた場合の受付票であり，平時とは次のような違いがある。

1. 特記事項には，どこからどうやって来院したか，どこに帰るかを，避難先を想定した「滞在場所」として記載し，患者が利用可能な交通手段も把握する。
2. 透析の治療詳細は資材や薬品の在庫状況に大きく影響を受けることから，透析膜の製品名などの詳細は指示せず，体格を考慮した膜面積のみ3段階の設定とし，準備者の裁量範囲を広げた。
3. かかりつけ医療機関が復旧する見通しが立たない患者には次回の予約を，復旧する可能性がある患者には，復旧しない場合に当院で治療を受けるよう，カードを渡した。
4. 受付から実施，医事会計までの流れにそって，医師記載，使用資材のバーコードシール貼り付けなどのための余白を下半分に設けた。

図1　3.11後の支援透析の受付・指示票（3月13日作成）

を提供するなど，戻るまでの不安や孤立感に対する精神的・社会的支援が必要である。

❹ 透析患者，医療者への平時からの啓発

日頃から，慢性透析患者の療養上患者自身が習得しておくべきリスク管理について適切な指導を行っていた施設，自己管理を実践していた患者は災害に強かった。体重管理や食事の注意点について導入時から継続的な教育をするべきである。おくすり手帳の携帯も有用である。

また，支援する側が被災地の医療機関や患者に対して平時と同レベルの情報提供を求め，情報不足ないしは不備を理由に透析を断る事例が発生した。災害時透析の特殊事情を患者・医療者双方に対して平時から十分に啓発をしなければならない。

日本透析医学会では3.11で得られた教訓を将来の災害時透析医療へ活かすため，報告書と提言を発刊し，ウェブサイトで公開している[3)]。その中には，被災地域の広さ，直後の外部からの支援到着の遅れ，復旧に要した時間の長さなど，未曽有の災害規模であったことが記され，さらに，医療とは別次元のガソリン確保などが透析資源の在庫補充と施設へのアクセス手段に大きな影響を与えたこと，それらにもかかわらず，被災地各地の透析医療機関では施設間連携や被災地の外からの支援により，急性期を克服し，透析医療を継続した。これらから得られたことは次の災害への教訓として示唆に富んでいる。

表2 非常食の例

食品名	量の目安	エネルギー (kcal)	蛋白質 (g)	カリウム (mg)	水分 (mL)	食塩 (g)
おにぎり	1個 (100 g)	180	2.7	31	57	0.5
あんぱん	1個 (70 g)	200	5.5	54	25	0.5
ジャムぱん	1個 (70 g)	210	4.6	67	22	0.56
バナナ	1本 (100 g)	86	1.1	360	75	—
りんご	1個 (180 g)	97	0.4	200	150	—
みかん	1個 (80 g)	37	0.6	120	70	—
野菜ジュース	1本 (190 g)	40	1.3	475	177	1.5
トマトジュース	1本 (190 g)	32	1.3	494	179	1.1
牛乳	1本 (200 mL)	120	5.8	300	177	—
クラッカー	5枚 (15 g)	74	1.3	17	0.41	0.24
乾パン	12個 (30 g)	120	2.9	48	1.7	0.36
カロリーメイト (チーズ味)	1箱：4本 (80 g)	400	8.1	90	5	0.9
カロリーメイト (コーヒー味)	1缶 (200 mL)	200	7.6	140	169	0.7
卵	1個 (50 g)	86	6.2	60	37	—
のり弁当	1折	695	20.1	364	239	6.3
幕の内弁当	1折	734	26.8	565	287	4.5
1日摂取量の目安		30〜35/kg	0.9〜1.2 g/kg	2,000		6.0

（文部科学省：日本食品標準成分表2015年版，および製品表示資料より作成）

❺ 被災した透析患者への長期的なケア

合併症はむしろ透析時間などが通常に戻った亜急性期から慢性期に注意が必要である。低い透析効率，低栄養，活動性の低下により筋肉や脂肪が減少，貧血の増悪などが出現し，相対的に体液過剰，高血圧や心不全，骨折などのリスクが高まるからである。しかし，慢性透析患者に継続的に医療者の目が届くことは，リスクアセスメントや介入の面での強みである。長期的視野に立ったケアを実践することにより，災害後の患者の予後悪化を最低限にとどめることができる。

2 人工呼吸器[4〜6]

人工呼吸器は，気管チューブなどの人工気道を留置して管理をする侵襲的人工呼吸器療法と，マスクを用いて管理をする非侵襲的人工呼吸器療法の2つに分けられる。

現在，呼吸不全の治療も急性期を過ぎれば，人工呼吸器装着者も自宅に戻り，在宅療養をするようになっている。

❶ 災害への備え

人工呼吸器を利用して療養している患者にとっては，停電は人工呼吸器の機器停止を招く生命の危機に直結する事態である。そのため，普段から停電に備えた対策が必要である。

人工呼吸器は，自動的に内部バッテリーに切り替わるようになっている機種がほとんどで，停電してもすぐに停止にならないようになっているが，機種によって稼働時間が異なるため，日頃使用している機種がどのような電源方法であるかの確認とバッテリーの稼働時間の把握が必要である。

3.11 において，内部バッテリーが 1 時間程度の人工呼吸器が多かったことや想定していないほどの長時間の停電（3〜4 日間）により，電源確保のための入院が必要になったケースがあった。しかし，ライフラインが途絶え，通信もできない状況となれば，病院に行くことも困難である。病院も重症患者の対応で混乱しているため，電源確保をしたうえで最低でも 3 日間（72 時間）は，自宅で待機できることが望まれる。

そのためには，人工呼吸器装着時期から療養者に準備・訓練を指導していく必要がある。

- **非常用電源の確保「複数の方法で電源確保」**：3.11 後，人工呼吸器の多くは内蔵バッテリーが長時間保てる機種に変更を推奨，またバッテリーおよび手動式肺人工蘇生器（蘇生バッグ）の医療保険での提供も可能となった。そして，以下に示すように複数の電源確保が重要ということを促している。

  A：内部・純正の外部バッテリー準備
    使用可能時間の把握，バッテリーが劣化していないか定期的な確認・交換が必要
  B：その他の外部電源の確保
    純正品以外の電源を利用する場合は，安全性の保障がないため，使用者側の自己責任で使用することになるが，命を守るための予備電源であり正常に作動することを確認しておく必要がある。

- **自動車からの電源確保**：シガーソケットにカーインバーターを差し込み，交流電源に変換して利用する。この場合，ガソリン不足を考慮し，ガソリンの備蓄も必要である。
- **発電機**（ガソリンタイプ，カセットボンベタイプなど）
- **電源供給に頼らない医療機器の確保**：電源が消失した際や機器の故障に備え，手動の機器が重要である。機器があっても，介護者ができないという状況では命をつなぐことができない。

  A：蘇生バッグの準備（常に人工呼吸器の傍に）と操作方法の習得
  B：足踏み式・手動式吸引器の準備と操作方法の習得

- **近隣支援者の確保（共助）**：大災害時，頼りになるのは近隣の協力である。しかし，周りに迷惑をかけたくない，病気を知られたくないという思いから，近隣とのつながりが希薄になっていることもある。まずは，市区町村の支援システムを確認し，発信できるようにしたうえで，近隣の協力も重要になることを理解してもらうよう働きかけていくことが必要である。

- **「自分で作る 災害対応ハンドブック」**：宮城県では 3.11 の経験から，津波などによる自宅損

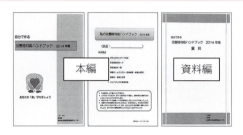

図2　3.11の状況調査まとめ
宮城県神経難病医療連携センターでは，3.11を経験し，震災時の状況についての確認と，①3.11における在宅人工呼吸器使用筋萎縮性側索硬化症（ALS）患者の状況調査，②在宅人工呼吸器使用ALSおよび多系統萎縮症（MSA）患者に対するアンケート調査を実施した。調査には厚労省「難病患者への支援体制に関する研究」班の支援を受けた。その結果をふまえ新しい災害時対応のハンドブック作成を行った。
〔宮城県神経難病医療連携センター（http://www.miyagi-nanbyou.jp/zaitaku.html）より改変〕

壊がなく，電源の確保が可能となれば自宅で過ごす可能性が高いこと（支援者が来られない・連絡がつかない・交通手段がない・病院も重症患者の対応で混乱など）を受け，災害時に自分の命，家族の命を守るための自助力を高めるために災害時対応ハンドブックを作成している（図2）。本ハンドブックは「自分で作る」ことを意識して作られており以下の宮城県神経難病医療連携センターのホームページ（http://www.miyagi-nanbyou.jp/zaitaku.html）からダウンロードできる。

❷ 災害時の広域医療搬送

大規模災害では，人工呼吸器装着者に安定した医療・看護を提供するために，ほかの地域に広域搬送しなければならない状況も予想される。通常の搬送とは違い空路を使用することも考慮しなければならない。3.11では医療用のヘリコプターだけでは補えないために，医療機器を完備していないヘリコプターで搬送することもあった。そのような状況での注意点を示す。

ヘリコプターは，電源がないこともあるため飛行時間を考慮しバッテリーなどの準備が必要であるが，災害時には十分なバッテリーを準備できないこともある。その場合，蘇生バッグの対応も考慮する必要がある。また，移動中の気圧の変化や機体の振動による排痰量の増加を予測し酸素低下に備えた酸素ボンベ・吸引器の準備，気圧の変化に備えカフ圧の調整などが大切である（表3）。

表3 ヘリコプターでの搬送に同乗して気づいたこと

①病院での酸素ボンベ・外部バッテリーなどが不足
（被災地は，病院での医療物品も不足な状態） 他病院からヘリコプターで迎えに来る状況であれば，搬送用の酸素ボンベ，外部バッテリー，吸引器などの物品を準備し，届けてほしい。
②気圧の関係で，痰の量が増大し，吸引をし続けなければならない患者もいる
通常酸素が必要のない患者でも，ヘリコプターでは酸素を使用することも想定。 酸素ボンベは多めに・吸引器も予備があると安心。
③ヘリコプターの中には，コンセントがない
外部バッテリーがない場合，蘇生バッグの対応になることもある。 ヘリコプターの中は，相当の爆音であり，呼吸器の表示と患者の表情，酸素飽和度など，視覚での情報に頼るしかない。
④ヘリコプターの中は狭く，揺れも大きいうえ，寒い
患者は担架のまま直接床に寝た状態であり，物を動かすことも困難。 上空は低温となるため，保温にも配慮。 搭乗時すぐに，患者の対応ができる場所を確保，保温（掛け物・着衣など）対策も必要。

　災害時の重症神経難病患者の受け入れや支援については，日本神経学会で災害支援ネットワークを策定（重症神経難病患者について，災害時の迅速かつ組織的な患者の受け入れ体制の確保，患者搬送・医療提供を実現するため，専門医・専門病院間・医薬品および医療機器関連企業の情報ネットワークを構築）している。

3 在宅酸素療法

　慢性呼吸不全患者に対して，在宅で酸素吸入を行い，日常生活や社会活動を維持する治療を在宅酸素療法（HOT）と呼ぶ[7]。現在，日本でHOTを施行している患者は約十数万人と推定され，その約半数が慢性閉塞性肺疾患（COPD）である[8]。HOT患者の多くは，何らかの介助を必要とすることはあっても，自力で日常生活を送っている。

　HOTで用いられる酸素供給装置には酸素濃縮装置と液化酸素の2種類がある。外出時には携帯用酸素ボンベや携帯型液体酸素装置が用いられており，HOT患者の9割が使用している。操作が簡便でメンテナンスに手間がかからないのがその主な理由であるが，酸素濃縮装置は電気を使用するため停電時には使用できないという欠点がある。したがって，停電などの非常時に備えて，緊急時の対処方法（アクションプラン）をあらかじめ文書として作成し，予備の酸素ボンベを用意しておくなどの準備をする必要がある。

❶ 震災からの教訓

　1.17ではHOT患者の死亡率が高かったことが報告された[9]。この教訓をもとに，災害時に酸素供給業者がすみやかに患者の安否確認を行い，患者宅を訪問して酸素ボンベを提供する体制が整備されるようになった。その結果，2004（平成16）年の新潟県中越地震では混乱は最小

限で済んだと報告されている[10]。

3.11では太平洋沿岸部は津波で壊滅的な打撃を受けた。多くのHOT患者は停電によって酸素供給を断たれ，ある者は家とともに酸素供給装置を津波で失い，また，酸素供給業者も道路が寸断されたために患者宅に酸素ボンベを届けることができない状態となった。多くの患者が「HOT難民」となり，手持ちの酸素ボンベでしのいだり，病院に避難したりしたことが報告されている[11〜15]。筆者らは震災によって最も大きな被害を受けた地域の1つである宮城県石巻市の地域基幹病院でHOT患者の対応をしたが，そこから得られた教訓を紹介する[16]。

- **アクションプランには災害時の対処（流量設定の変更を含む）を明記しておく**：短時間の停電であれば予備の酸素ボンベを用いて自宅で酸素療法を継続することができる。呼吸法の習得をはじめとした普段からの呼吸リハビリテーションも重要である。停電が長期になると予想される場合や台風・水害などで自宅から避難する必要がある場合に備え，あらかじめ避難場所と避難経路を確認しておく必要がある。
- **医療機関では災害時には傷病者とともにHOT患者が避難してくる可能性を想定しておく**：入院設備のないクリニックであれば，あらかじめ地域基幹病院と連携しておくことが望まれる。地域基幹病院では災害対策マニュアルに対応を明文化しておくべきである。災害拠点病院であれば来院患者を収容できるスペース（入院あるいは院内避難所）と酸素供給の準備が望まれる。筆者らの経験では看護師・呼吸器専門医の管理下にもかかわらず避難患者の2割で呼吸不全が増悪しており[11]，必要な治療（酸素療法，吸入薬など）が継続されることはきわめて重要である。

❷ 地域でHOT患者を支える体制

3.11では大規模なライフラインの破壊，広域被災による地域分断が起きると，個々の医療機関や業者に依存した従来のHOT災害対策だけでは患者を救済できないことも明らかとなった。地域でHOT患者の避難所（公共施設，病院など）を決めておき，あらかじめ酸素ボンベや非常用電源，燃料，簡易ベッドなどを設置するといった対策が必要である。HOT患者を登録し，災害発生時には安否確認や避難所への誘導に活用することも一案である。また，3.11は大規模災害によって医療システムそのものが崩壊する事態が起こりうることも示した。広域救護体制を確立し，HOT患者を被災地外に二次避難させ呼吸不全増悪を予防することで，患者の救済および被災地病院負担の軽減を図ることが検討されるべきである。

このような対策が行われている地域の例としては長野県松本市が挙げられる。松本市では，医師会と自治体が中心となってマニュアルを策定し，自治体・消防・警察などの行政と地域の医療機関，地域の自治会，医療関係業界などが協力して医療救護体制を構築している。その中では，HOT患者を要救護者と位置づけ，在宅酸素取り扱い事業者と連携しながら指定避難所や災害対応病院で対応することとしている。

残念ながら，自治体における災害時要配慮者の避難支援制度の対象から，いまだに多くのHOT患者が漏れていることが報告されている[17]。普段，HOT患者に接する機会の少ない災害医療関係者には，災害によって酸素療法が中断することは患者の生命の危機に直結するという

事実が，まだ十分認識されていないのかもしれない．医療機関，酸素供給業者，地方自治体を交えた救護体制が全国に広がることが期待される．

4 吸引

吸引に関する災害対策は，同じ呼吸療法である人工呼吸や酸素療法と比較して，不十分であった．人工呼吸や酸素吸入は，機器が継続的に動作しなければ生命維持に関わる問題となるが，吸引は必要時のみに動作が要求されるため，災害対策が手薄にされてきたと考えられる．医療者の技術レベルの維持も重要であるが，災害対策として，吸引は電力に依存していることを強く意識していただきたい．

医療機関で使用される吸引装置の陰圧は電力で作られているが，そのための設備は医療機関により一定でなく，施設内に陰圧を発生させる設備条件により災害時の対策が異なる．医療施設の非常用電源装置は地下または1階に設置されており，水害では装置自体が使用できなくなる．また，日常業務における吸引の頻度によっても災害対策が異なる．

災害を経験し医療機関内の災害対策は発展したが，介護，福祉の現場や在宅では患者の経済的負担が大きく，いまだに対策が進んでいない．災害時，重要な消耗品は電力と水であり，特に水道水は必須である．災害時には器具の故障，破損も予想される．気道の確保は呼吸管理の第一歩であるため，多くの手段を確保し続けることが要求される．

❶ 施設内配管

施設に設備された非常用電力装置（発電機）の電力で吸引装置を稼働する．発電機の残燃料で稼働時間が影響される．発電機の電力が吸引装置に供給されていない施設や，短時間のみ陰圧を維持するリザーバータンクを使用している施設もあり，吸引が実施できる時間が異なる．非常用電力は消失すると仮定して対策を進めるべきである．

❷ 吸引に使用できるもの

- **ポータブル吸引器**：日常的に電源に接続して使用し，臨床的にほとんどの吸引に対応できるが，電力を失うと使用できない．バッテリーを内蔵している機種や3電源対応機種もあるが高価である．在宅の患者が購入する際の費用の補助制度には条件があり，患者に金銭的な負担がかかる．安価な吸引器を購入し，災害時は補助電源で電力を得る計画を立てている場合もある．災害対策として，そのポータブル吸引器はバッテリーを内蔵しているか，内蔵していても稼動時間が何分か，改めて確認し直すことを勧める．また，バッテリーは劣化するので，保守のための努力が必要である．
- **足踏み式吸引器**：電力を失っても十分な吸引処置が期待できる器具であるが，手と足の異なる作業で行う医療処置は予想より難しい．近年，災害時対策で配置されるようになったが，練習が必要であり，一度，経験しておいていただきたい．
- **手動式吸引器**：スポイトで陰圧を得て吸引する．足踏み式より操作は容易だが吸引圧が低い傾向があり，一度に吸引できる量も少ない．災害時などの一時的な使用には適している

が，粘稠痰や嘔吐物吸引は困難と予想される。
- **注射器吸引**：専用の器具を準備することが難しい場合，吸引カテーテルと注射器を接続し吸引する。片手で操作しすみやかに吸引するために 30〜100 mL の注射器が適当である。災害時も入手しやすく有用な手段であり，看護職には準備段階から受け入れやすい手段と思われる。
- **市販の小児用鼻水吸引器**：鼻水の吸引に親が使用するが，災害時には誤嚥しそうな唾液や痰の吸引にも使用されている。一時的に，ごく少量の吸引には使用可能である。
- **掃除機**：避難所などで電力はあるが吸引器がないときの選択肢である。吸引カテーテルや市販のストロー，ビニールチューブなどの中間を紙やビニールなどで巻き，掃除機のホースに詰め，吸引する。長い吸引チューブやペットボトルなどが入手できれば，繰り返し使用することも可能である。
- **ペットボトル**：手動式吸引器を応用して，炭酸飲料などの空きペットボトルを手でつぶした後の復元力で陰圧を得る。

❸ 非常時電源

施設内で電力が供給されるコンセントには限りがあり，医療機器はこのコンセントを使用する。業者指定のバッテリーや無停電電源装置は医療機器の動作が保証されている。一方，市販のバッテリー，発電機，無停電電源装置，車のシガーソケットも利用できるが，インバータの使用，延長コードの長さなど制限がある。メーカーに吸引器の使用について確認する必要がある。

❹ 搬送

在宅や避難所で吸引器が入手できない場合は吸引が実施できる施設に救急搬送を選択する。災害派遣医療チームや自衛隊が活動していれば，協力を得る。救急車には吸引器が装備されており，近年，患者移送を目的とする民間の救急車も増えているので，災害時の協力体制を相談しておくとよい。

❺ その他の気道クリアランス法

在宅で人工呼吸器を使用する神経難病に処方される排痰補助装置は医師の処方が必要で，基本的に電力を必要とするが，バッテリー内蔵型が増えてきている。体位排痰法は現在も日常的に使用され，簡易で効果的な方法である。同時に呼吸理学療法の排痰手技を併用すると，さらに気道クリアランスが期待できる。上気道の異物や喀痰除去にはハイムリック法を行う。

2 小児，新生児，妊産褥婦のケア

一般的に，小児や妊産婦は災害弱者といわれている。2013（平成 25）年に改定された災害対策基本法[18]のなかでは「要配慮者」という用語が使われるようになり，その対象者として乳幼

児などが含まれている。2015（平成27）年3月に閣議決定された「少子化社会対策大綱」の施策のなかでは，「災害時の乳幼児の支援」に対して「地方自治体において，乳幼児，妊産婦などの要配慮者に十分配慮した防災知識の普及，訓練の実施，物資の備蓄等を行うとともに，指定避難所における施設・設備の整備に努め，災害から子供を守るための関係機関の連携の強化を図ることを促進する」と記載されており，医療従事者としても小児や妊産婦の災害時の対応については考えていく必要がある。

これらの人々は災害が発生すると，その危険に対して自ら適切な対応をとることが困難となる場合が多い。そのため災害発生時には要配慮者の存在を認識し，それぞれの特徴に応じた必要な対応やケアを実践していかなければならない。ここでは周産期・小児の対応に必要な視点や知識・技術について述べる。

1 小児の特徴と留意点

小児は小さな大人ではなく，小児の特徴を理解したうえでの対応が必要である。解剖学的，生理学的な違い，また精神・発達面での違いから，小児の災害対応また災害対策における留意点について述べる。

❶ 解剖学的な違い

- **身体のサイズが年齢によって異なる**：医療物品（挿管チューブ，吸引チューブ，マスクなど）のサイズや薬剤投与量が異なる。小児医療に普段から従事していないスタッフ用に，医療物品サイズ表や代表的な薬剤投与量リストは平時より備えておくべきである。
- **皮膚が薄く，体表面積が広い**：低体温に注意が必要である。特に新生児は保温が重要である。また経皮吸収型の毒物の影響を受けやすいという特徴がある。
- **頭が大きい**：頭部外傷を受傷しやすい。また後頭部が出っ張っているため，搬送時には気道がうまく確保できるような固定が必要である。

❷ 生理学的な違い

- **正常バイタルが年齢によって異なる**：成人で使用しているトリアージ方法や評価方法は小児には適応できない。小児のトリアージ方法として代表的なものに Jump START 法があるが，歩けない0歳児には使用できない。病院における二次トリアージにおいては，カナダ小児救急トリアージ・緊急度評価スケールに基づいたトリアージ方法や，Pediatric Advanced Life Support（PALS）でも紹介されている初期評価法の1つである Pediatric Assessment Triangle において，1つでも異常がみられたら赤トリアージ＝最優先治療群とする方法もある[19]。
- **脱水になりやすい**：下痢や嘔吐症状には注意すべきである。脱水時には経口補水液が有効であり，救護班として支援に入る場合には携行薬剤に経口補水液を入れることも検討する。

❸ 精神・発達面での違い

- 「指示」に対する理解力また「危険」に対する理解力や認識力に乏しく，大人に依存しているため，病院や救護所，避難所において，子どもを1人にさせないような安全保護対策，また遺児や孤児の対応策，保護者が重症で入院や治療を要する際の子どもを預かる場所を考える必要がある。
- 衛生に関する習慣が乏しいため，感染症の拡大につながりやすい。子どもに対しても感染症対策の指導を行う必要がある。
- 災害時においても，子どもにとって「遊び」は重要である。子どものこころのケアの視点からも，避難所における「遊び場」支援も忘れてはならない。

2　新生児や乳児のケア

❶ 避難生活環境

新生児や月齢の浅い乳児は保温への配慮を怠ってはならない。また，乳児は夜泣きも多く，ほかの避難者への迷惑を気遣いながら過ごす母親もみられる。そのため，乳児をもつ家族ができるだけストレスを感じない環境の提供，たとえば乳児専用のスペースを確保するなどの配慮も必要である。

❷ 母乳育児支援

人工ミルクで授乳を行うと，粉ミルク，水，水を沸かすための鍋，哺乳瓶など多くの物品が必要となるが，母乳の場合は母親さえいれば母乳を与えることができる。しかも母乳には母親からの免疫も含まれているため，災害時には母乳育児支援も忘れてはならない。たとえば，避難所での授乳室の確保，また助産師支援などを検討する。

❸ その他

感染予防の視点からも予防接種のニーズ把握やワクチン支援は重要である。また，皮膚清潔が保てない環境からオムツかぶれなどのスキントラブルを起こす可能性が高く，スキンケアの指導も求められる。

3　妊産婦へのケア

❶ 妊産婦の把握からアセスメントまで

外傷などを負っていれば医療者の目にとまりやすいが，そうでない場合，妊婦を把握することは申し出がない限り難しい。また病院や助産院（所）などの産科施設が被災したことで妊婦健診の受診が途絶えることもある。まずは被災地域における妊産婦の把握および分娩などに対応できる施設の把握が必要であり，それらの情報の集約と対応の調整が図れるよう医療機関・保健機関・地方自治体との連携による体制を整えることが求められる[20]。

妊産婦に対しては，表4のような問診と観察を行うとよい。また母子健康手帳を携帯している場合には，それによりこれまでの妊娠経過を把握することが可能である。

表4 妊産婦へのアセスメント情報の例

	アセスメントの項目
一般情報	妊娠週数，分娩予定日，既往妊娠・出産回数，現病歴，既往歴，アレルギー
妊娠経過に応じた一般状態	バイタルサイン，腹部の痛み（部位・性状・時間），腹部の緊張感（時間・間歇・発作），破水（時間・量・性状），性器出血（時間・量・性状），胎動減少・消失（時間），その他の自覚症状

〔吉田穂波：災害時母子救護のためのツール「初期対応問診票（母子救護所用）」，2013を参考に作成〕

表5 産褥期におけるアセスメント情報の例

	アセスメントの項目
一般情報	分娩日，分娩様式，分娩経過，分娩時出血，既往妊娠・出産回数，現病歴，既往歴，アレルギー
産褥経過に応じた一般状態	［全身状態および退行性変化］ バイタルサイン，子宮収縮状態，悪露（量・性状），外陰部や会陰部の状態，その他の自覚症状 ［進行性変化］ 乳房・乳頭の状態，乳汁分泌状態，授乳状況，児の状態，その他の自覚症状 ［心理状態］ 分娩に対する思い，マタニティブルーズの有無と程度など

〔日本助産師会：助産師が行う災害時支援マニュアルすべての妊産婦と母子及び女性の安全のために（第2版）．日本助産師会出版，2012および東京都：妊産婦・乳幼児を守る災害対策ガイドライン（平成26年3月改訂）．東京都福祉保健局少子社会対策部家庭支援課，2014を参考に作成〕

❷ 対応とケア

一般状態に異常を認めた場合は搬送や緊急分娩に対応していく必要がある。特に被災したことによる精神的ストレスに加え緊急対応・分娩となるとさらに不安や緊張が高まるため精神的サポートが必須である。

一方，地域の医療機関や保健機関での対応が可能な場合，緊急時に移動・受診ができるような場所に避難できるよう調整されることが望ましい。また妊婦健診などの母子保健サービスが一定の場所もしくは巡回訪問という体制で早期に再開されることが期待される。そのためには，どの地域・避難所などに妊婦がいるのか把握しておかなければならない。

さらに，生活環境やマイナートラブルの有無・程度についても聴取し対応することが求められる。

4 褥婦へのケア

❶ 褥婦の把握からアセスメント

褥婦に対しては表5のような問診と観察を行うとよい。産後は通常であってもダイナミックに心身の変化が起きる時期である。そこで災害に直面し食事や休息，清潔などの基本的ニーズが充足されないことは心身にも多大なる影響をもたらすことが予測される。

❷ 対応とケア

　災害時母子救護所のような場がすみやかに設置されることが望ましいが，多くの場合はまずは避難所など制限された環境で生活をすることになると予測される．よって，その生活の場での集団生活によるストレスが軽減され，授乳をはじめとする育児が安心・安全に行える環境となるよう調整する．

文献

1) 日本透析医学会　統計調査委員会：図説　わが国の慢性透析療法の現況．2015年12月31日現在．http://docs.jsdt.or.jp/overview/（2017年1月閲覧）
2) 日本透析医会災害時情報ネットワーク　https://www.saigai-touseki.net/（2016年5月閲覧）
3) 日本透析医学会　東日本大震災学術調査ワーキンググループ：東日本大震災学術調査報告書－将来の災害時透析医療への提言．pp33-38．医学図書出版，2013　http://www.jsdt.or.jp/jsdt/1641.html（2016年5月閲覧）
4) 青木正志：在宅人工呼吸器使用患者への対応をどうするか．臨床神経学 53（11）：1149-1151，2013
5) 青木正志：人工呼吸器使用患者の広域医療搬送．日本内科学会雑誌 103（3）：613-616，2014
6) 日本神経学会　監：筋萎縮性側索硬化症診療ガイドライン．南江堂，2013
7) 日本呼吸器学会肺生理専門委員会，日本呼吸管理学会酸素療法ガイドライン作成委員会　編：酸素療法ガイドライン．メディカルレビュー社，2006
8) 日本呼吸器学会肺生理専門委員会在宅呼吸ケア白書ワーキンググループ　編：在宅呼吸ケア白書2010．メディカルレビュー社，2010
9) 石原亨介，藤井　宏，渡邊勇夫，他：阪神・淡路大震災後の神戸市域における呼吸器疾患の動向―市内8病院へのアンケート調査結果から．呼吸 15（1）：93-98，1996
10) 谷内田容子，佐藤英夫，岩島　明，他：大規模自然災害が在宅酸素使用患者に及ぼした影響―平成16年新潟豪雨・中越地震の経験から．日本呼吸管理学会誌 15（4）：641-645，2006
11) Kobayashi S, Hanagama M, Yamanda S, et al：Home oxygen therapy during natural disasters：lessons from the Great East Japan Earthquake. Eur Respir J 39：1047-1048, 2012
12) 伊関　憲，林田昌子，清野慶子，他：東日本大震災における山形県の在宅酸素療法および在宅人工呼吸療法患者の受診状況．日臨救医誌 15（16）：739-744，2012
13) Sato K, Morita R, Tsukamoto K, et al. Questionnaire survey on the continuity of home oxygen therapy after a disaster with power outages. Respir Investig 51：9-16, 2013
14) 佐々木隆徳，郷古親夫：東日本大震災における災害時要援護者の院内マネジメントの経験．日臨救医誌 16（2）：99-107，2013
15) 三塚由佳，高橋識至，飯田聡美，他：東日本大震災時の在宅酸素療法患者の行動と災害時アクションプラン．日本呼吸ケア・リハビリテーション学会誌 23（1）：72-77，2013
16) 小林誠一，矢内　勝：在宅酸素療法の災害時対応．呼吸と循環 63：251-254，2015
17) 茂木　孝：在宅酸素療法患者の教育と支援　次の大震災に備えて我々は今何をすべきか．日呼ケア・リハビリテーション学会誌 25（1）：38-40，2015
18) 内閣府　防災情報のページ：災害対策基本法等の一部を改正する法律（平成25年法律第54号）．http://www.bousai.go.jp/taisaku/minaoshi/kihonhou_01.html（2016年5月閲覧）
19) Centers for Bioterrorism Preparedness Program Pediatric Task Force, NYC DOHMH Pediatric Disaster Advisory Group, NYC DOHMH Healthcare Emergency Preparedness Program：Hospital Guidelines for Pediatric Preparedness, 3rd edition, 2008
https://www1.nyc.gov/assets/doh/downloads/pdf/bhpp/hepp-peds-childrenindisasters-010709.pdf（2016年11月閲覧）
20) 日本看護協会：分娩施設における災害発生時の対応マニュアル作成ガイド．2013

第12章 被災者・支援者のメンタルヘルスとケア

1 災害直後のこころのケア応急処置

1 サイコロジカル・ファーストエイド（PFA）誕生までの歴史

　大規模災害が発生すると，支援のために国内外のさまざまな団体が被災地に入る。こうした団体による多様な支援は被災者の幅広いニーズに対応できるが，時には支援方法や目的・目標の違いから支援者あるいは組織間に摩擦を生じさせることもある。したがって，1つの支援方法だけを絶対視することは避けられるべきであり，支援者には他の支援活動との連携や調和を心がけることが求められる。

　他方で，支援活動の多様性を尊重すべきとはいえ，そうした活動は基本的に国際的なエビデンス，合意に基づいて実行される必要がある。しかし現在でもなお，国際的に支持されていない心理的デブリーフィング（psychological debriefing）などを取り入れた活動も一部で見受けられており，かえって被災地に混乱を生じさせることもある。

　こうした視点に立って，近年注目されているのがサイコロジカル・ファーストエイド（以下，PFA）である。これは災害時に支援者が共通して身につけておくべき心構えと対応をまとめたものであり，支援による二次被害を避け，文化に配慮し，さらには支援者を保護するための枠組みを示している。PFAは自然災害だけではなく，飛行機事故，戦争や紛争といった，多くの人々に影響を与える大規模な出来事から，影響の範囲が個人や家族に限られるような，交通事故や盗難，火事といった状況においても適応できる。

　PFAへの関心の高まりの背景には，1990年代半ば以降の調査から，それまで有効視されていた心理的デブリーフィングの効果が実証されず[1]，むしろ有害な影響を与える可能性が明らかになってきたという事情がある[2,3]。心理的デブリーフィングとは，特別な訓練を受けた専門家が災害の直後にグループミーティングを行い，危機的な体験を早期に聞き出すことであり，かつてはこのことによって将来の心的外傷後ストレス障害（PTSD）発症などが予防できると考えられていた[4]。緊急事態ストレス・デブリーフィング（CISD）の一部として実施されることも多い。CISDとはもともとはアメリカ軍の兵士や警察官，消防隊員など職業上「間接的」にトラウマ的出来事に曝露した者に対するケアのために開発されたものであり[5]，1970年代〜1980年代に開発された惨事ストレス・マネジメント（CISM）の手法の一部である。何を見てどんなふうに感じたのかをできるだけ早急に語ってもらい，心的葛藤やどれだけ怖かったかを聞き出すことが，こころのケアには必要だという視点に基づいている。

　支援者ケアから始まったこの心理的デブリーフィングは，次第に被災者ケアへとひろがりを

みせていき，アメリカでは9・11同時多発テロの際にも用いられた[6]。だがその後の国際的な研究や検証で，災害直後における専門家のアフターケアが十分にできない環境下での単回の心理的デブリーフィングは，PTSDあるいは不安やうつを軽減するような効果はなく，むしろ潜在的に被災者に心理的な悪影響を与えたり，再トラウマ化を引き起こす可能性があることが示唆された[注1)7,8]。このため，心理的デブリーフィングに代わるような標準化されたガイドラインが求められるようになり，PFAが注目されるようになったのである。

2 WHO版PFAとは

PFAという言葉自体は1954年の文献にすでに見られるが[9]，現在のPFAの基本的要素は，2004年に実施された災害時のメンタルヘルス専門家コンセンサス会議の研究文献と，2007年のHobfollらの研究から生み出されたものである[10,11]。それらは，①安全（safety），②安心（calming），③周囲とのつながり（connectedness），④自己効力感（self-efficacy），⑤希望（hope），という5つのカテゴリーに集約される。PFAのガイドラインには，それを発行した組織や対象支援者の職種，被災者の属性などによるいくつかのバリエーションがある。James ShultzとDavid Forbesの調査によれば，2005年から2013年までの間に27のPFAが公表されているが[10]，上記の5つの要素は，これらのほぼすべてに共通して認められる。

PFAの必要性はIASC[注2]やスフィア・プロジェクト（p.86）などの国際的ガイドライン・組織においても認められているが[12,13]，数多くあるPFAのなかでも国際的に広く支持を受け，普及しているものは，2011年にWHO（世界保健機関）が発行したものである。このPFAの文案作成にあたっては，アフリカや南アジアなどで実際に支援にあたってきたNGOやNPOなどの実務者の意見が大きく取り入れられた。さらに，先行研究で効果があるとされている証拠（エビデンス）の情報のレビューは，カーディフ大学のBissonらに依頼された[14]。この文献レビューから，PTSD症状のリスクを高めてしまう2つの要因が明らかとなった。

その要因の1つは，被災者が危機的状況において社会的サポートを得られなかったと感じることである。つまり，周囲からのサポートが十分ではなかったと感じられた場合にPTSDの発症率が高くなる。災害からの回復におけるリスク要因に関するBrewinらの研究でも，「社会的サポートの欠如」の平均効果量は0.40であり，トラウマの重症度や精神疾患の既往歴といった他のリスク要因と比べても高い値を示している（表1）[15]。もう1つの要因には，解離が挙げられる。Lensvelt-Muldersらによれば，危機的状況で解離が起こり，自分自身や環境とのつながりを失って現実感を喪失した場合にPTSD症状が発症しやすい[16]。これらをふまえると，社会的サポートを提供しつつ，周囲とのつながりを維持することが重要であると考え

注1) アメリカ軍の帰還兵などに対して行われている集団的ストレス・デブリーフィングは，語りの場の環境が整えられ，医療関係者や心理士などの専門的指導者によりきちんとした手順がふまれているという点でほかと異なっている。災害など発生直後の一般被災者に対しては，そうした環境を整えることは難しいと考えられ，心理的デブリーフィングの実施は難しいと考えられる。

注2) Inter-Agency Standing Committee（IASC）は，1992年に国連や国連以外のさまざまな人道支援組織のトップにより構成された機関間常設委員会である。緊急時下での被災者への支援に関するガイドラインを発行している。メンタルヘルスについては『災害・紛争等緊急時における精神保健・心理社会的支援に関するIASCガイドライン』を参照されたい。

表1 災害後のPTSD発症のリスク要因：Brewinらのメタアナリシス（2000）より

リスク要因	研究数	個体数（n）	効果量（r）範囲	平均効果量（r）	95%CI
性別（女性）	25	11,261	−0.04〜0.31	0.13	0.11〜0.15
若年	29	7,207	−0.38〜0.28	0.06	0.04〜0.08
社会経済的階級が低い	18	5,957	0.01〜0.38	0.14	0.12〜0.16
教育の欠如	29	11,047	−0.11〜0.37	0.10	0.8〜0.12
知的レベルが低い	6	1,149	0.08〜0.38	0.18	0.12〜0.24
人種（少数派）	22	8,165	−0.27〜0.39	0.05	0.03〜0.07
精神保健上の経歴	22	7,307	0.00〜0.29	0.11	0.09〜0.13
幼少期の虐待	9	1,746	0.07〜0.30	0.14	0.09〜0.19
過去のその他のトラウマ	14	5,147	−0.05〜0.36	0.12	0.09〜0.15
その他幼少期の不利な体験	14	6,969	0.09〜0.60	0.19	0.17〜0.21
家系の精神保健上の経歴	11	4,792	0.07〜0.28	0.13	0.10〜0.16
トラウマの重症度	49	13,653	−0.14〜0.76	0.23	0.21〜0.25
社会的サポートの欠如	11	3,276	−0.02〜0.54	0.40	0.37〜0.43
生活のストレス	8	2,804	0.26〜0.54	0.32	0.29〜0.35

これらすべての値が統計学的に有意である（$p<0.001$）．

(Brewin CR, Andrews B, Valentine JD：Meta-analysis of risk factors for post-traumatic stress disorder in trauma-exposed adults. J Consult Clin Psychol 68：751, 2000より一部改変)

られる．

　メンタルヘルスというと専門家による心理的ケアのみを考えがちだが，上記のように考えれば，被災者の身近なところにいて寄り添うといった社会的サポートも，心理的回復のためには重要であることになる．PFAは「心理的」と形容されているが，その内容として社会的支援を多く含むのはこのような考えに基づいているからである．

　このようにWHO版PFAは，実務的な有用性と学術的背景との両方を兼ね備えていることが特徴である．その結果として，被災者や被災地と関わる可能性のあるすべての人が知っておくべき基本的な内容の集大成となっており，かつ精神保健の専門家以外にとってもわかりやすく，普及が容易なガイドラインとなっている[17]．

3　PFAの支援のあり方

　筆者ら（大沼，大滝，金）の過去の経験では，災害や広域犯罪事件の後でこころの相談窓口を設けても積極的に利用されることは少なかった．その一因は，こころの問題に対する偏見や抵抗感ゆえに，たとえ精神的な相談事があっても行きにくいという事情があったであろう．WHO版PFAの研修資料のなかでも，国際緊急支援において「トラウマ」や「カウンセリング」と書かれた看板を掲げたものの被災者が来なかったという苦い失敗例が引用されている．すなわち，支援者の善意によるケアの申し出が，必ずしも被災者のニーズ，あるいはおかれている状況にふさわしいとは限らないということがいえる．

　では，ケアをむやみに押しつけることなく，効果的な心理的支援を行うにはどうしたらよいのであろうか．その答えの1つが，PFAである．WHO版PFAは"Do No Harm"の原則に

則って，支援活動が被災者にとって有害であったり押しつけがましいものとならないように配慮をしながら，実際に役立つ支援を提供するという姿勢を示している。

東日本大震災（以下，3.11）の直後には，水や食料あるいはガソリンといった生活上の基本物資が必要とされた。そのような現実的ニーズを無視して，精神的・心理的側面に固執した支援をすることは，被災者の心情を逆なでし新たに心理的負担を生じさせることにもなりかねない。このような場合にはPFAで述べられているように，心理的側面に直接働きかけるというよりは，むしろ必要な基本的ニーズを確認・提供したり，安全を確保するといったような生活や公衆衛生的な面での支援をするなかで，被災者に安心と落ち着きを取り戻してもらうことが重要となる。こうした生活面での支援を通じて，被災者は困難に対する自身の対処方法を思い出し，本来もっている「レジリエンス（自然に回復する力）」を取り戻すことが可能になるのである。震災のような状況でレジリエンスに働きかけることが望ましい理由は，たとえ危機的状況下で一時的に不安や落ち込みといったストレス反応があったとしても，ほとんどの被災者は基本的ニーズが満たされたりPFAなどの支援が受けられたりすれば，時間とともに自然に回復していくからである[18]。つまり，個人の回復力を支えることが緊急時支援の要であり，そのためには支援者の柔軟な姿勢が求められる。

4　PFAの活動原則

では支援者が被災者と向き合うときには，具体的にどのような態度で接し，どのように手を差し伸べたらよいのだろうか。WHO版PFAの活動原則は，活動前の「準備（prepare）」と，実際に活動を行う際の「見る（look），聞く（listen），つなぐ（link）」という3つのLから成り立っている。これに加えて支援者自身のストレスケア，子どもや傷病者への対処法などが述べられている。その概要を紹介する。

❶ 見る（look）

安全や明らかに急を要する基本的ニーズのある人，あるいは深刻なストレス反応を示す人の確認をする。特に深刻なストレス反応を示す人のなかには，ひどく動揺して応答できない人もおり，こうした人々を見逃さないよう注意が必要である。支援を申し出たり行動を起こしたりする前には，たとえ短い時間でも必ず周囲を見まわす時間をとり，支援から取りこぼされた人がいないかどうかを確認することが大切である。

❷ 聞く（listen）

被災者に寄り添いながらニーズを確認し，被災者が話をしたいときには傾聴するという姿勢が求められる。無理強いしたり急かしたりせずに相手の話に耳を傾け，話に出てきた損失やつらい出来事，人々の気持ちをしっかりと受け止めるということが求められる。また，たとえ今は誰とも話したくないという場合でも，話したいときにはいつでも話を聞くということを伝えておくことで，すぐそばに，自分を気にかけてくれる誰かがいるという安心感が気持ちを落ち着かせることに結びつく。

❸ つなぐ（link）

　自分の支援活動が終了した後でも，被災者が生きていくうえでの基本的なニーズを満たし，サービスを受けられるように手助けをする。被災者を精神保健をはじめとするさまざまな専門的支援に紹介することに加えて，必要とする情報や公共サービス，大切な人や社会的支援へと結びつけていく必要がある。その際に気をつけたいことは，相手にとって何が役立つのかを支援者側が決めつけたり，考えを押しつけたりしないようにすることである。また，被災した人々が自己効力感を失わないためにも，本人のできることを支援者が過度に代行しないように気をつける。たとえば自分で歩ける人には，どこへ行けば食料が得られるのかといった助言をすることが望ましい。なぜなら自分のニーズを自分で満たしてもらうことは，その人自身の回復だけではなく，被災者同士の支え合いや先々の復興にもつながっていく原動力となるからである。

　さらに情報提供のあり方についても留意すべきである。避難所などでは曖昧な情報や噂話が多く飛び交うことがあり，それは集団内に混乱や不安を引き起こす原因となりうる。そのため支援者は，知っている情報があれば集団内に同じ情報を伝え，知らないことを尋ねられた場合には正直に自分はその情報を持ち合わせていないと述べるのがよい。支援者には，提供する情報の出所や信頼性を可能な限り正確に伝えることが求められる。

　WHO 版 PFA では，被災者支援だけではなく，支援者へのケアも支援活動に欠かせない重要な要素だと考えられている。支援者が過剰な労働状況におかれていたり，自らも被災者であったり，あるいは被災者から怒りを向けられたりすることも少なくない。したがって最善の支援を続けるためには支援者が自らを最善の状態に保つ必要がある。このために PFA ではセルフケアと同僚へのケアが重視されている。

　支援活動前はできるだけ支援先での自分や同僚，チームの役割を確認したり，心身の健康状態のチェックをする。実際に支援に入った際には，ストレス過多にならないように普段しているストレス解消法を行うことや定期的な休息をとること，仲間同士の声かけや支え合いをすることが燃え尽き症候群（バーンアウト）を防ぐのに役立つ。そして支援後は，日常業務に戻る前に，できるだけ十分な休養や振り返りの時間を設け，互いに労う時間をもつことも大切である。

5　PFA の普及と今後

　国立精神・神経医療研究センター（東京）では，WHO 版 PFA が発行された 2011（平成 23）年からガイドラインの日本語訳を開始し（災害時こころの情報支援センターホームページ http://saigai-kokoro.ncnp.go.jp/who.html からダウンロード可能），その翌年以降は作成者でもあった海外の指導的支援者を招聘するなどして，国内で PFA 研修を行える講師の育成に努めている。現在はその講師らが，各地の精神保健福祉センターや病院，警察，消防，外務省，大学などで 1 日研修会を行っている。災害急性期に活動する医療チームである災害派遣医療チーム（DMAT）隊員への研修が実施されていることも意義深い。

　研修会は座学だけではなく，避難所での支援を想定したシミュレーションやケースシナリオによるロールプレイといった実践を意識したエクササイズ，話し合いによるグループワークな

ど多くを含んでいるが、その参加は自由であり、オブザーバーとして見ていることも可能である。また、研修を受けるにあたって精神保健医療に関する特別な知識や準備の必要はない。

PFAの意義は、医学的疾病モデルではなく、社会的サポートモデルに立った災害時のメンタルヘルスケアを重視していることにある。WHOなどの国際機関の利点を生かして、今後さらに世界各国の経験と智恵が集積され、PFAはさらに豊かなツールへと発展するであろう。そのためにも、災害大国である日本からもさまざまな提言を国際社会に発信していくことが求められてくるに違いない。

2 災害時のメンタルヘルスケアと看護活動

PFA誕生に至るまでの経緯に影響されて、看護師によるこころのケアも行われてきた。そのなかには、後に検証されたことではあるが、むしろ悪化させるリスクのあった心理的デブリーフィングを、十分な心理学や精神医学の知識も治療的介入経験ももたないままに実施していたケースも散見された。また、こころのケアが災害看護の重要な概念であるかのように扱われた時期もあった[1~3]。

平時にできないことは災害時にはできない。専門的な学習と経験を積み重ねた精神看護専門看護師などとは異なる一般の看護職が、災害時にこころの問題を取り扱うことには慎重であるべきだと考える。本項では心理・社会面をも含む実践を行う看護職が、災害時のメンタルヘルスケアにどう関わるのか、またどのような注意が必要なのかについて述べる。

1 メンタルヘルスケアに看護師はいかに関わるか

平時の看護実践と災害時の看護実践の違いは、看護ニーズと看護資源の著しい不均衡状態のなかで、いかに優先度を判断し、いかにもてる資源を適正に分配するのかという意思決定が迫られることであり、看護の本質や看護実践のありようが全く異なるということではない。したがって、診療の補助や身体的なケア抜きに、ことさらにこころのケアだけに集中することは看護職としての役割機能や責任を果たすことにはならない。誤解のないように再度確認をするが、ここでいう看護職には専門的な技能を修得した者は含まれない。

3.11の被災地でメンタルヘルスケアに関与していた看護職が、被災者の心理反応を過大評価したり、過度に保護的になっている場面にしばしば遭遇した。また、被災者の言動や心理反応について報告するその表現から、心理学に関する知識のみならず、ヘルスプロモーション、自己知覚、コーピング/ストレス耐性、役割関係、生活原理、成長/発達といったメンタルヘルスケアに、特に関与するNANDA-I看護診断の各領域についても十分に理解していないのではないかという印象を受けることもあった。メンタルヘルスケアに特化した支援活動に携わりたいのであれば、精神看護領域での修士レベル以上の学位やスーパービジョン歴を有し、実践経験を積み重ねておくことが必要である。

また、前述（p.129）のように、こころの相談窓口やトラウマ・カウンセリングという看板は積極的に利用されにくいという状況にある。しかし、看護職は健康問題と生活に関与する立場

から被災者へのアクセスが不自然ではなく容易に接点がもてる立場にある。その立場を最大限活用して，できるだけ多くの被災者にアクセスし，"スクリーニング"機能を果たすことが重要である。また，PFAが推奨している基本的ニーズの充足や生活と公衆衛生面での状況改善といった支援は看護そのものであるともいえる。身体的な健康状態や生活が脅かされ，生きていくことが困難な状況にある対象に優先される看護介入は傾聴と共感ではないはずである。現実的な問題解決に向かうために看護としてなすべきことは何か，看護師としての専門的な役割機能とは何かということを見失うことなく支援活動にあたる必要がある。

2 被災地での支援を看護の原点に戻って考える

　ケアリングとは依存に対する応答である。被災地の支援者には，大別すると2つのタイプがあると感じる。欲望や衝動，母性的本能を満たしたいと望んで支援を行っているのではないかと感じられるタイプと，苦しみや願いへの真の思いやりから可能な限りの支援を行おうとするタイプである。その両者の違いは，行動に現われる。前者は，最初に活動が現われる。自分がやりたい支援活動が前提となり，押しつけがましい支援につながる印象がある。後者は，最初に情報収集と分析・判断が現れる。被災地や被災者のニーズを見極め，もてる資源で最善を尽くしながら，自立を支援し，尊厳を守り高め，維持するように支援する。

　愛着理論のボウルビィは，世話行動システムの機能不全のひとつに過剰な世話行動があるとしている。それは①押しつけがましくタイミングが悪い，②自分が不可欠な存在として強依存的になるようしむける，③世話人として有能であると感じさせるように意図されている，④ニーズの過大視，他者の苦悩に対して過度に注意深い態度をとる，⑤世話の申し出を他者に受け入れさせるのを目的とした行動をとる，としている[19]。

　本来の世話行動システムの設定目標は，相手の苦しみを低減させること，「安全な避難場所」をもたらすこと，あるいは相手の成長・発達を促すことである。

　人間を援助する学としての看護学という本質的な特性ゆえに，その援助行動のメカニズムには上記のようなことが内在するとの認識に立って活動することが，"Do No Harm"の実現に必要なことであると考える。

文献

1) Litz BT, Williams L, Wang J, et al：A therapist-assisted Internet self-help program for traumatic stress. Professional Psychology：Research and Practice 35：628-634, 2004
2) Hiley-Young B, Gerrity, ET：Critical incident stress debriefing(CISD)：Value and limitations in disaster response. NCP Clinical Quarterly 4：17-19, 1994
3) Uhernik JA, Husson MA：Psychological first aid：An evidence informed approach for acute disaster behavioral health response. Compelling counseling interventions：VISTAS 200：271-280, 2009
4) Bisson JI, McFarlane AC, Rose S：Psychological debriefing. In Foa EB, Keane TM (eds.)：Effective treatments for PTSD：Practice guidelines from the International Society for Traumatic Stress Studies. pp39-59, 2000
5) Friedman MJ, Keane TM, Resick PA：Handbook of PTSD Science and Practice, The Guilford Press, 2010［日本語版：金 吉晴 監訳：PTSDハンドブック：科学と実践．金剛出版，2014］
6) Pandya A：A review and retrospective analysis of mental health services provided after the September 11 attacks. Can J Psychiatry 58：128-134, 2013
7) Van Emmerik AA, Kamphuis JH, Hulsbosch AM, et al：Single session debriefing after psychological trauma：a meta-analysis. Lancet 360：766-771, 2002

8) Rose SC, Bisson J, Churchill R, et al：Psychological debriefing for preventing post traumatic stress disorder (PTSD). 2009　http://onlinelibrary.wiley.com/doi/10.1002/14651858.CD000560/abstract（2016 年 5 月閲覧）
9) American Psychiatric Association：Psychological First Aid in Community Disasters. Wash, D.C., 1954
10) Shultz, JM, Forbes D：Psychological First Aid：Rapid proliferation and the search for evidence. Disaster Health 1：3-12, 2013.
11) Hobfoll SE, Watson P, Bell CC, et al：Five essential elements of immediate and mid-term mass trauma intervention：empirical evidence. Psychiatry 70：283-315, discussion 316-369, 2007
12) Inter-Agency Standing Committee (IASC)：IASC Guidelines on Mental Health and Psychosocial Support in Emergency Settings. IASC：Geneva, 2007　http://www.who.int/mental-health/emergencies/what_humanitarian_health_actors_should_know_japanese.pdf（2016 年 5 月閲覧）
13) The Sphere Project：Humanitarian Charter and Minimum Standards in Disaster Response, The Sphere Project：Geneva, 2011 http://www.refworld.org/docid/4ed8ae592.html（2016 年 5 月閲覧）
14) Bisson JI, Lewis C：Systematic Review of Psychological First Aid. World Health Organization, 2009
15) Brewin CR, Andrews B, Valentine JD：Meta-analysis of risk factors for post-traumatic stress disorder in trauma-exposed adult. Journal of Consulting and Clinical Psychology 68：748-766, 2000
16) Lensvelt-Mulders G, van der Hart O, van Ochten JM, et al：Relations among peritraumatic dissociation and posttraumatic stress：A meta-analysis. Clin Psychol Rev 28：1138-1150, 2008
17) World Health Organization, War Trauma Foundation and World Vision International：Psychological first aid：Guide for field workers. WHO, Geneva, 2011［日本語版：金　吉晴，鈴木友理子　監訳：心理的応急処置（サイコロジカル・ファーストエイド：PFA）フィールド・ガイド．2011］http://saigai-kokoro.ncnp.go.jp/pdf/who_pfa_guide.pdf（2016 年 5 月閲覧）
18) Kessler RC, Sonnega A, Bromet E, et al：Posttraumatic stress disorder in the National Comorbidity Survey. Archives of General Psychiatry 52：1048-1060, 1995
19) Bowlby J，作田　勉　監訳：ボウルビィ母子関係入門．星和書店，1981

第13章 災害時の精神疾患患者への対応

　被災地における精神医学的な支援として，被災したことによる心的外傷後ストレス障害（PTSD）やうつ病以外に，従来から精神疾患を有している人たちへの支援が重要である。代表的な精神疾患である統合失調症の罹患率は約1％弱，うつ病は約3〜7％といわれている。したがって，大規模災害などで数多くの被災者が発生した場合，そのなかにはもともと精神疾患を有している人が一定数存在している。実際，筆者（山本）は阪神・淡路大震災（以下，1.17），東日本大震災（以下，3.11）の被災地支援に精神科医として参加したが，救急や精神保健相談で対応した症例のなかには，発災前から罹患していた統合失調症，双極性障害，アルコール関連問題の症例が少なからず含まれていた。

　被災者の精神医学的な問題として，急性ストレス性障害やPTSDが取り上げられる機会が多い。もちろん，これらの病態は精神疾患をもともと有している人にも起こりうるし，「精神疾患の既往」は女性であること，経済状態が困難であること，被災した土地に移住してきたことなどと同じく，PTSD発症の危険因子でもある[1]。しかし，大規模災害時には既存の精神疾患の再燃，増悪を防ぐことや，避難所などで不適応を起こさないための対応も重要となってくる。

　本章では，災害時の精神疾患患者の状態，対応について概説し，医療者として支援を行ううえでの注意点について言及したい。

1 災害の時間経過と精神疾患

　災害後の医療に関する急性期の定義は身体科と精神科とではやや異なる。身体科では発災の72時間以内を急性期と定義しているのに対し，精神科に関する報告では発災1か月程度を急性期としているものが多い。

1 急性期

　精神疾患患者で発災1か月くらいまでの急性期に注意をしなくてはいけないこととしては，服薬中断による精神症状の再燃，増悪や，急変した環境への不適応などが挙げられる。

❶ 服薬中断による精神症状の再燃や増悪

　精神疾患患者は向精神薬を継続服用していることが多く，災害などで向精神薬の入手が困難となったときなどに問題が生じる。早期に問題となるのはてんかんを有する患者で，服薬中断

表1 急激に向精神薬を中止した際に認められる代表的な退薬，離脱症状

向精神薬	退薬，離脱症状の種類	臨床症状	留意点
抗精神病薬	抗コリン性離脱	焦燥感，不眠，不安，悪心・嘔吐，便秘，発汗，嚥下障害など	クロルプロマジンなどの定型抗精神病薬，オランザピン，クエチアピンなどの非定型抗精神病薬を中止した際に生じやすい。また，抗精神病薬の切り替えを急激に変更した際や抗コリン作用のある抗パーキンソン病薬を中止した際にも生じることがある。
	抗ドパミン離脱	錐体外路症状（ジスキネジア，ジストニア，アカシジアなど） 精神症状（super sensitivity psychosis）	ドパミンD_2受容体に親和性が強い抗精神病薬を中止した際に生じる。錐体外路症状は中止後1〜2週間してから出現することもある。
抗うつ薬	退薬（断薬）症候群	めまい，頭部のふらつき，回転性のめまい，あるいは失神しそうな感覚，ショック様の感覚，感覚異常，不安，下痢，倦怠感，不眠，焦燥感，悪心・嘔吐，振戦，視覚異常など	三環系抗うつ薬，選択的セロトニン再取り込み阻害薬，セロトニン・ノルアドレナリン再取り込み阻害薬，モノアミン酸化酵素阻害薬などほとんどの抗うつ薬の中止で生じうる。
ベンゾジアゼピン系抗不安薬，睡眠薬	離脱症候群	自律神経症状（動悸，嘔気など） 反跳性不眠，不安，焦燥感，けいれん，せん妄など	出現の有無は服用期間，用量や作用時間にもよるが，常用量内で使用していても中止の際に出現することがある。
バルビツール酸系睡眠薬，抗てんかん薬	同上	同上	合剤（ベゲタミンなど）の中に含まれていることがあるので注意が必要。

により発作の再発や頻度の増加が起こる。また，統合失調症や気分障害（うつ病性障害や双極性障害など）も服薬中断により，幻覚妄想状態，躁状態，うつ状態の再燃や増悪が生じうる。3.11で精神医療チームが巡回した際に，治療薬の確認を行うにあたって，「おくすり手帳」や薬局でもらう薬の説明書があって助かったという体験談が数多く聞かれた。普段から，「おくすり手帳」を携行することや，自立支援医療を受けている人などに薬の説明書などを一緒に保管する習慣を指導することは重要である。また，災害に備えて，携帯電話などに処方の内容や説明書などを写真として残しておくのも一案である。

また，向精神薬のなかには少なからず離脱症状，退薬症状を生じるものがあり，注意が必要である[2]。離脱症状，退薬症状を生じうる向精神薬を**表1**に示した。

❷ 急変した環境への不適応

環境への不適応などがストレス因子となり，精神症状の増悪をきたす精神疾患患者についていくつかの報告がなされている[3]。精神疾患患者は特に，避難所など共同生活を強いられる状

況で孤立したり，ストレスを感じたりすることが多く，これら症状の増悪につながる可能性があり，注意が必要である．また，環境への適応の問題は精神障害だけでなく，発達障害，知的障害，認知症のある人にとっても問題となる．発達障害，知的障害のある人は生活環境の違いから普段より興奮したり，パニックを起こすことがあり，認知症患者も行動面，心理面で不適応反応が認められることがある．また，支援者である家族も対応や気疲れなどで疲弊してしまうことがあり，支援者支援も重要となる．

2 中長期

急性期の問題と一部重なりあうが，中長期により注意しないといけない問題として，自殺の問題，アルコール関連問題がある．

❶ 自殺の問題

災害後の自殺については被災地で増加するという報告[4,5]や，災害は自殺に対してむしろ抑制的に働くという報告[6,7]がある．しかし，一般論として精神疾患は自殺の重要な危険因子であり，被災した状況でもそれについては変わりがない．表2に主要な精神疾患と自殺のリスクについて記した[8]．したがって，発災以前から何らかの精神疾患を有している患者に発災後自殺のサインが認められた場合には注意が必要であり，希死念慮の確認，切迫度の評価などを行って然るべき精神医療につなげることが重要である．特に，発災から時間が経ち仮設住宅などでの生活が始まった後などに，孤独感から自殺に至る症例も報告されており，中長期的な支援として自殺対策は重要である．

❷ アルコール関連問題

1.17のときは避難所への支援物資のなかに酒類が含まれていたことからアルコール関連問題が顕在化し，この問題は避難者が仮設住宅に移行してからも続いたという[9]．3.11ではこの経験が生かされて，支援物資に酒類は含まれず，避難所も禁酒・禁煙であったところが多かったようだが，避難所から仮設住宅へ移行した後にアルコール関連問題が顕在化していると報告されている[10]．アルコール関連障害については次項で述べるが，被災者を支援する人たちが意識を十分にもち，被災者へアルコール関連問題に関する普及・啓発を行っていくことが重要となる．

2 代表的な精神疾患と災害時の対応

1 てんかん

真性てんかんの患者は抗てんかん薬の中断でけいれん発作を起こすことがあるが，けいれん発作を起こす疾患は真性てんかんだけでなく，さまざまな疾患が含まれるので注意が必要である．3.11後では，けいれん発作により緊急加療を要する症例は有意に増加し，緊急加療を有したけいれん性疾患患者の85％は何らかの脳疾患の既往があったが，日常生活の自立度を示

表2 主要な精神疾患と自殺のリスク

気分障害	統合失調症
・自殺はうつ病エピソードで起こるが双極性障害では混合エピソードにも注意が必要である。 **うつ病患者における自殺の危険性の増大と関連する特異的な臨床的特徴** ・持続的な不眠 ・自己への無関心 ・症状が重度（特に精神病症状を伴ううつ病） ・記憶の障害 ・焦燥 ・パニック発作 **うつ病患者の自殺の危険を増大させる要因** ・25歳以下の男性 ・発症が早期であること ・アルコールなどの乱用 ・双極性障害のうつ病相 ・混合（躁状態，うつ状態）状態 ・精神病症状を伴ううつ病	・統合失調症では精神病症状の存在，自己の行動についてコメントする幻聴の存在，抑うつ気分の出現，ライフイベントなどが自殺を引き起こすことがある。 ・回復過程，再燃，精神病後うつで抑うつ気分が出現する場合 ・自殺企図歴を有する患者 **統合失調症の自殺に特異的な危険因子** ・雇用されていない若年男性 ・反復する再燃 ・悪化への恐れ（特に知的能力の高い者） ・猜疑や妄想などの陽性症状 ・抑うつ症状 **統合失調患者の自殺が出現しやすい時期** ・病気の初期段階 ・再発の初期 ・回復の初期
アルコール依存	**パーソナリティ障害**
・アルコール依存症は自殺リスクを上昇させる。 **アルコール依存の自殺に関連する特異的な要因** ・早期発症のアルコール依存症 ・長期間の飲酒歴 ・重度の依存 ・抑うつ気分 ・身体的な健康状態が悪いこと ・仕事の遂行能力が低いこと ・アルコール依存症の家族歴 ・最近の重要な人間関係の破綻または喪失	・パーソナリティ障害は一般人口母集団に比べて自殺のリスクが約7倍高いといわれている。境界型パーソナリティ障害では，衝動性が自殺のリスクを高める。 **パーソナリティ障害の自殺リスクを高める因子** ・失業 ・経済的困窮 ・家族不和 ・葛藤 ・喪失体験

〔日本精神神経学会精神保健に関する委員会編著：日常臨床における自殺予防の手引き 平成25年3月版．精神神経学雑誌115(3)付録，p8より転載〕

すバーセル・インデックス（Barthel Index）では自立度が比較的高く保たれていたことなどが報告されている[11]。日本てんかん協会（波の会）では「波の会 災害対応ガイド（てんかんのある人とその家族・支援者のための防災ハンドブック）」をウェブ上で配信しており[12]，避難所などでの対応もそのなかに記載されている。その一部を表3に示した。また，静岡てんかん神経医療センターでは「てんかんホットライン」という看護師や医師による相談電話も開設されており[13]，患者・家族が相談できる窓口となっている。

てんかん患者は，服薬の中断によって重積発作を生じたり，発作の再発や頻度が増加したりすることがあるので，服薬を継続できるような医療支援体制を検討する。発作が出現した際には転倒などによる怪我を防ぐために患者の安全を確保し，発作の状況（強直性けいれん，間代性けいれんなど発作の型や，全身性または部分性，意識障害や左右差の有無，持続時間など）

表3　てんかん発作への対応

（1）対応の基本

　てんかん患者は自分の病名を正しく伝えたがらない傾向があります。正しい病名を知ることは大切なことですが，そういった気持ちへ配慮していただきたいと思います。また，避難所などにおきましても，できるだけプライバシーを守る工夫をしてください。
　病状や服用薬，必要とされる支援などについて知るには，本人が緊急カードを所持していれば，そこに記載してありますので，まずそれを確認することが最も有効な手段になります。

（2）被災者の受診と投薬

　てんかんは服薬を止めると非常に危険です。薬がなくなりそうな場合には，かかりつけ医の診察が必要となりますが，状況によっては受診できないこともあります。その場合は，次の優先順位で薬の処方と投薬を受けるようにさせてください。
　①　かかりつけ医師・病院で受診
　②　てんかん専門医，小児科神経専門医で受診
　③　その他の医療機関に相談（何科でも良い）
　④　調剤薬局に相談（処方せんがなくても主治医の電話やメモ等の指示で調剤が可能。お薬手帳や処方せんの控えを指示の代用とすることも可能。かかりつけの薬局であれば処方記録を代用とすることも可能）

（3）てんかん発作に出会った時

　発作に出会った時に何よりも大切なのは，落ち着いて冷静に対処することです。普通の表情で「だいじょうぶ」などと静かに声をかけてください。体をゆする・押さえつける・叩く・大声をかける，などのことはしてはいけません。ほとんどのてんかん発作は，短時間のうちにおさまります。
　また，てんかんは，発作の症状が診断の大きな決め手になります。できれば発作の状況を観察して記録し，後で医師に伝えていただければ診断に大いに役立ちます。

〔「波の会　災害対応ガイド（てんかんのある人とその家族・支援者のための防災ハンドブック）」p.28 より転載（http://www.jea-net.jp/files/use_saigai.pdf）〕

を確認し，主治医もしくは医療機関に伝える。また，ストレスや過度の疲労，睡眠不足などが発作を誘発する可能性があるので，生活面で注意を促すことも重要である。

2　統合失調症

　統合失調症患者には，自然災害の影響は乏しいという報告[14,15]がある一方で，直後に精神症状が増悪して入院が必要になることなども報告されている[16]。統合失調症の病状により震災後の精神症状は変化することが考えられるが，発災の前から精神状態が不安定であった患者や，もともとストレス耐性の低い患者はやはり注意が必要であろう。災害などで避難生活をする際には，①発災前にどれくらいの社会生活ができていたか（社会生活機能），②発災前後での幻覚・妄想など精神症状の変化，③治療薬の種類と服用方法，などを確認することが重要である。
　被災前の社会生活機能を把握することは，避難所などでの対応を検討するうえで重要である。また，発災前後で明らかに精神症状が増悪している症例には向精神薬の調整が必要となる可能性がある。薬物は基本的に抗精神病薬が主体であるが，抗精神病薬も内服や持効性注射薬などさまざまな種類がある。すぐに抗精神病薬が入手できない場合でも，睡眠の確保は精神症状の安定を図るうえで重要であり，被災前の薬物療法の内容を確認したうえで当面の対応として睡眠薬の処方なども積極的に検討されるべきであろう。

3 気分障害

1.17後の早期に精神科病院へ入院となった症例は気分障害の患者が多く，特に双極性障害の躁状態が多かったという報告がある[3,17]．また，1982（昭和57）年の長崎大水害でも，双極性障害の症状変動例はすべて躁の方向に変動したと報告されている[3]．したがって，気分障害のなかでももともと双極性障害に罹患している患者では，大災害後の早期には躁状態に注意を払う必要がある．睡眠時間が短縮し，じっとしていられずに絶えず動きまわり，何かをしようとするが行動にまとまりがなくなる（行為心迫），気分の爽快感（爽快気分），話が次々と移り変わり（観念奔逸），内容が誇大になる（時に誇大妄想となる）などの症状が認められるときには注意が必要である．

一方で，うつ病患者に関しては災害を契機にうつ病を発症した症例に関する研究[18]や，うつ病は不安障害やアルコール・薬物依存とともに PTSD に合併する頻度が高いという報告[19]はあるが，もともとうつ病に罹患していた人が被災後にどのような経過に至るかについての報告は，日本ではほとんど見当たらない．この点については今後も検討が必要であろう．

気分障害患者についても継続服薬は重要である．被災前に服用していた薬を確認し，継続して服薬ができる医療支援を確保することは重要である．

4 アルコール関連障害

アルコール関連問題として注意しなくてはいけないことは，アルコール離脱症候群とアルコール使用障害（乱用・依存）の問題である．長期に大量飲酒をしている人は，急激な断酒により離脱症状（アルコール離脱症候群）を生じることがある．

アルコール離脱症候群は離脱後20時間くらいを頂点に発症し，振戦，幻覚や錯覚，けいれん発作などを含む早期症候群（小離脱）と，離脱後72〜96時間くらいに発症し振戦やせん妄を主とする後期症候群（大離脱）に分けられる[20]．アルコール離脱症候群は急激な断酒ではなく節酒で対応する．急激な断酒の際でもベンゾジアゼピン系薬剤を使用することで防げられる可能性がある．また，一般的に大量飲酒者はビタミンB群の摂取不足に陥っていることも多いために，ビタミン類の補給も大切である．したがって，アルコールの離脱症状の経験がある症例や長期に大量飲酒をしている症例などは早期の介入を要する．

また，アルコールの乱用・依存の問題は発災直後よりも，しばらくしてから問題となるといわれている．欧米ではテロなど予期できない悲劇的な災害後にアルコールの消費量増加を認めたが，アルコール関連障害の増加は明らかにされていない．North らが報告した10の災害の生存者に関する研究では，災害後のアルコール関連障害のほとんどが，災害前からの継続および再燃であり，新たな発症は2％であった[22]．日本では1.17では被災後2年間はアルコール消費量が減少し，激震地区では特に減少していたと報告されている[21]．また，仮設住宅設置3年間で約200人の孤独死があり，男性が女性の2.5倍多く，男性孤独死の半分から1/3はアルコール関連障害で，震災前からの問題飲酒者がほとんどだったと推測されている[23]．したがって，被災前からアルコール使用障害が認められていた症例については，被災後に再飲酒などに対する注意が必要となる．精神医療体制の復興の程度にもよるが，積極的なアルコール関連問

題の普及・啓発と断酒会や地域社会的資源へのつなぎが重要となる。

5 発達障害，知的障害

新潟県中越地震の際に障害児（発達障害，自閉症，精神遅滞，肢体不自由，重症心身障害を含む）に対して行われたアンケート調査では，発災数日後より発熱などの上気道症状，嘔吐などの消化器症状，筋緊張亢進，てんかん発作の増加がみられたことが報告されている[24]。また，同調査では身体の変化は薬物投与などによって1週間程度までに鎮静化したが，重症例では被災時の保護の遅れが増悪因子につながる可能性を言及している[24]。同じく，新潟県中越地震の際の報告として，藤田らは広汎性発達障害の子どもの一部に震災による不安症状が強度で遷延することを示唆している[25]。

発達障害や知的障害を有する人は環境変化に対応するのが困難で，ストレスを強く感じる可能性がある。一方で，コミュニケーション能力や知的能力の問題から，ストレスの言語化が困難な場合には身体症状が前面に現れる可能性も考えられる。したがって，精神症状の変化だけでなく，身体症状の変化などにも配慮が必要であろう。また，被災した発達障害者，知的障害者を避難所などでケアをする人は家族などが中心であり，支援者支援としての家族への精神的なケアも重要と考えられる。

6 認知症

認知症患者も被災後に急激な環境変化から，認知症の周辺症状（BPSD）が増悪し，行動面や心理面に変化が現れることが報告されている[26]。また，仮設住宅などへの移住に伴い，リロケーションダメージとして日常生活動作（ADL）の低下や認知症の進行もみられている。従来の役割を喪失し，ひきこもることによる人間関係の喪失や社会との隔絶が一因と推定される。したがって，認知症患者への支援は急性期のBPSDの増悪への対応以外に，中長期的な地域のなかでの支援が重要となる。

3 対応する際に注意すべき点について

被災前に精神疾患に罹患していた症例の特徴とその対応について論じてきたが，どのような支援を行うにあたっても，まずは自分がどのような立場で被災者と関わるか（医療チームの一員として関わるのか，個人的に関わるのかなど）を明確にしておくべきである。この点が曖昧だと被災者も何を話したらいいのか，何を相談したらいいのかがわからなくなってしまう。患者の不穏や興奮に遭遇する機会があるかもしれないが，それは日常臨床で行われている対応と大きくは変わらない。医療者の安全確保も含め，日頃からの研鑽が必要である。不穏患者を含めた救急患者の精神科的な問題に対する対応については，日本臨床救急医学会などが行っている講習会（Psychiatric Evaluation in Emergency Care；PEEC）[27]なども開催されている。また，精神疾患患者への対応は長期的に継続されるべきものが多いために，常に継続性を意識しながら対応していくことも重要である。

表4　被災者の状態と対応の目安

①精神科医療機関への搬送など緊急対応が必要
落ち着かせることが困難な精神反応や錯乱・混迷などの重篤な精神症状
自殺企図など自傷・他害のおそれ
断薬などによるてんかん重積発作など
②精神科医の対応が必要
幻覚・妄想など精神病症状
パニック発作など不安症状や数日続く不眠，抑うつ症状
精神障害や発達障害，認知症の被災者の不穏や避難所での不適応反応
高齢者のせん妄
数日続く心的トラウマ反応（PTSD症状など）
断薬への対応
自殺念慮など
③支援者（保健師や心理相談員など）の見守り，介入が必要
安否不明者の家族
遺族
保護者のいない子ども
不安や不眠，身体愁訴を訴える人
引きこもっている人
落ち着かないなど不安定な様子がうかがえる人
幼い子どもを抱えた母親，妊婦
高齢者（特に家族のいない高齢者）
障害者（精神，発達，身体など）
透析患者や糖尿病患者など治療継続が必要な身体疾患を抱えた被災者
要介護者とその家族
家族と離れているなど孤立した人
外国人　など

〔「災害時の地域精神保健医療活動ロードマップ」(http://www.ncnp.go.jp/pdf/mental_info_map.pdf) より筆者作成〕

　被災直後の支援としては，先述のとおり，服薬中断や環境変化に伴う精神症状への対応が中心となる。精神疾患患者の服薬中断による精神症状の再燃，増悪を防ぐことに対する看護師の役割は大きい。被災者が精神疾患で服薬をしているという情報が得られたら，まず，疾患名や処方されている薬剤の内容，手持ちの残薬量などを正確に把握することが重要である（先述の「おくすり手帳」や薬の説明書，「緊急カード」などの存在を確認しながら行う）。そして，患者が普段服用している薬物のなかに抗てんかん薬や表1に記したような離脱，退薬症状を生じうる薬剤が含まれる場合には，災害派遣医療チーム（DMAT）や災害派遣精神医療チーム（DPAT），その他の医療支援チームなどにコンタクトをとり，服用する薬剤を確保する。薬物の管理が患者自身では困難な症例の存在も予測されるが，その場合には患者のキーパーソンが誰かを把握し，キーパーソンとともに薬物療法が中断しないような取り組みを話し合っておくことが大切である。また，それらの聴取や話し合いを行ううえでは，個人情報への配慮が重要であり，話を聴く人や場所などへの配慮を十分に行う。環境変化に伴う精神症状への対応については，患者やその家族などから情報収集を行うことが重要である。対応の目安については国

立精神神経センターがホームページ上に「災害時の地域精神保健医療活動ロードマップ」として，「被災者の状態と対応の目安」を記しており[28]，これは既存の精神疾患の有無に関係なく参考になる（表4）。地域のさまざまな情報は被災者とのやりとりをするうえでも重要であるために，いざという時に相談できる窓口の情報などは正確に把握しておくことが必要である。

　中長期的支援については自殺，アルコールの問題が重要となるが，これらは地域の医療機関，社会的支援などとの連携が重要となる。被災地でも，時間経過とともに地元の医療機関や行政機関が主体となって精神医療を支えていくことになる。他の地域から支援に入る者は，そのことを念頭におき，地元の医療・行政機関が早期に機能できるような必要な支援を行うことが重要である。そのためには，地元の支援者ときちんと話し合い，情報交換を行いながら支援を進めることが必要となる。また，地元で被災しながら支援をしている支援者への支援も大切であることを忘れてはならない。

4 災害派遣精神医療チーム（DPAT）

　筆者（河嶌）は，3.11発災時，国立病院機構災害医療センター（東京）の救命救急科にて救命救急医，精神科医（精神保健指定医）として従事しており，震災当日よりDMATとして出動し，主に宮城県県庁の災害対策本部にてDMATの指揮調整や自衛隊機，消防防災ヘリ，ならびにドクターヘリによる患者搬送などの活動を行った。DMATとして1週間支援活動を行った後，主に気仙沼にて精神科医としてこころのケアの活動を行った。その後，厚生労働省に入省し，DPATの立ち上げに関わってきた。このことをふまえ，ここではDPATの現状および今後の展開などを中心に述べる。

1 DPAT設立までの経緯

　3.11では，こころのケアへの対応として，精神科医を中心としたメンバーで構成される精神科医療および精神保健活動の支援を行う専門的なチームが活動した。岩手県，宮城県，福島県および仙台市から，厚生労働省に災害対策基本法に基づくこころのケアチームの派遣斡旋の要請があり，全国の都道府県などと派遣の調整を行い，2012（平成24）年3月までに延べ3,498名（57チーム）が被災地にて活動した。厚生労働省が斡旋した57チーム以外にも，大学，医療機関，医師会などが主体となり，別ルートの調整により多くのこころのケアチームが被災地で活動した。

　さらに，2011（平成23）年12月には，総合的な調整・助言指導やデータ分析を行う全国的機関を設置することにより，中長期的なPTSD症状や治療内容などの把握・分析を行い，被災県のメンタルヘルス支援の質の向上に活用するとともに，今後の災害に備える主旨で，「災害時こころの情報支援センター」を国立精神・神経医療研究センター（東京）に設置した。

　同センターでは，厚生労働省による派遣斡旋を受けた，3.11こころのケアチームに対しアンケート調査を行い，こころのケアチーム活動に関する調査報告書をとりまとめた（図1）。

　その報告書の一部のデータで，震災後1か月未満の1班1日あたりの平均相談対応延人数を

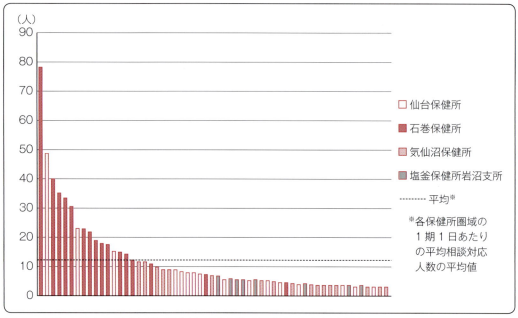

図1　1班1日あたりの平均相談対応延人数（震災後1か月未満）

　集計したところ，班によっては1日に80名近い相談を受けていた一方で，1日数人の相談にとどまっていた班があった。このように支援と受援の差をなくすために，より効果的な精神医療資源の投入，割り当てが必要であったと考えられる。このように，3.11におけるこころのケアについては，活動手法に関する要領が定まっていないことから，一部非効率な運用がみられるなどの課題が明らかとなった。

　具体的には，以下の3項目が挙げられる。

❶ 急性期支援の必要性

- 致命的な被害を受けた精神科医療機関が孤立。機能停止した精神科病院からの患者搬送をはじめ，人員・物資などの支援に困難が生じた。
- 精神科医療機関，避難所などにおける精神保健医療に関するニーズを把握することが難しく，効率的な活動の組み立てに困難が生じた。

❷ 統括の必要性

- 指揮命令系統が定まっておらず，こころのケアチームを効率的にコーディネートすることが難しい状況であった。
- 情報が分散したため，被災県全体での，こころのケアチームの活動状況を把握することが難しい状況であった。
- 災害対策本部，災害医療本部などとの連携が効果的に行われなかった。

- 他機関からは，連携をする場合の窓口がわからなかった。

❸ 平時の準備の必要性
- 平時から，行政機関と医療機関に連携不足があり，災害時に意思疎通が図れなかった。
- 要請を受けてからチームの編成を行ったために，人員・資器材の確保などに時間を要した。
- 災害時の精神保健医療に関する継続的な研修体制がなく，専門性をもったチームの質の担保が難しい状況であった。

2 DPAT の設立

　以上のような課題を受けて，厚生労働省では2011（平成23）年度から設立した災害時こころの情報支援センターなどと相談し，DMAT の名称や活動要領も参考に，DPAT の名称や定義を以下のように定めることとし，2013（平成25）年4月1日にDPAT活動要領（厚生労働省社会・援護局　精神・障害保健課長通知）を発出した（図2）。以下に概要を示す。

- DPAT とは，自然災害や航空機・列車事故，犯罪事件などの大規模災害などの後に被災者および支援者に対して，精神科医療および精神保健活動の支援を行うための専門的な精神医療チームである。
- DPAT は被災地域の都道府県の派遣要請により被災地域に入る。
- 自然災害に限らず犯罪事件・航空機・列車事故などの大規模な集団災害において，一度に多くの傷病者が発生し医療の需要が急激に拡大する場合にも，被災地域での精神科医療および精神保健活動の支援を行いつつ，被災地域に参集する各医療関係団体から派遣される医療チームと有機的に連携する。
- 災害時の精神医療活動には，通常の診療に加え，DMAT などの多様な医療チーム，保健師チームなどとの連携を含めた災害時精神保健医療のマネジメントに関する知見が必要である。
- この活動を担うべく，専門的な技術・能力を有する。

　同時に，災害時に厚生労働省および都道府県などが行う精神科医療および精神保健活動の支援に関して，事前支援体制の登録，災害時の派遣調整，支援のニーズや継続に関する情報共有，さらに活動記録の分析などを目的に，インターネットを介して運用される「災害精神保健医療情報支援システム（DMHISS）」を整備した。

　これはウェブ上の入力システムであり，発災後に厚生労働省がシステムを稼働し，全都道府県・政令指定都市にメールを発信する。システム上には，被災地の情報を共有するとともに，各自治体のDPAT の派遣準備状況を示し，その情報と被災地の情報を照らし合わせながら，チームの派遣先，期間などを決定する。また，派遣されたチームは日々の相談記録を個別に入力し，それによって個票，日報，週報などが自動的に集計され，従来行われていた手作業や紙媒体での活動報告作成といった負担がなくなる。さらに，そのデータを取り出して，詳細な解析も行うこともでき，その状況に応じ，より適切な精神保健医療支援の調整が可能となる。実

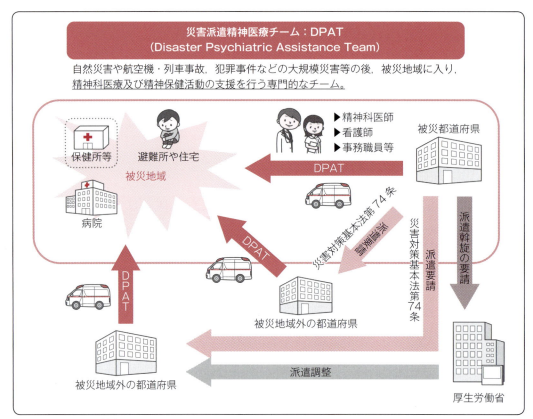

図2　DPATの仕組み
〔DPAT事務局ウェブサイト（http://www.dpat.jp/）より一部改変〕

際に，同システムを用いて，2013（平成25）年2月には全国の都道府県・政令指定都市の精神保健福祉センター長，各地域の災害精神医療のリーダー，担当課職員を対象に，東南海・南海地震を想定した模擬災害演習を行った。

その後，厚生労働科学研究において精神医療関係団体，日本医師会，日本赤十字社，こころのケアセンター所属の有識者によりDPAT活動指針検討会を行い，各構成員の意見をふまえたうえで，2014（平成26）年1月にDPAT活動マニュアルを策定した。

加えて，同マニュアルを反映し改定したDPAT活動要領（厚生労働省社会・援護局　精神・障害保健課長通知）を2014（平成26）年1月7日に発出した。そのなかで，先に挙げられた従来のこころのケアチームの課題である指揮命令系統の確立およびニーズの把握のため，災害対策本部にDPATの本部および統括を配置するということを明記したことが，とても重要な点であると考えられる（図3，図4）。

3　DPATの研修・訓練

このDPAT活動マニュアルを用いて，67全都道府県・政令指定都市の精神保健福祉セン

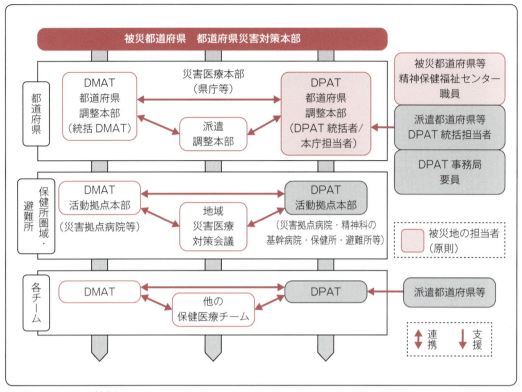

図3 DPAT の統括
〔DPAT 事務局ウェブサイト（http://www.dpat.jp/）より一部改変〕

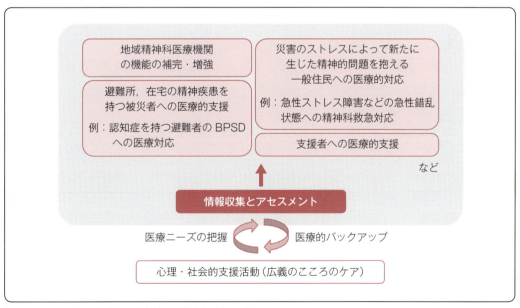

図4 DPAT の主な活動内容＝災害精神医療
〔DPAT 事務局ウェブサイト（http://www.dpat.jp/）より〕

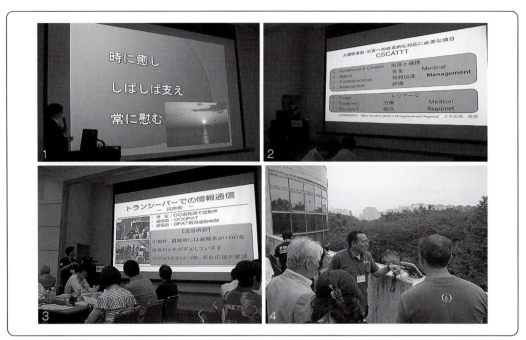

図5 2014（平成26）年度DPAT研修の様子
1. DPAT先遣隊活動の意義
2. 災害派遣医療の指揮命令系統
3,4. DMATによる衛星電話・無線通信の講義・実習

ター長，各地域の災害精神医療のリーダー，担当課職員を対象に，第1回DPAT研修を開催した（図5）。この研修においては，DPAT活動マニュアルの紹介，DMAT事務局による情報に関する内容を中心とした衛星電話・無線通信の使い方を含むロジスティックスの講義・演習，DMHISS操作演習，大規模災害時のDPAT派遣，地域防災計画に基づく各都道府県・政令指定都市でのDPAT体制整備状況や通常時および災害時における精神保健医療の課題に関する情報共有，意見交換を行った。

このような精神保健医療分野に関わる平時での架空の災害想定を用いた研修は初めてであり，さらに災害医療に特化しているDMAT事務局からのロジスティックスの講義，衛生電話や無線通信の演習は，参加者から高い評価を得た。以降も，実災害における対応に備えた研修内容に改訂しながら，例年開催をしている。

また，実働訓練として，2014（平成26）年8月30日には，平成26年度内閣府総合防災訓練にて，実際に南海トラフ地震にて被災が想定されている宮崎県内の精神科病院からの患者搬送を，実患者を用いて，DMATをはじめとする関係機関と行った（図6）。2015（平成27）年度の同訓練では，首都直下地震にて被災が想定されている千葉県内の精神科病院からの患者搬送を，昨年の訓練の反省・課題をふまえて行った。引き続き，同訓練に参加していく予定である。

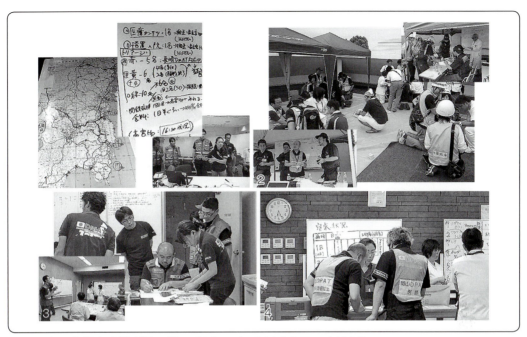

図6　内閣府総合防災訓練の様子（2014年8月30日，宮崎県）
1. DPAT調整本部
2. 被災精神科病院
3. 受け入れ病院（総合病院精神科）
4. 受け入れ病院（精神科病院）

4　DPATの活動

　実際の災害派遣としては，2014（平成26）年8月の広島土砂災害が，DPAT設立後，正式な初派遣活動となった。続いて，同年9月の御嶽山の噴火による災害や2015（平成27）年9月の茨城県を主とした関東・東北豪雨災害においても活動を行った。情報収集や初動からの動きがすべてうまくいったわけではないが，平時からのDMATや日本赤十字社などとの研修や訓練において，顔の見える関係が築かれつつあり，関係機関との連携・協力のもと，これまで以上にすみやかつ適切に被災者への支援に入ることができた。

　今回，4回目の活動となった熊本地震では，初めて被災都道府県外からDPATを派遣した。前震直後にDMAT事務局およびDPAT事務局間で情報を共有。熊本県庁にDMAT調整本部と並んでDPAT調整本部を立ち上げた。

　前震後，2つの精神科病院が倒壊の恐れのため病院避難となった。DPATは，DMAT，自衛隊との連携のもと，約380人の入院患者の避難を行った。その矢先，16日の本震が起き，さらに倒壊の恐れがある病院が増え，病院避難のニーズが一気に増えた。病院避難となった12か所の医療機関のうち，7か所が精神科病院。DPATは，ここでもDMAT，自衛隊と連携し，計595人の精神疾患入院患者を熊本県内外の病院に搬送した。

　この後は，従来のこころのケア活動のフェーズへ移行。避難所巡回を通して急性ストレス反応などへの対応，自治体職員への支援者支援などを行い，さらに被災した精神科病院の診療補

助も実施した．6月からは九州・沖縄DPATの支援活動，7月からは熊本DPATによる支援活動に集約し，10月下旬に活動を終了．それ以降は，開設された「熊本こころのケアセンター」による支援活動に引き継いだ．

　DPATが立ち上がったことで，これまでの震災時などの精神保健医療における活動内容が大きく変わるわけではないが，公的な組織としての枠組みや統一した活動マニュアルを策定したことで活動方法が明確になることにより，DMATや日本赤十字社，日本医師会災害医療チーム（JMAT）などの他の医療機関，自衛隊，消防，警察などの他省庁との連携が効率的に行われ，被災者，支援者への適切な支援につながることを切望する．

　今後は，さらにDPAT研修を実施し，DMATや日本赤十字社，JMATなどの各医療関係団体から派遣される医療チームや保健師，他省庁などとの合同訓練や研修を行い，平時から顔の見える関係を構築していくことで，さらなるDPATの体制整備の拡充を図っていきたい．しいては，将来的に，この研修や訓練が各自治体ごとで行われるようになり，顔の見える関係が構築されることで，精神疾患を有する救急患者の受け入れにおける地域の救急医療体制の改善につながることが望まれる．

文献

1) Ursano RJ, Fullerton CS, Weisaeth L, et al：Textbook of Disaster Psychiatry. pp.3-26, Cambridge University Press, 2011
2) 冨田真幸：内科医に必要な精神科の知識　内科医が知っておくべき向精神薬の知識．診断と治療 95（12）：2083-2090, 2007
3) 山口直彦，戸田和宏，幸地芳朗，他：震災直後の入院症例—ある被災地自治体立精神病院からの報告．精神医学 37（7）：701-706, 1995
4) Kurg EG, Kresnow M, Peddicord JP, et al：Suicide after natural disasters. N Eng J Med 338：373-378, 1998
5) Chou YJ, Huang N, Lee CH, et al：Suicide after the 1999 Taiwan earthquake. Int J Epidermiol 32：1007-1014, 2003
6) Shoaf K, Sauter C, Bourque LB, et al：Suicides in LOS Angeles County in relation to the Northridge earthquake. Prehosp Disaster Med 19：307-310, 2004
7) Shioiri T, Nishimura A, Nushida H et al：The Kobe earthquake and reduced suicide rate in Japanese males. Arch Gen Psychiatry 56：282-283, 1999
8) 中村　純，竹島　正，荒井　稔，他：日常臨床における自殺予防の手引き　平成25年3月版．精神神経学雑誌 115（3）付録：1-24, 2013
9) 野田哲朗：震災後のアルコール関連問題．精神科治療学 11（3）：233-239, 1996
10) 野田哲朗：大災害とメンタルヘルスケア—阪神・淡路，東日本大震災の経験より．JSTSS学会誌 9（2）：120-124, 2011
11) 成田徳雄，中里信和，榮原一陽：けいれん性疾患の社会的側面—災害時のてんかん診療．救急・集中治療 25（11・12）：1451-1456, 2013
12) 日本てんかん協会（波の会）：波の会　災害対応ガイド（てんかんのある人とその家族・支援者のための防災ハンドブック）．pp1-36, 2012　http://www.jea-net.jp/files/use_saigai.pdf（2016年5月閲覧）
13) 小出泰道：てんかんホットライン．Epilepsy：てんかんの総合学術誌 7（1）：23-27, 2013
14) 荒木憲一，高橋　良，中根允文：自然災害と精神疾患—長崎水害（1982）の精神医学的研究．精神神経学雑誌 87（4）：285-302, 1985
15) 大平常元，加藤正實，福田守孝：十勝沖地震時における精神障害者群の反応—正常者群，結核患者群および一般内科患者群との比較．精神医学 16（1）：31-39, 1974
16) 辻本　浩，梅田幹人，志水隆之，他：阪神・淡路大震災後の精神科入院症例について．日本災害医学会会誌 44（5）：354-357, 1996
17) 岩尾俊一郎，幸地芳朗，山口直彦：阪神・淡路大震災被災下の精神医療—震災後3ヵ月間の入院症例の検討．精神科治療学 11（4）：341-348, 1996
18) 井上弘寿，井上かな，須田史朗，他：東日本大震災を契機に総合病院精神科に入院した症例の検討．臨床精神医学 41：1229-1240, 2012
19) 冨田博秋，鈴木大輔：災害によるPTSDの疫学とリスクファクター．Pharma Medica 30（12）：13-17, 2012

20) 大熊輝雄 原著,「現代臨床精神医学」第12版改定委員会 編:アルコール関連精神障害. 現代臨床精神医学第12版. pp239-250, 2013
21) Shimizu S, Aso K, Noda T, et al:Natural disasters and alcohol consumption in a cultural context the Great Hanshin Earthquake in Japan. Addiction 95:529-536, 2000
22) North CS, Ringwalt CL, Downs D, et al:Postdisaster course of alcohol use disorders in systematically studied survivors of 10 disasters. Arch Gen Psychiatry 68:173-180, 2011
23) 上野易弘:「孤独死」の中のアルコール問題. 日本アルコール・薬物医学会誌 33:406-407, 1998
24) 小西 徹:3. 災害時の小児医療「中越大地震・中越沖地震の経験から」新潟県中越地震における障害児・者サポート. 日小医会報 37:77-80, 2009
25) 藤田 基:地元児童精神科医療施設からみた新潟県中越地震. JSTSS学会誌 4(2):127-134, 2006
26) 遠藤英俊:被災と認知症. Geriat Med 51:79-81, 2013
27) 日本臨床救急医学会 監, 日本臨床救急医学会「自殺企図者のケアに関する検討委員会」編:救急医療における精神症状評価と初期診療PEECガイドブック—チーム医療の視点からの対応のために—. へるす出版, 2012
28) 国立精神神経センター:災害時の地域精神保健医療活動ロードマップ http://www.ncnp.go.jp/pdf/mental_info_map.pdf(2016年5月閲覧)

参考文献

・厚生労働省:災害派遣精神医療チーム(DPAT)活動要領.
http://www.mhlw.go.jp/seisakunitsuite/bunya/hukushi_kaigo/shougaishahukushi/kokoro/ptsd/dpat_130410.html
(2016年5月閲覧)
・厚生労働省委託事業DPAT事務局:DPAT事務局ホームページ
http://www.dpat.jp/(2016年5月閲覧)

第14章 放射線や化学による特殊な災害への備え

1 放射線災害

　東日本大震災（以下，3.11）以前の緊急被ばく医療とは，原子力発電所内や放射性物質を扱う企業・研究所などにおいて放射能を有する線源からの少人数の放射線事故が主として想定されていた。しかし，2011（平成23）年3月の福島第一原子力発電所事故では圧倒的多数の汚染ないし被ばくした可能性のある避難者が発生したため，大規模な放射性物質汚染のスクリーニング検査が必要となった。その結果，避難に遅れが生じ，避難指示区域における医療者の活動制限も重なり，いわゆる「防ぎえた災害死」が起こってしまった[注1]。避難指示区域における医療者の活動に関しては，今なお，科学的根拠に基づいた明確な指針が示されていない。現時点では，医療者自身が正しい知識をもち，必要以上に放射線を恐れず，優先すべき活動は何かを考えて行動することが，医療従事者の務めであると考える。

1 身につけるべき放射線基礎知識

❶ 放射線とは
　放射線とは，放射能をもった放射性物質が発するエネルギー波の総称である。このエネルギー波が生体に影響を与え，何らかの健康被害が生じたものを放射線障害という。

❷ 放射線の種類
　放射線にはアルファ（α）線，ベータ（β）線，ガンマ（γ）線，エックス（X）線など性質が異なるエネルギーの波が存在する。

- α線：飛程がきわめて短く，紙1枚で遮断できるため，外部被ばくはほぼ問題にならない。逆に内部被ばくが生じれば近接する細胞に影響を及ぼす可能性がある。ZnSシンチレーターで測定される〔GMサーベイメーターやNaIシンチレーター（空間線量計）では測定できない〕。
- β線：α線とγ線の中間の飛程距離をもつ。アルミ箔などの薄い金属板で遮蔽できるが，皮膚に固着するとβ線熱傷の可能性が生じる。GMサーベイメーターで検出できるが，NaIシンチレーターでは検出できない。

注1）福島県では，3.11を教訓とし，行政を中心に緊急対応機関が連携した住民避難訓練を行っている。避難者のスクリーニングのみならず，救急医療が必要な想定での訓練も並行して行っている。

表1 線量限度 国際放射線防護委員会（ICRP）勧告と国内法令の比較

		職業被ばく		公衆被ばく	
		国際放射線防護委員会（ICRP）2007年勧告	放射線障害の防止に関する法令（日本）2012（平成24）年3月時点	国際放射線防護委員会（ICRP）2007年勧告	放射線障害の防止に関する法令（日本）平成24年3月時点
実効線量の線量限度		定められた5年間の平均が20 mSv、いかなる1年も50 mSvを超えるべきでない	勧告に同じ	1 mSv/年（例外的に5年間の平均が年あたり1 mSvを超えなければ、単一年に限度を超えることが許される場合がある）	線量限度の規定はない（事業所境界の線量限度、排気排水の基準は1 mSv/年を基に設定している）
等価線量の線量限度	眼水晶体	150 mSv/年	150 mSv/年	15 mSv/年	―
	皮膚	500 mSv/年	500 mSv/年	50 mSv/年	―
	手先, 足先	500 mSv/年	―	―	―
職業人（女子の場合）の線量限度		妊娠の申告以降の妊娠期間に胎児の等価線量（子宮内被ばく）が1 mSvを超えないようにする	5 mSv/3月 妊娠の事実を知った後、出産まで腹部表面の等価線量限度2 mSv 内部被ばく1 mSv	―	―

mSv：ミリシーベルト
〔環境省：放射線による健康影響等に関する統一的な基礎資料（平成26年度版）第1章　放射線の基礎知識と健康影響　4.2　線量限度．http://www.env.go.jp/chemi/rhm/kisoshiryo-01.html（2016年6月閲覧）より〕

- **γ線**：数十mの飛程距離をもつ。たとえばセシウム137が放出するγ線の遮蔽には厚さ60 cmの鉛が必要になり、医療用のプロテクターは意味を成さない。コンクリートはγ線の遮蔽率が比較的高く、屋内では屋外と比較してγ線エネルギーは減衰する（屋内退避が重要な理由）。γ線の存在はGMサーベイメーターやNaIシンチレーターで検出できる。
- **X線**：医療で広く利用されている放射線で、その本態はγ線と同様に光子の波である。γ線よりもエネルギーが低くX線撮影時のプロテクター遮蔽率は90％以上だが、過信は禁物である。可能な限り短時間で距離を保つことを心がけるべきであろう。なお、国際放射線防護委員会（ICRP）は単一年間、5年間の被ばく線量限度を**表1**のように提言している。全身、皮膚、生殖器のみならず水晶体（眼）の保護も視野に入れるべきであろう。

❸ 放射線の単位

ベクレル（Bq）、グレイ（Gy）、シーベルト（Sv）は最低限覚えておきたい。「放射能」と「放射線」はよく混同されるため注意が必要である。「放射能」とは放射線を出す能力のことで、その強さをBqで表す。放射性物質が1秒間に崩壊する原子核の数を示す（たくさん崩壊すれば

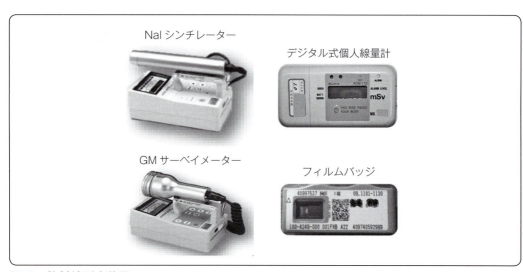

図1　放射線測定装置

たくさんの放射線を出すことになる）。放射線のエネルギーを示すものが Gy で，吸収線量と呼ばれ，生体 1 kg あたり 1 ジュールのエネルギーが吸収された場合 1 Gy になる。これに，放射線荷重係数をかけたものが Sv で，放射線の人体への影響を考慮した単位である（等価線量）。X 線，γ 線，β 線の場合，荷重係数は 1 なので，Gy = Sv となる（α 線の荷重係数は 20，中性子線は 5～20）。さらに，臓器ごとの影響を考慮した組織荷重係数をかけたものは実効線量と呼び，単位はこれも Sv である。

❹ 放射線測定装置（図1）

　放射線は五感で感じることはできないが，検知・測定することができる。測定する対象によって用いる測定器が異なる。傷病者の評価をする際や，安全を確保するためには主に 3 種類の測定器を知る必要がある。

- **空間線量率の測定**：作業する場所の単位時間あたりの放射線量率を測定する。通常は β 線，γ 線が対象となる。知っておくべき測定装置は NaI シンチレーターである。測定限界は 30 μSv/時で，これより高値の場合は電離箱式サーベイメーターを用いる。
- **表面汚染密度の測定**：傷病者の汚染の部位を同定し，汚染の程度を測定する。知っておくべき測定装置は GM サーベイメーターである。β 線と γ 線が測定でき，避難区域退域時に汚染のスクリーニングとして用いられている。α 核種の汚染測定には ZnS シンチレーターを用いる。
- **個人積算線量測定**：放射線区域内で活動する人が一定期間内に受ける被ばく線量を測定する。自分自身の安全を確保するために必要で，知っておくべき測定装置はデジタル式個人線量計である。その場で一定期間内に受けた被ばく線量が確認できる。被ばく線量が一定値を超えるとアラームが鳴る機種が望ましい。医療関係者など放射線作業に従事する人が身に着けているフィルムバッジは，一定期間の被ばく線量を測定する装置であるが，その場で数値

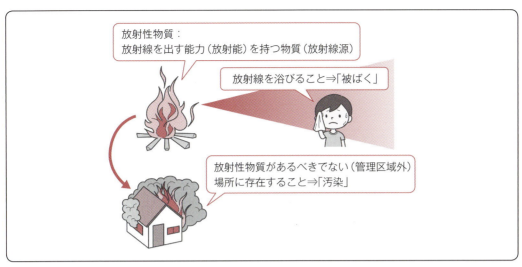

図2 「被ばく」と「汚染」の区別

を確認できないために医療活動中の安全を確保するには適していない。

❺「被ばく」と「汚染」の区別（図2）

医療従事者は，危機介入者として，危機発生時には，自ら安全を確保しつつ危機に対応する使命があり，そのためには，「被ばく」と「汚染」をはっきりと区別する必要がある。

- **被ばく**：身体が放射線にさらされることで，体外にある放射性物質から被ばくを受けることを外部被ばく，身体の中にある放射性物質から被ばくすることを内部被ばくという。自然界にある放射性物質からの被ばくやX線検査やCT検査は外部被ばくになる。一方，自然界にある食品のほとんどに放射性物質であるカリウム40は含まれるため，これらを食べればいわゆる内部被ばくになる。つまり自然界に生存する限り，全く被ばくしないということはありえない。なお通常の外部被ばく者から（たとえばCT被検者は数mSvから数十mSvの外部被ばくを受ける）「被ばく」することはない。
- **汚染**：放射性物質がまるでペンキのように付着した状態である。危機介入者が放射性物質から影響を受けるのは，被ばく患者からではなく汚染者からであり，その危険性は「放射性物質による汚染の有無とその程度」によって決まる。「汚染」がなければ，たとえ傷病者が比較的大量の放射線を浴びたとしても，その搬送や医療処置は一般救急と変わることはない（きわめて高線量の放射線被ばくを受けた場合，放射化という現象が起こり身体内の原子が放射性物質に変化することがある。しかし被ばく者が生存できている状況では放射化により危機介入者に危険を及ぼすことは考えられない）。なぜなら「汚染」があったとしても，医療者が「被ばく」する線量は軽微だからである（次頁コラム参照）。したがって医療者が行うべき行動の優先順位は，救命処置＞汚染検査・除染＞待機的処置である。

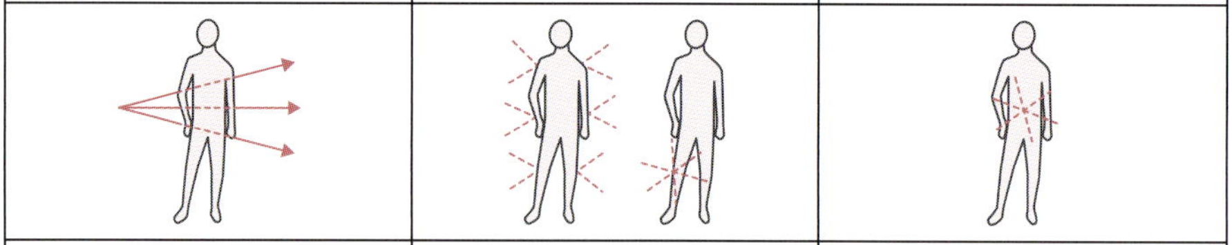

外部被ばく	体表面汚染	内部被ばく
「遮蔽」「距離」「時間」	撥水性防護衣	マスク，防護衣

図3 「被ばく」の形式
(文部科学省：平成16年度「緊急事対策総合技術調査」委託「緊急被ばく医療ポケットブック」より改変)

❻「被ばく」の形式（図3）

- **外部被ばく**：身体を放射線が通過することで，たとえばCT検査と同じ現象である。短時間に全身が3,000～5,000 mSvの外部被ばくを受けたときに治療をしなかった場合の致死率（$LD_{50/60}$）は50％といわれている。
- **体表面汚染**：放射性物質が身体表面に付着することをいう。除染されるまで身体表面は被ばくし続けることになる。
- **内部被ばく**：消化管・気道・粘膜・創部などから放射性物質が体内に取り込まれた状態をさす。内部汚染と表現されることもある。

❼ 放射線被ばく防護の三原則：遮蔽，距離，時間

可能であれば遮蔽物を用い，線源からの距離をできるだけ確保し，被ばくする時間を最低限にすることによって，外部被ばく量を軽減できる。日常診療でも配慮したい。

COLUMN 放射性物質による体表面汚染傷病者診療時の二次被ばく

セシウム137による汚染傷病者診療時に，GMサーベイメーター測定値が，40,000 cpm（原子力事故直後に除染を要する値）を示したとする。この場合，表面汚染密度として約120 Bq/cm^{2}と換算する。たとえば手掌が汚染され，汚染面積を100 cm^{2}とすると，皮膚表面から10 cmの位置での空間線量率の理論値は約0.1 μSv/時となる。汚染面積を10倍にしても0.5 μSv/時以下であり，体表面汚染傷病者からの医療者の二次被ばくは軽微と考えられる。もちろん，被ばく線量は可能な限り最小限にする必要があるが，過度に恐れる必要はない。

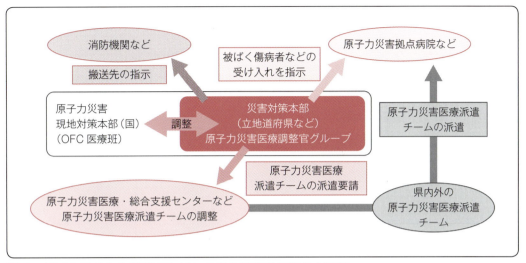

図4　原子力災害と自然災害などとの複合災害を見据えた連携
(公益財団法人原子力安全研究協会：原子力災害時の医療に係わる基礎研修テキストより改変)

2　放射線災害における Command and Control（指揮統制・調整）

　福島第一原子力発電所事故のような大規模な放射線災害時には，対応にあたる機関の連携と組織化が必要である．行政を含む関連機関と放射線災害時の医療体制を理解しておく必要がある．

❶ 放射線災害時の他機関連携（図4）

　指揮命令系統の頂点は立地都道府県の災害対策本部であるべきで，国の出先機関である原子力災害現地対策本部（オフサイトセンター）と横の連携をとる．医療機関や消防などの緊急対応組織は都道府県災害対策本部の指示・要請を受ける．

❷ 放射線災害医療時の医療機関

　福島第一原子力発電所事故を受けて，従来の被ばく医療体制から，より自然災害との複合災害を想定した体制に改定された．なお，この体制は原子力災害を想定し構築されているが，放射線災害にも応用できる．

- **原子力災害拠点病院**（従来の二次被ばく医療機関）：原子力災害時において，汚染の有無にかかわらず傷病者を受け入れ，被ばくがある場合には適切な診療などを行う．
- **原子力災害医療協力機関**（従来の初期被ばく医療機関）：原子力災害医療や立地都道府県などが行う原子力災害対策などを支援する．
- **高度被ばく医療支援センター**（従来の三次被ばく医療機関）：原子力災害拠点病院では対応できない高度かつ専門的な診療および支援，ならびに高度な専門教育などを行う．
- **原子力災害医療・総合支援センター**：平時において，原子力災害拠点病院に対する支援や

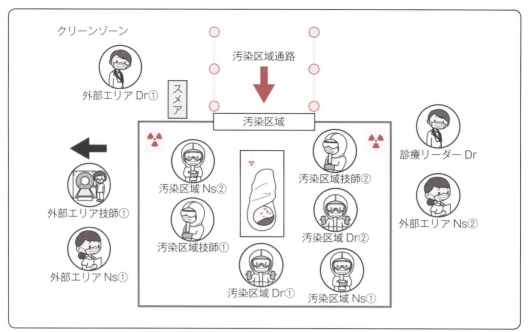

図5 緊急被ばく医療時の人員配置例

関連医療機関とのネットワークの構築を行うとともに原子力災害時において原子力災害医療チームの派遣調整などを行う。
- **原子力災害医療支援チーム**：原子力災害拠点病院などに所属し，原子力災害が発生した立地都道府県などにおいて救急医療などを行う。

❸ 緊急被ばく医療（図5）

放射性物質による汚染・放射線被ばくを伴うあらゆる傷病における急性期の医療対応のことをさす。通常の救急診療体制に加えて，放射性物質を管理するためのスペースが必要である。原子力事業所には現場の放射線管理を行う放射線管理要員がおり，救急搬送時には傷病者に同行する。病院内においては，専門的知識をもつ放射線技師との連携が必須である。

汚染傷病者が搬送される際は，被ばく医療の知識をもつ医師が全体を統括することが望まれる。

放射性物質による汚染が疑われる傷病者が到着する前には，さらに以下の準備が必要となる。
- 放射線に関する情報収集
- 原子力災害医療チームの招集
- 資器材の点検，準備，養生
- 傷病者の動線
- 専用診療スペースの確保

- 病院管理者や事務関係者へ連絡

3　放射線災害における Safety（安全管理）

　放射線災害時に，原子力事故などで自分自身が直接被災しない限り，医療介入時に医療者が受ける被ばくによる放射線障害は過去に報告がない。ただし，自身の「被ばく」と「汚染」を最小限にするため，正しく防護する必要がある。

　自身・環境・傷病者の安全を確保するために必要なことは，まず汚染を拡大させないことである。放射線災害のやっかいなところは，放射線汚染物質の処理が難しい点にあり，日本国内で放射性廃棄物の行き場がないことは，周知のことであろう。一方で放射線は目に見えないが測定できるので，適切な防御を行うことができる。

❶ 個人防護衣

　図6は福島県立医科大学が作成した防護服着用時の留意点を示したものである。重要点を，以下に記す。
- 露出部を作らない。
- 汚染する可能性のある手は手袋を二重にして防護する。
- 防護衣は「体表面汚染」と「内部被ばく」の防護になるが，特にγ線による「外部被ばく」の防護効果はない。そのため距離・時間を意識する必要がある（アラームつき個人線量計を装着する）。
- 名前・職種を大きく防護衣の前面・後面に書く。防護衣を着用すると，個人識別が難しくなる。

❷ 処置室の養生（図7）

　施設が汚染されると，以後の使用が制限される。一時的汚染管理区域とそのなかに汚染作業区域を設定し汚染拡大防止に努める必要がある。

　すべての汚染区域内資器材は，ビニール袋やラップなどで汚染防止のため養生する。余計な汚染物質を作らないために，汚染区域内の診療資器材は必要最低限にする（図8）。準備物品は表2のとおりである。

❸ 傷病者動線・専用診療スペースの確保

　可能であれば，一般患者と異なる動線とし，診療スペースも明確に区域分けする。

4　放射線災害における Communication（情報伝達）

　3.11のような複合災害時には，一般通信網が障害をきたした。この点については前項に示した。

　緊急被ばく医療時には，汚染拡大防止のために防護衣や呼吸防護具を装着するが，視野が狭く，声も通りにくくなり，情報伝達が困難となる。ホワイトボードやライティングシートなど

防護服(タイベックス®)装着法①

現着までに
1. 手袋を袖の上まで,ズボンの裾を靴下の中に入れる

2. 線量計はユニフォーム(中着)に装着,それ以外の用具(聴診器やペンライトなど)は,出しておく
   男性は線量計を首元
   女性は線量計を下腹部
   向きに注意

3. 弁つき N-95 マスク・ゴーグル装着
   ※鼻根部・頬部・前額部にしっかりフィットさせる

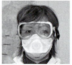

防護服(タイベックス®)装着法②

現着後
4. タイベックス®装着

5. タイベックス®が1枚目手袋の上
   接合部をガムテープで補強

   1枚目手袋に目印
   (絶対はずさないこと)

   2枚目の手袋装着
   汚染したら2枚目のみ交換

6. 靴の上から足カバー装着
   足カバーの接合部をガムテープで補強

防護服(タイベックス®)装着法③

7. フード装着
   頸部のテープを止める
   前額部・頸部をフィット
   ※前額部・鼻根部・頸部にフィット

8. 完成
   ※しゃがむときには,ズボンをたくし上げる!
   そうしないと破ける

- タイベックス®は体表面汚染の防護服
- タイベックス®で外部被ばくは防げない!
- 外部被ばく評価のために線量計装着
- 外部被ばく軽減策は,遮蔽・距離・時間!
- マスクは内部被ばく汚染防止策(最重要)

図6 防護服着用時の留意点

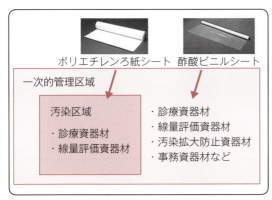

図7 処置室への養生

表2 処置室に準備するもの

診療資器材
モニター・超音波など
輸液路確保器具など
ストレッチャーや処置台など
線量評価資器材
放射線量測定器，個人線量計
スメア採取のための綿棒・ろ紙
採血・採尿用容器
汚染拡大防止資器材
ビニールシート（床や壁を養生）
バリケード用テープ（区域分け）
ビニール袋やラップなど（資器材を養生）
事務資器材
マーカー（油性とホワイトボード用）
ホワイトボードやライティングシート

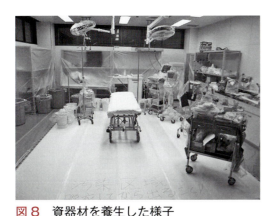

図8 資器材を養生した様子

を活用することによって確実な情報共有をすることが重要である。

5 放射線災害における Assessment（評価）

2013（平成25）年に原子力規制委員会より定められた，原子力発電所事故に対応する基準がある。発電所の状態などに基づく緊急事態判断基準（Emergency Action Level；EAL）（表3）と発電所外の放射線量などに基づく防護処置実施基準（Operational Intervention Level；OIL）（表4）である。災害全体像を把握するために必要な情報である。

6 放射線災害における Triage（トリアージ）

放射線災害を含むCBRNE災害の対応では，除染の優先順位と方法を決定するトリアージ〔除染前トリアージ（pre-DECON triage）〕と，緊急度から治療の優先順位を決定するトリアージ〔除染後トリアージ（post-DECON triage）〕が求められる。pre-DECON triageは脱衣と拭き取りによる除染（乾的除染）が可能か，水による洗い流しが必要かを判断する。post-DECON triageは概ね通常のトリアージに準じる。なお，放射線災害（放射線事故やdirty-bombによ

表3 EAL 緊急事態の区分とその判断基準となる事象

緊急事態区分	主な事象
EAL 1 警戒事態	・原子力施設立地都道府県において震度6弱以上の地震 ・原子力施設立地都道府県において大津波警報 ・東海地震注意情報
EAL 2 施設敷地緊急事態	・原子炉冷却材の漏えい ・すべての交流電源喪失（5分以上継続） ・原子炉停止中にすべてに原子炉冷却機能喪失
EAL 3 全面緊急事態	・すべての非常用直流電源喪失（5分以上継続） ・非常停止の必要時にすべての原子炉停止機能喪失 ・敷地境界の空間放射線量率が5μSv/時（10分以上継続）

〔原子力規制委員会：原子力災害対策指針（平成28年3月1日部分改正）より筆者作成〕

表4 OIL 各防護措置およびその判断基準となる OIL

基準名	基準の概要	初期設定地	防護措置の概要
OIL 1	避難基準	500μSv/時（地上1mで測定）	区域を特定し避難
OIL 4	除染基準	β線 40,000 cpm（事故発生直後） β線 13,000 cpm（事故1か月後）	避難者などを スクリーニング・除染
OIL 2	一時移転基準	20μSv/時（地上1mで測定）	1週間内をめどに一時移転

（OIL 3, OIL 5, OIL 6 は飲食物摂取制限に係る基準であり割愛）
〔原子力規制委員会：原子力災害対策指針（平成28年3月1日部分改正）表3より筆者作成〕

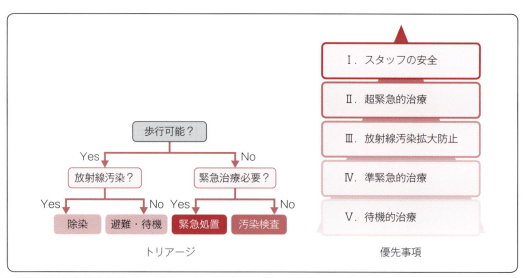

図9 放射線事故多数傷病者発生時のトリアージ

るテロなど）では爆発による重症外傷患者の発生が予想されるため，適切な防御（内部被ばくと汚染防止）と線量管理のもと，除染より先に重症者に対する救命処置が優先される（図9）。

7　放射線災害における Treatment（治療）

❶ 診療

　たとえ身体に放射性物質が付着し、高線量の被ばくを受けた場合でも、重症患者では初期の身体的加療は一般救急と同じ内容が求められることは言うまでもない。高線量被ばくのみ（汚染されていない）の傷病者は一般の救急医療と同様に救命を優先した診療を行う。一方、放射性物質による汚染傷病者に対する診療でも、自身の安全確保（防護衣および空間線量の測定と個人線量計装備による線量管理）をしたうえで、救命行為が最優先される。たとえ傷病者に汚染があったとしても診療行為で治療者自身が被ばくする量は軽微（p.156、コラム参照）であり、容認可能と考えるからである。ただし、被ばく量を最小限にするよう努める。一方、救命処置の必要のない傷病者は、待機的にできる検査・処置の前に放射線拡大防止のため、汚染検査を行い、必要に応じて除染を行う。これらは、事象の規模や施設の能力によって臨機応変に設定されうると考えられる。

❷ 汚染検査

　緊急汚染検査項目は、以下のとおりである。なお、診療リーダーや放射線管理要員の指示に従うこと。
- 体表面汚染測定（GMサーベイメーター）
- 体腔スメア（耳・鼻・口）による内部被ばく検索（GMサーベイメーターおよびZnSシンチレーター）

❸ 除染

　汚染を認めた場合は、除染が必要かの判断が必要となる。除染の方法は、①脱衣、②拭き取り、③水洗、の順に選択される。基本的に傷病者は、搬送の時点で脱衣されている。また、水洗に対して拭き取りが優先されるのは、時間を節約し放射性汚染廃棄物をできるだけ固形化して、汚染拡大を防止するためである。固形化された廃棄物のほうが、その後の処理が液体と比べると格段に容易になる。

❹ 養生

　上記の手順で除染しても汚染が残存することもありうる。その場合、傷病者自身や医療者・施設への汚染拡大を防止するため傷病者の汚染部位を養生する（覆う）必要があり、ビニール袋やラップなどで被覆すれば十分である。水洗いでも落ちない汚染は、逆に汚染を広げる可能性は低いはずだが、注意は必要である。養生した部位は、放射線汚染があることを明示する。

8　放射線災害における Transport（搬送）

　自施設で対応困難な場合、後方搬送が必要になる。高度な被ばくが疑われる傷病者（概ね1 Gy以上）、α核種や除染が困難な汚染の可能性があれば原子力災害拠点病院、高度被ばく医療支援センター、もしくは原子力災害医療総合支援センターへの相談や後方搬送が考慮される

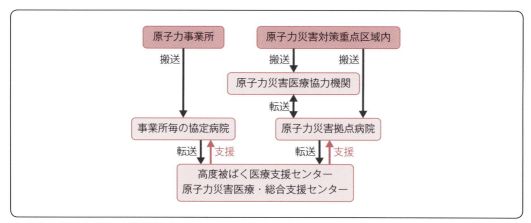

図 10 原子力災害時の搬送の流れ
(公益財団法人原子力安全研究協会:「原子力災害時の医療に係る実践研修テキスト―被曝傷病者等搬送―」より改変)

(図 10)。大規模災害時であれば都道府県災害対策本部,もしくはオフサイトセンター医療班と連携し,その指示に従うべきである。なお,汚染が残存する傷病者であれば,搬送する救急車も養生する必要がある。

放射線災害時には多数の傷病者や汚染した避難者が発生する可能性がある。一般災害同様 CSCA を確立したうえで,傷病者に TTT を施すことに変わりはない(→ p.11 参照)。放射線は五感では感じることができないが,幸い測定することが可能である。必要以上に放射線を恐れることなく,正しい知識をもち正しく恐れることで放射線災害にも立ち向かうことができる。

2 化学災害― CBRNE 対応を考える

1 CBRNE 災害・テロへの医療対応における重要概念

特殊災害・テロ対応の総称として,従来日本では,NBC (Nuclear・Biological・Chemical) が使われてきた。これは未曾有の被害を出したサリン事件〔1994(平成 6)年の松本サリン事件,1995(平成 7)年の地下鉄サリン事件〕,さらに 1999(平成 11)年の東海村 JCO 臨界事故,2001(平成 13)年の米国での炭疽菌事件などを受けてのことである。しかしテロに用いられる手段の大多数(95%以上)は,爆弾(explosive)によるものであることから,現在は CBRNE (chemical・biological・radiological・nuclear・explosive) または CBERN(シーバーン)が使われるようになっている。

❶ DDABCDE

ABCDE（p.53 参照）の手順に従って救命・蘇生処置を行う線形アルゴリズムは基本であるが，CBRNE 災害・テロ特有の概念として A の前に DD がある。この 2 つの D は，以下の 2 つをさす。

- Decontamination and Evacuation with PPE：安全確保の観点からも防護衣（PPE）を装着し，傷病者の除染を優先することで医療者が接触できるようになる。
- Drug：解毒剤・拮抗薬が存在する場合，優先的に薬剤を投与することの重要性を示している。また，神経剤曝露の場合，分泌亢進，気道攣縮などにより気道確保のための気管挿管や有効な人工呼吸が困難になる場合もある。このような場合も，アトロピン投与を早期に行うことで ABCDE の A（気道確保）が可能になる。

❷ ホットゾーン，ウォームゾーン，コールドゾーン

- ホットゾーン（hot zone）：環境に危険物が存在する区域。災害対応者が危険物に直接接触する可能性のある区域。
- ウォームゾーン（warm zone）：環境に危険物は存在しないが，危険物に汚染した人または物が存在する区域。危険物曝露に危険性は少ないが，二次災害の可能性のある区域。除染エリアもこのなかに含まれる。
- コールドゾーン（cold zone）：危険物が存在しない区域。

病院におけるゾーンは，災害発生現場とは異なり，ホットゾーンは存在しない。除染が終了した傷病者を扱うエリアをコールドゾーンとし，それより前をすべてウォームゾーンとする。

2　CBRNE 災害・テロへの医療対応の脆弱性

国際的緊張の高まりやイスラム過激派の活動などにより，海外ではテロが頻発している。日本でも，国際的会議が頻回に実施され，さらに東京オリンピック開催の予定もあり，テロ発生の蓋然性は決して低くない。こういった状況から，国民保護法に関連した CBRNE 災害・テロへの対応体制を確立することは喫緊の課題となっている。しかしながら，現状の CBRNE 災害・テロへの医療対応体制は事故をベースに考えられ，原因物質ごとに異なる医療体制がとられている（図 11）。すなわち，N は被ばく医療機関が，B は感染症指定病床が，C は救命救急センター/災害拠点病院が対応することとなっており，図 11 に示すように，それぞれは独立して全国に 3 段階レベルの施設を設置し対応体制が整備確立されている。発生した災害が N・B・C のどれであるか明確に判明していることを前提とすれば，ある程度機能する体制となっている。

しかし，実際の CBRNE 災害・テロが発生した場合，その初動期においては原因物質が不明で N・B・C・E のどれであるか判断が困難であり，原因物質判明までタイムラグが生じる。また NBC 混合の物質の使用，NBC 汚染傷病者の重症外傷の合併など，現状のシステムでは初動時の医療現場での混乱，対応困難が懸念される。

たとえば，爆弾テロが発生した場合，現状では多数のけが人に対して通常の多数傷病者対応

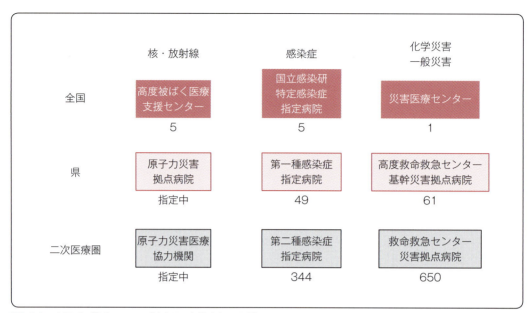

図11 NBC災害・テロ対応医療体制の現状

体制（救急医療の枠組み）で対応することとなっているが，放射性物質を飛散させるタイプのダーティボム（汚い爆弾）が用いられていた場合，どのように対処するのだろうか？

- 現場で傷病者から放射性物質汚染が確認された時点で，原子力災害拠点病院が担当となるのか？
- 原子力災害拠点病院で重症外傷の初療やそれに引き続く緊急手術，集中治療が実施できるのか？
- 原子力発電所のない都道府県（そもそも原子力災害拠点病院が存在しない）ではどうするのか？
- 救急医療機関で対応するとした場合，救急外来にガイガーカウンターを準備している施設がどれだけあるのか？
- 救急医療機関で放射性物質汚染傷病者に対応する体制を整えている施設がどれだけあるのか？

この具体例1つをとってみても，現状の対応体制不備は明白である。2015（平成27）年ロンドン同時多発テロでは，英国の当局は事件発生当初からダーティボムの使用や化学剤の混合使用の可能性を念頭におき対応していたとされている。また生物剤使用も考慮され，傷病者の臨床症状がモニターされたと聞いている。しかし，日本ではこれら複合物質使用に対して，いまだ適切に対応できる医療体制にはなっていない。

3 救急医療機関に求められる原因物質によらない診療体制の整備

救急医療機関の立場から考えてみる。テロや特殊な災害が発生した場合，患者収容の可否について消防から連絡が入る。その際に「うちは，被ばく医療機関ではないから」「うちには危険な化学物質に汚染した患者を診る体制がないので」と言って，受け入れを断ることができると考えるかもしれない。しかし，地下鉄サリン事件では，直近の聖路加国際病院を受診した患者

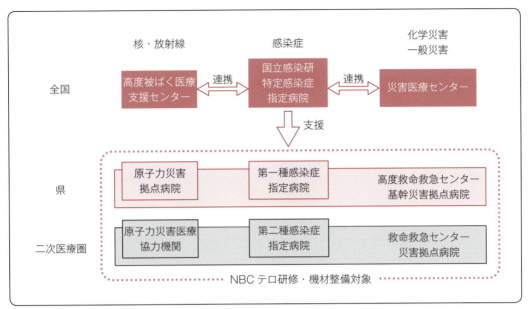

図 12 望ましい特殊災害・テロ対応体制イメージ

のうち 8 割以上がタクシーや徒歩で来院した。特殊災害・テロ発生時，受け入れの体制の有無にかかわらず，直近救急医療機関には，汚染された患者が殺到するのである。

このことから，厚生労働省健康安全・危機管理対策総合研究事業「CBRNE 事態における公衆衛生対応に関する研究」班では，すべての救急医療機関（当面は救命救急センターおよび災害拠点病院）に原因物質によらない診療体制の整備を提案している。これは救急医療機関が CBRNE のすべての物質に対して，専門的診療体制を確立せよと言っているわけではない。「どの物質による特殊災害・テロであっても，初期対応（患者収容から除染，初期診療まで）は適切に実施できる体制を整える必要がある」ということである（図 12）。

4 CBRNE 災害・テロ対応院内体制・診療手順の確立

救急医療機関の近隣でテロが発生し，被害者を受け入れなければならない状況となった際，原因物質によらない一貫した標準化された対応を提示する。図 13 に全体の流れを示した。

a) 事象評価（sense and size-up）：消防機関からの連絡内容（同一場所，同一時期の多数傷病者発生）から NBC テロの可能性を考慮する（判断能力が重要）。

b) 院内災害対策本部（incident command system）を設置し，また「NBC テロ現地関係機関連携モデル」に則って情報連絡を実施する。

c) 準備（prepare）：院内のすべての入り口を閉鎖し（gate control），院内汚染を回避するためのゾーニング[注2]および除染設備の立ち上げを行う。

d) 除染前トリアージ（PreDECON-Triage）：傷病者ごとに除染の要否を判断し，除染方法

注2) 汚染区域と非汚染区域を明確にすること。汚染の拡大を防止し，効果的な PPE の運用を可能とする。

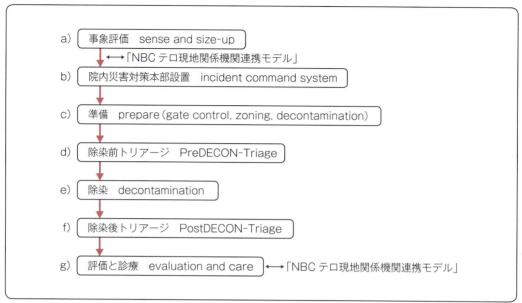

図 13 CBRNE 災害・テロに対する病院での対応
(厚生労働科学研究事業「健康危機管理における効果的な医療体制のあり方に関する研究」班 編：救急医療機関における CBRNE テロ対応標準初動マニュアル．永井書店，2009 より転載)

を決定する（図 14）。
- e) 除染（decontamination）：除染を実施し，除染中の拮抗薬投与および蘇生治療を行う。
- f) 除染後トリアージ（PostDECON-Triage）：除染後の治療優先順位を決定する。
- g) 評価と診療（evaluation and care）：緊急治療の要否判断と実施，原因物質を特定し治療（特異的治療および対症的治療）の実施。

N テロ・B テロ・C テロおよび，その混合使用や爆弾テロなどの外傷合併例の場合までを包括した内容となっている。詳細は，『救急医療機関における CBRNE テロ対応標準初動マニュアル』（永井書店，2009 年）を読んでいただきたい。

❶ 除染前トリアージ（PreDECON-Triage）

この除染前トリアージ基準は，総務省消防庁「平成 16 年度救助技術の高度化等検討会」報告書に基づき，厚生労働省研究班が改変したものである。

● 目的・ポイント
- ・除染前トリアージでは，除染の要否および優先順位・方法を決定する。
- ・放射線の測定を実施する（早期に N の関与を判断する）。
- ・立位乾的除染，立位水除染，臥位乾的除染，臥位水除染の 4 つの除染方法に分類する。

除染前トリアージでは原則治療は行わない。ただし，気道確保，体表の活動性出血に対する止血のほか，神経剤曝露（縮瞳，分泌亢進，線維束性攣縮の存在から判断）に対するアトロピン投与は容認される。

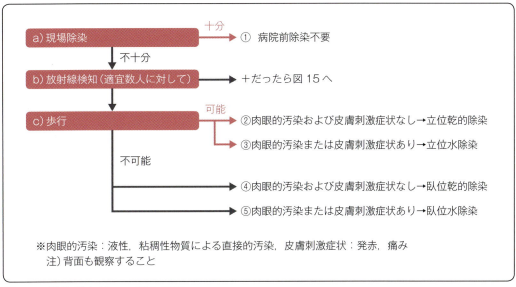

図14 除染前トリアージの手順
(厚生労働科学研究事業「健康危機管理における効果的な医療体制のあり方に関する研究」班 編:救急医療機関におけるCBRNEテロ対応標準初動マニュアル.永井書店,2009より転載)

●**具体的手順**(図14)

a) 現場除染が十分か不十分か:救急車など消防または警察車両で搬送され,かつ現場で除染されたことが確認され,かつ搬送に関与した人員(救急隊など)に症状の訴えがない場合,現場除染が「十分」と判断する.それ以外は「不十分」とする.

b) サーベイメーターを使用し放射能検知(適宜最初の数人に対して).放射線が検知された場合には「放射線検出の場合の手順」(図15)に進む.

c) 歩行可能か不可能か:肉眼的汚染,あるいは皮膚刺激症状があるかどうか.この場合,必ず背面も観察すること.

以上より,立位乾的除染(優先度4),立位水除染(優先度3),臥位乾的除染(優先度2),臥位水除染(優先度1)にトリアージをすることができる.

●**注意事項**

・防護衣着用のため傷病者とのコンタクトがとりにくい.説明などは掲示板などを利用する.

・トリアージ実施者は,傷病者が汚染されている可能性を考え,原則,傷病者に触れてはいけない.しかし意識障害などのため自力では動くことが不可能な場合にはこの限りでない.自分の個人防護衣が明らかに汚染された場合には,汚染をほかに拡大させないよう注意する.

・傷病者が化学剤を吸入する危険が高いと判断された場合,簡易呼吸避難防護具を患者に装着させる.

・神経剤曝露が判断(縮瞳,分泌亢進,線維束性攣縮)された場合にはアトロピン投与を実

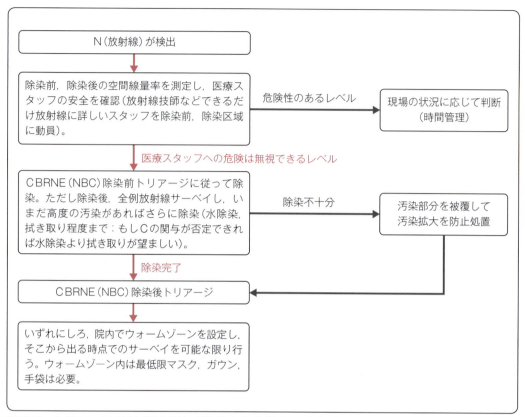

図 15　トリアージで N（放射線）が検出された場合の診療手順
（厚生労働科学研究事業「健康危機管理における効果的な医療体制のあり方に関する研究」班 編：救急医療機関における CBRNE テロ対応標準初動マニュアル．永井書店，2009 より転載）

施する．その対応のためにアトロピン（プレフィルドシリンジ）をあらかじめ準備しておく．

❷ 除染後トリアージ（PostDECON-Triage）
● 目的・ポイント
- 除染が終了した傷病者について治療の優先順位を判断するものである．
- START 式トリアージをベースにしているが，N（神経）剤，CN（シアン）剤などでは，呼吸停止であっても，拮抗剤の使用によって状態が改善する可能性があるため，致命的外傷患者でない限り安易に黒に判定しないように改変してある．

● 具体的手順（図 16）
大筋は START 式トリアージと同じである．ここでは異なる点のみ記述する．
- 患者が歩行可能であり，NBC による症状が認められない場合，「緑」とする．歩行不能，あるいは NBC による症状が疑われれば次に進む．
- 呼吸が感じられない場合，ただちに気道確保を行う．気道確保を行っても呼吸が感じられ

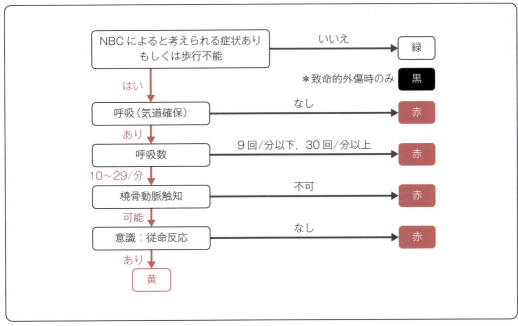

図16 除染後トリアージの手順
(厚生労働科学研究事業「健康危機管理における効果的な医療体制のあり方に関する研究」班 編:救急医療機関におけるCBRNEテロ対応標準初動マニュアル.永井書店,2009より転載)

ない場合,1) 蘇生が困難と考えられる重症外傷を認めた場合「黒」とする。2) それ以外の場合は「赤」と判定し,人工呼吸を行うとともに,N剤を疑う所見がないかをチェックし,必要に応じ解毒拮抗剤を投与する。

❸ ゾーニング・患者動線

実際に院内体制を整備するうえでは,「除染」に関して,設備・防護服・手順の確立・訓練・人員確保などに多大な労力を要する。この点に関しては,前述の『救急医療機関におけるCBRNEテロ対応標準初動マニュアル』に譲ることにする。ここでは,院内体制整備で重要となるもう1つのポイントとしての,ゾーニングおよび患者動線について簡単に記述しておく(図17)。

● 目的・ポイント

- 被害拡大防止のために行う。病院の汚染回避が最も重要である。
- 汚染区域と非汚染区域を区別し,汚染者(治療側も含む)が非汚染者と接触,交差することを防ぐ。
- 多数傷病者発生時には,90%以上の傷病者が自力で病院を受診する。特に軽症者はあらゆる病院の入り口から入ってくる。このことをふまえて,以下の目的でゾーニングを行う。
- 境界を明瞭に区分するため,テープなどの目印を使用し,明瞭に表示する。
- ゾーンに適応する個人防護衣が必要となる(レベルC以上のPPEが基本)。

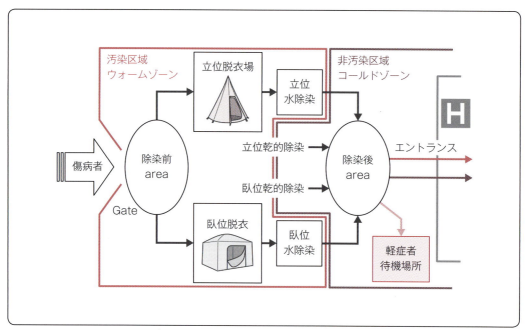

図17　病院前のゾーニングおよび患者動線
(厚生労働科学研究事業「健康危機管理における効果的な医療体制のあり方に関する研究」班 編：救急医療機関におけるCBRNEテロ対応標準初動マニュアル．永井書店，2009より転載)

・基本的に，ゲートコントロールから除染エリアまでが汚染区域，除染エリア以降は病院を含め非汚染区域となる。
・ゾーニングの目的を果たすには，区域を決めるだけでなく，傷病者を誘導することが重要である。
・動線は一方通行になるようにする。

　災害現場のゾーニングは，ホットゾーン(災害現場)，ウォームゾーン(汚染区域)，コールドゾーン(非汚染区域or除染区域)の3つに分けられるが，病院でのゾーニングは，汚染と非汚染区域の2つに分ける。病院では基本的にホットゾーンは存在しない。

　災害現場でのゾーニングは，風向き，土地の高低，車両のアクセスなどを勘案して行うが，病院でのゾーニングは，建物の配置，空間の場所により制限を受ける。しかしながら，災害現場とは異なり平時に十分計画を立てることが可能である。

5 CBRNE災害・テロに対する体制整備に関する提言

　2016(平成28)年2月に山形市で開催された第21回日本集団災害医学会総会・学術集会(会長：森野一真)において，特別企画「CBRNE対応を考える　化学災害・テロ対応の現状と課題」で筆者(大友)らは，日本のCBRNEテロ災害に対する医療対応の現状と課題を整理し，「CBRNEテロ災害に対する体制整備に関する提言」をまとめ，発表した。今後の体制整備に向けた指針として，ここで紹介しておく。

- 松本サリン事件，地下鉄サリン事件から20年が経過した今日においても，CBRNEテロ災害の備えが十分とはいえない。
- 昨今の国際情勢や世界でのテロの発生状況，サミットやオリンピック・パラリンピックなどの国際的イベントの開催を鑑み，日本においてもCBRNEテロ災害が発生する蓋然性があり，万全の対応をとっておく必要がある。
- 自然災害に対しては，災害拠点病院，災害派遣医療チーム（DMAT），広域災害救急医療情報システム（EMIS），広域医療搬送などの取り組みがなされてきたが，CBRNEテロ災害に対しての体制がいまだ明確でない。
- 災害拠点病院は，災害発生時に常に患者を受け入れる責務があるが，CBRNEテロ災害時も同様である。
- 災害拠点病院は，CBRNEテロ災害患者受け入れのために防護服，乾的除染（脱衣）の設備を常備し，迅速に水除染できる設備を有することが望ましい。
- 災害拠点病院は，CBRNEテロ災害患者受け入れのための計画を有し，定期的に訓練を実施する。
- すべてのDMATは，活動中に予期せぬ特殊事故やCBRNEテロ災害に遭遇することがあるため，自己の安全を確保するための研修を受講する必要がある。
- 現在の現場除染体制を考えると，重症患者の搬送開始がきわめて遅延し，医療提供の遅れによる救命率の著しい低下が危惧される。医師あるいは救急救命士（メディカルコントロール下）によるウォームゾーンでの高度な処置が求められる。
- CBRNEテロ災害発生時に，十分な知識と装備，迅速に活動できる機動性を有した特殊医療班が必要で，災害現場での助言，病院支援，ウォームゾーンでの活動を行う。この特殊チームは，CBRNEテロ災害発生時に加え，国際イベントなどの待機型の活動も行う。
- 特殊医療班員は，DMATや「NBC災害・テロ対策研修」の修了に加え，さらなる研修，実動訓練が必要で，ウォームゾーンで活動する隊員にはさらに特別の研修・実動訓練が必要である。任務の危険性を鑑み，身分や補償の制度が不可欠である。
- CBRNEテロ災害対応の枠組みを明確にするために，国民保護法が適応されない状況でも十分な対応ができるように，防災業務計画，地域防災計画，地域医療計画に書き込むことが必要である。
- 発生がまれであるCBRNEテロ災害対応整備のためには，すでに整備された施設，設備，装備を有効に活用できるように地域資源の有効活用を考慮すべきである。

参考文献

・平成26年度厚生労働科学研究費補助金（健康安全・危機管理対策総合研究事業）CBRNE事態における公衆衛生対応に関する研究」報告書，2015
・厚生労働科学研究事業「健康危機管理における効果的な医療体制のあり方に関する研究」班 編：救急医療機関におけるCBRNEテロ対応標準初動マニュアル．永井書店，2009

第15章 災害関連死をめぐる課題

　ここでは災害に関わる死亡について基礎的事項を整理するとともに，東日本大震災（以下，3.11）で問題となった災害関連死[注1]について，主に福島の事例を扱いながら解説する。

1 災害時の死亡

1 直接死と間接死

　一般に災害時の死亡は，その原因により直接死と間接死に分けられる（図1）。

❶ 直接死

　直接死は災害そのものによる死亡である。たとえば津波による溺死，家屋倒壊による圧死などが該当する。熱傷やクラッシュ症候群による死亡は，受傷から死亡まで時間が経過する可能性があるが直接死に分類される。

❷ 間接死

　間接死とは災害による直接的な影響によらない，二次的な影響による死亡である。たとえば在宅酸素療法中の患者が酸素供給が難しくなったことで死亡した，避難生活のなかで深部静脈血栓（DVT）から肺塞栓を発症し死亡した，長引く避難生活のなかで生活不活発病（廃用症候

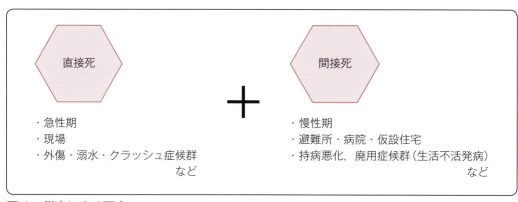

図1　災害による死亡

注1）特に災害が地震の場合には，震災関連死といわれる。

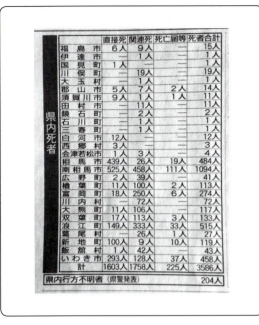

図2 福島民報社の記事（2014年10月13日）

震災関連死数や死者数などが掲載されている。その他，県内の放射線空間線量率や仮設住宅の情報など，住民に有用な情報が掲載されている（福島民報社の許可を得て撮影・転載）。

群）を発症し死亡した，などである。

2 死亡統計からみた災害関連死
❶ 市町村から発表される死者数

図2はある日の福島民報に掲載された福島県内死者一覧を表にしたものである。これは市町村から挙げられた死者数をまとめ，福島県災害対策本部が発表している「平成23年東北地方太平洋沖地震による被害状況即報」[1]をもとにつくられている。各市町村では住民から提出された死亡届をもとに，直接死か否かの判断をしている。直接死でない場合は間接死になるが，図2の新聞には「間接死」という文言はない。代わりに「関連死」という文言があり，これは間接死の一部である。

日本には1973（昭和48）年に成立した「災害弔慰金の支給等に関する法律」（災害弔慰金等法）がある。災害弔慰金支給の主体は市町村であり，遺族は災害弔慰金を受給するために市町村に申請をする。市町村ごとに災害弔慰金審査会が開催され，支給対象か否かが決定される。この弔慰金審査会で弔慰金の支給の対象となり，かつ直接的な影響でないものによる死亡が「関連死」として計上されている。それゆえ，福島民報では「関連死は避難途中や避難先などで死亡し認定され，災害弔慰金が支給された死者」という注釈がついている。直接死であっても災害弔慰金は支給されるため，災害弔慰金が支給されたケースが関連死であるとは限らないこと，遺族の申請がなければ災害と真に関連があったとしても関連死と計上されえないことに注意を要する。

また，図2のなかには「死亡届等」という項目がある。3.11では多くの行方不明者が発生し，遺体が発見されない場合も少なくなかったため，法務省より「東日本大震災により死亡した死

体未発見者に係る死亡届の取扱いについて」(平成23年6月7日付け法務省民一第1364号)が発出された。この通知により市区町村長は死亡届に「届出人の申述書」が添付されている場合には，当該死亡届を受理できることとなった。これにより届出の負担軽減とすみやかな遺族年金や死亡保険金などの給付手続が可能となったのである。「災害弔慰金の支給等に関する法律」では第四条において「災害の際現にその場にいあわせた者につき，当該災害のやんだ後三月間その生死がわからない場合には，災害弔慰金に関する規定の適応については，その者は，当該災害によって死亡したものと推定する」と記載されている。したがって，福島民報には「死亡届等は，遺体が見つかっていないが，死亡届が出されている人や災害弔慰金の支給対象となった人ら」と注釈があるがこれは，遺体の発見がなく死亡が推定された人々をさす。ここでは災害弔慰金が支給されていても，関連死と計上されていないことに注意したい。

❷ 警察庁が発表する死者数

死者数については市町村の発表するもの以外に，震災直後から警察庁が発表している死者数もある。これは各県警察本部が現場などで確認した遺体の数をまとめたもので，検視を実施した件数に等しい。災害直後は生存していたが，避難後しばらくして避難所で死亡した者や避難所から病院に搬送され死亡した者のほとんどはこの数に含まれていない。災害から時間が経過し，行方不明者が発見されればその数は警察発表の死者数に計上されるが，行方不明者の多くが急性期に発見されるので，災害急性期以降にその数が著しく増えることはない。警察発表の死者数は市町村の発表する直接死数にほぼ等しいが，市町村と警察の間で死者に関する情報共有は基本的に行われてないこと，死亡届による死者は警察では行方不明者として計上されることなどから，市町村発表の死者数とは幾分解離する。

以上より，市町村および都道府県が把握する災害時の死亡をまとめると，図3のようになる。把握される死者は必ず直接死か間接死，死亡届による死亡のいずれかに分類される。間接死に含まれる死者のうち，災害弔慰金支給の認定を受けたものが，一般に「災害関連死」といわれている。

3 住民の表現型と関連死：災害関連死予防と急性期医療チーム

図4は災害の時間経過とともに，被災住民がどのように見えるかを表現したものである。災害直後(Ⅰ)，被災地域の住民は大きく以下の4つの表現型に分けられる：死亡し遺体が発見されるもの(A)；行方不明(B)；受傷して生存している(C)；受傷せず生存している(D)。

災害から時間Δt(デルタティー；ここでは数日程度の時間経過とする)が経過すると，行方不明者(B)は遺体が発見される者(イ)，引き続き行方がわからない者(ウ)，生存しており行方が判明した者(エ＋オ)に分けられる。行方が判明した者は，災害で傷病を発生した者(エ)と傷病を発生しなかった者(オ)に分けられる。また当初から生存が確認されていた者(C＋D)については，時間経過とともに死亡した者(カ＋ク)，受傷して生存している者(キ)，Δtの間に傷病発生した者(ケ)，経過中疾病のない者(コ)に分けられる。

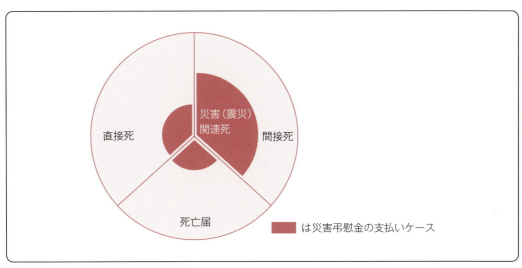

図3 統計で把握される死者

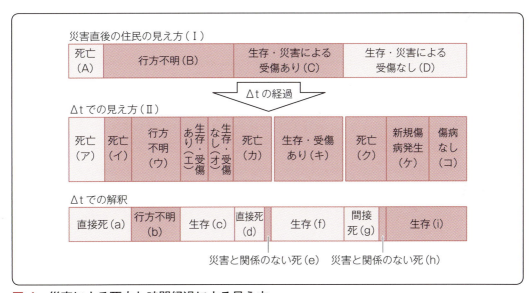

図4 災害による死亡と時間経過による見え方

　DMATに代表される急性期の医療チームは主として「災害により受傷し生存している群（C）」を中心に対応する。一方，将来の関連死は時間Δtで生存しているc＋f＋iと，行方不明bのうち今後発見される者のなかから発生することになる。特に注意するべきは直後には受傷がないが経過中に体調を崩すケースである（D→ケ）。DはCより多く〔たとえば3.11ではCは6,221名（総務省消防庁調べ）であるが，Dは最大47万人（発災3日後，警察庁調べ）である〕，発災直後には何ら症状がないため医療チームが直接関わる可能性は少ない。しかし関連死予防のためにはD群に対する適切な保健・公衆衛生対応が必要となってくる。Dに対する対応が不十分であると，長期的にはその災害で発生する死者数や生活機能低下をきたす住民の抑制に

はつながらない。

2 過去の災害関連死

　日本で災害関連死が初めて認められたのは，1995（平成7）年の阪神・淡路大震災である。10年が経過した際のまとめでは，兵庫県内旧被災12市4町で死者数は6,402名であり，うち直接死は5,483名（85.6％），関連死は919名（14.3％）と報告された[2]。関連死については，3.11と同様，震災と相当な因果関係があると災害弔慰金判定委員会（市町で設置）などにおいて認定されたものである。

　2004（平成16）年に発生した新潟県中越地震では，死者68名のうち16名が家屋倒壊などによる直接死亡であり，それ以外の52名が災害関連死であったと考えられている[3]。ここでは，疲労や肺炎，肺動脈塞栓などによる死亡が注目された。災害弔慰金が支払われたのは68名のうち66名であり，直接死へも弔慰金は支払われている。支払われなかった2名については，弔慰金を支給する遺族がいなかったという。その後，2006（平成18）年に発生した新潟県中越沖地震では，死者15名のうち，家屋の倒壊などによる死者は11名であり，それ以外の4名が災害関連死であったと考えられている[4]。

3 3.11における災害関連死の内訳

　2016（平成28）年3月31日現在，3.11における災害関連死の死者数は3,472人と報告されている[5]。このうち，福島県2,038人，宮城県920人，岩手県459人であり，この3県の合計3,417人で98％を占めることになる。特に福島県の件数が多く，それぞれの震災時人口（福島県202万4,401人，宮城県234万6,853人，岩手県132万6,643人：2011年3月1日現在）を用いて人口1,000人あたり発生件数を計算しても，福島県1.01人，宮城県0.39人，岩手県0.35人と，福島県での災害関連死発生割合が高い。特に福島県においては，沿岸部での災害関連死発生割合が高い。図5は福島県市町村別の人口1,000人あたりの関連死数をまとめたものである[6]。福島第一原子力発電所が立地している双葉郡8町村で特に発生割合が高いことがわかる。この地域は震災当時約7万4,000人の人口であったが，2016（平成28）年9月現在で現在帰町帰村しているのは2町1村であり，それらの町村でも完全に住民が戻っているわけではないことからいまだ多くの住民が避難生活をしていると推定される。また事故後4か月間の住民外部被ばく推定線量が県内他地域と比較して著しく高いことはなく[7]，年齢別では66歳以上の高齢者が影響を受けている（表1）ことから，放射線による健康影響よりは長引く避難生活の影響による可能性が高い。

　また時期別の災害関連死数をプロットすると震災後，岩手県および宮城県の関連死数の増加率はピークを超えたが，福島県のみが漸増している（図6）。2013（平成25）年12月には福島県において関連死の件数が直接死数を超えた。これらから，福島県の高齢者は災害関連死のリスクにいまださらされている可能性がある。このため復興庁は，2013年3月に福島県におい

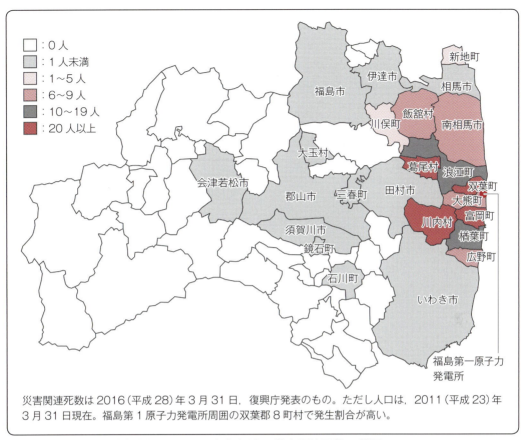

災害関連死数は2016(平成28)年3月31日,復興庁発表のもの。ただし人口は,2011(平成23)年3月31日現在。福島第1原子力発電所周囲の双葉郡8町村で発生割合が高い。

図5 福島県の市町村別人口1,000人あたりの災害関連死数の状況

表1 年齢別でみた災害関連死数(平成28年3月31日現在)

	20歳以下	21歳以上65歳以下	66歳以上	合計	66歳以上の占める割合(%)
福島	1	200	1,837	2,038	90
宮城	2	118	800	920	87
岩手	1	59	399	459	87
全国	7	387	3,078	3,472	90

災害関連死発生の大部分は,66歳以上の高齢者である。
〔復興庁:東日本大震災における震災関連死の死者数(平成28年3月31日現在調査結果)より一部抜粋〕

て発災から1年以上経過した後に亡くなった35名を対象に,原因の調査を行った[8]。これによれば災害関連死の原因として「避難所等における生活の肉体・精神的疲労」(暑い避難所で体調を崩した,家に帰りたがり精神的に落ち込んだ,など)が約5割,「避難所等への移動中の肉体・精神的疲労」(度重なる避難で体調が悪化した,など)が約2割,「病院の機能停止による初期治療の遅れ等」(退院を余儀なくされた,など)が約1割とされた。

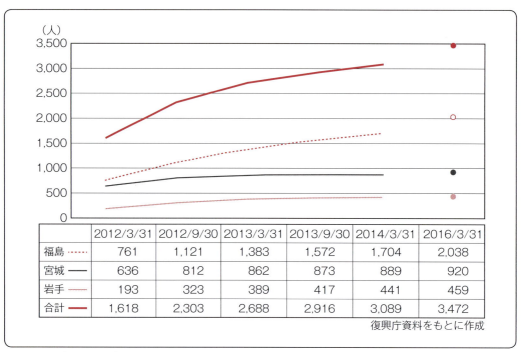

図6　県別にみた震災関連死数の推移

4　災害関連死に関わる課題

　災害関連死の認定は各市町村による。そのため市町村により認定率のばらつきがある。福島県双葉郡8町村のように，町村会がとりまとめて審査会を実施している地域もある。審査委員会の委員には弁護士や医師，学識経験者が選出されているが，被災地の医師は自身も被災をし，日常診療の合間をぬっての審査会準備は大きな負担となっている。

　2011（平成23）年4月30日に「災害関連死に対する災害弔慰金等の対応」（厚生労働省社会・援護局　災害救助・救援担当：事務連絡）が示された。2004（平成16）年に発生した新潟県中越地震の際の基準（長岡市の基準）が提供され，各自治体が災害弔慰金を支給認定する際の参考になった。たとえば長岡市の認定基準では死亡までの経過期間に関して，発災から1週間以内に死亡した場合は「震災関連死であると推定」，1か月以内に死亡した場合には「震災関連死の可能性が高い」，1か月以上経過した場合には「震災関連死の可能性が低い」，6か月以上経過した場合には「震災関連死でないと推定」としている。しかし新潟県中越地震とは異なり，福島県の場合には原子力発電所事故に伴う広域かつ長期避難であることから，災害関連死をどのように認定するのかより適切な基準がほしいという意見もある。実際，福島県では今も10万人以上が避難生活を送っていることから，6か月を過ぎたケースでも災害関連死は認定されており，いつまで因果関係を認め認定をするのか判断が難しい。災害関連死の認定はその基本に災害弔慰金の支給があるため，純粋に医学的な側面のみを反映するものではなく，社会的な影響を受けやすい。

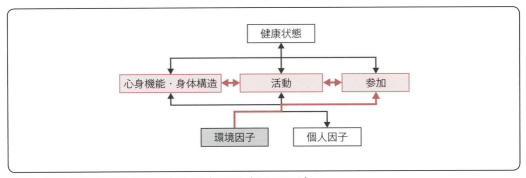

図7 ICFの構成要素間の相互作用（2001年：WHO）
（障害者福祉研究会 編：ICF 国際機能分類―国際障害分類改定版．p.17，中央法規出版，2002より転載，大川弥生先生のスライドをもとに改変）

5 災害関連死を防ぐために

1 生活不活発病の予防を―それは被災者自立の過程

　WHOの国際生活機能分類（ICF）モデル[注2]は，生活機能の3つのレベルとそれに影響を与える因子からなっている（図7）。「心身機能・身体構造」（生物レベル）：「身体の動きや精神の働き，または身体の一部分の構造のこと」，「活動」（個人レベル）：「生きて行くのに役立つさまざまな生活行為。目的をもったひとまとまりをなした行為」，「参加」（社会レベル）：「社会（家庭を含む）的な出来事に関与したり，役割を果たすこと。また楽しんだり，権利を行使したりすること」などである[9]。これら3つを合わせた概念が生活機能である。

　一部の福島県民は，災害により住み慣れた町を離れ，避難先での生活が5年以上続いている。ICFモデルで災害を表現すれば，「環境因子の激変」といえ，その影響で住民は社会的な役割を果たすことが難しくなっている。たとえば休職に追い込まれる，町内会の活動が失われる，家族がバラバラになり世話をしなくなるなど社会レベルの参加が阻害される。参加が阻害されれば，今度は通勤をしなくなる，集会所に通わなくなる，買い物に行かなくなる，などといった個人レベルでの活動が停滞する。この停滞により生物レベルの心身機能・身体構造が負の影響を受けた状態が生活不活発病である。

　またこれらの総和として，生活機能が低下し，その先に災害関連死の発生がある。それゆえ，災害により破壊された環境因子の整備は非常に重要な課題である。急性期に避難所における環境因子の整備として，雑魚寝予防のためのベッド設置，プライバシーの確保，清潔なトイレの提供などが挙げられよう。また社会レベルでの参加を促す方法としては，避難所の運営を住民自らの手で行うことなどが考えられる。それぞれの団体が実施する支援の方法もICFモ

注2) ICF（International Classification of Functioning, Disability and Health）とは，人間の生活機能と障害に関して，アルファベットと数字を組み合わせて分類するものである。「心神機能・身体構造」「活動」「参加」の3つの生活機能と，生活機能に影響を及ぼす「個人因子」「環境因子」といった背景因子で構成され，約1,500項目に分類されている。

デルのどのレベルでの支援であるか考えると整理がしやすい。たとえば「体操をする」というのは心身機能・構造に対する個人レベルでの介入に相当し，応急処置的には意味のあることである。しかし，生活不活発病を本質的に防ぐためには，環境整備と社会レベルの参加が促進されなくてはならない。

2 身につけるべき考え方

3.11では，筆者（小早川）らも含め多くの支援者が活動を展開したが，支援者は油断をすると自分の専門性を押し付け，「被災者に……させなくてはならない」「被災者に……してあげる」といった態度・姿勢に陥りやすい。これは被災者の自立を阻害する因子となりうる。その結果，生活不活発病の発生を促進し，災害関連死の発生を助長することにもなる。そのため支援者には被災者や被災地域の自立を妨げない支援のあり方が求められる。

また被災者自身も災害によって厳しい環境におかれるが，そのような難局においても受け身になるのではなく，地域に起きたその難局を支援者とともにどう乗り越えるか，自らのこととして向き合わなければならない。これは日常の健康維持と同じである。予防に努め，仮に発症した場合でも，医師にすべてをお願いするのではなく，患者自身が主体性をもって医師とともに治療を進めていくことに似ている。

災害発生直後には直接死が発生するが，これは一部では避けきれない部分もある。しかしある程度時間が過ぎてから発生しうる災害関連死は，保健・医療関係者にとって，さらにその手腕が試されるものである。

文献

1) 福島県ホームページ
   https://www.pref.fukushima.lg.jp/site/portal/shinsai-higaijokyo.html（2016年12月閲覧）
2) 兵庫県「阪神・淡路大震災の死者にかかる調査について」平成17年12月22日
   https://web.pref.hyogo.lg.jp/pa20/pa20_000000016.html（2016年5月閲覧）
3) 新潟県防災局危機対策課．平成16年新潟県中越大震災による被害状況について（最終報）平成21年10月15日
   http://www.pref.niigata.lg.jp/kikitaisaku/1202058033358.html（2016年5月閲覧）
4) 新潟県防災局危機対策課：平成19年7月16日に発生した新潟県中越沖地震による被害状況について（第284報 最終報）平成25年4月1日　http://www.pref.niigata.lg.jp/HTML_Simple/55/822/higai2504111600.pdf（2016年5月閲覧）
5) 復興庁：東日本大震災における震災関連死の死者数（平成27年9月30日現在調査結果）平成27年12月25日
   http://www.reconstruction.go.jp/topics/main-cat2/sub-cat2-6/20151225_kanrenshi.pdf（2016年5月閲覧）
6) 小早川義貴：震災関連死に関する研究　平成25年度厚生労働科学研究補助金（健康安全・危機管理対策総合研究事業），「災害時における医療チームと関係機関との連携に関する研究」分担研究報告書，2014
7) 福島県 県民健康調査基本調査 第15回検討委員会資料
   http://www.pref.fukushima.lg.jp/uploaded/attachment/65185.pdf（2016年6月閲覧）
8) 復興庁福島県における震災関連死防止のための検討報告 平成25年3月29日
   http://www.reconstruction.go.jp/topics/20130329kanrenshi.pdf（2016年5月閲覧）
9) 大川弥生：「よくする介護」を実践するためのICFの理解と活用．p.18, 中央法規，2009

第16章 国際災害対応
―災害医療の世界の潮流

1 大規模災害時における国際医療支援の現状

　国際社会の決まりごととして，大規模災害が発生した場合の被災者への支援提供に関する一義的な責任は被災国が負うことは広く理解されている[注1]。しかしながら，多くの開発途上国は，必ずしも先進国に備わっているものと同等の災害対応能力を有しておらず，特に災害発生直後のベーシック・ヒューマン・ニーズ（BHN；人間の基本的諸要件）に十分に対応できないこともしばしばである。BHNのなかでも殊に医療支援に関するニーズは，すべての災害においてまず生じる分野と言っても過言ではなく，災害支援といった場合の最有力候補として医療支援が挙げられることが常である。ひとたび大規模災害が発生し，かつ当該被災国の災害対応能力が十分でない場合，同国が支援要請（もしくは支援提供申し入れの受理）を発出し国内で対応できない格差を外助によって賄うことになる。かくして，各国が派遣するチームに加え，国際赤十字連盟（IFRC）やNGOなど多くのチームが世界中から駆けつけ被災国での医療支援に乗り出すことになる[注2)1]。

　世界保健機関（WHO）はこれら災害時における医療支援を提供するチームを総称してEmergency Medical Team（EMT）と呼んでいる。国際医療支援における昨今の大きな潮流としては，このEMTの活動に関する調整システムの刷新が挙げられるだろう。その動向はめまぐるしく，特に2012（平成24）年を境にしてその前後ではEMTの活動環境が大きく変わってきた。具体的には，EMT活動に関する標準的な活動指針の提供，海外派遣を意図する医療チームの能力分類と事前登録，既存の国際調整システムとの協調などである。これらはその萌芽から数年という比較的新しいコンセプトであり，災害対応に携わる医療従事者にとっても必ずしも広く知られているという内容ではない。そこで本章では，この黎明期におけるEMTに関する動向を中心に，国際医療支援の趨勢について紹介したい。

2 医療分野における支援調整の萌芽

　国際医療支援に関する調整システムを刷新しようという機運は，過去の大規模災害現場における反省として高まってきた。具体的には，次の3点が議論されており，それらは世界各地の災害がきっかけとなっている。

注1) 国連総会決議46/182，1992（平成4）年。
注2) ネパールでの医療チームの数と他の比較。医療チーム数は格段に多い。

1　医療行為の質の担保

2000 年以降においてはインド洋津波（2004 年），パキスタン地震（2005 年），ハイチ地震（2010 年），フィリピン台風（2013 年）など大規模災害が発生したが，その支援現場には例外なく医療支援者が派遣され，人道的措置という名目のもとに医療行為を行ってきた。尊い行為であると称される一方で，一部には不適切な医療行為が横行した。また，正式な医療従事者としての資格をもたない者が医療活動を行っているという状況も散見された。たとえば，ハイチ地震では多くの四肢切断行為が行われたことはよく知られているが，被災者の社会文化的背景の理解，持続的な医療支援の提供可能性，現地の医療レベルに適した医療行為，医療従事者の倫理観などの観点から，行われた行為の正当性について非常に大きな議論を醸すこととなった。このような経験に基づき，不適切な医療行為の根絶を目指すという流れのなかで，提供される医療行為の「質の担保」の必要性がより注目されるようになり，能力の標準化という議論が盛り上がることとなった。

2　支援の交通整理

これはネパール地震（2015 年）を事例にするとわかりやすい。この地震に際しては 147 以上の医療支援チームが被災国入りした[1]。これらのチームの多くは，支援が最も必要とされた急性期において活動に着手したものの，他方では期を逸して到着したチームも存在した。被災国側は急性期における対応が落ち着き始めた頃合いをみて，外助への依存を減らし自前の対応能力のみに切り替えることが多い。

具体的には，2015 年 5 月 12 日，ネパール政府の要請として国連〔WHO および国連人道問題調整事務所（UN Office for the Coordination of Humanitarian Affairs；OCHA）〕より以下の文言がチームに対して表明された。"EMTs that have not yet arrived in Kathmandu are advised to stand down. There is no need for additional teams. Please indicate that you have understood this message.（カトマンズに到着していないチームには動員中止を求める。追加的な医療チームは必要ない。このメッセージを理解したかどうか表明してほしい）"。これは災害対応実務者が利用する情報共有サイト（Virtual OSOCC）において掲載されたメッセージである。実際にこのメッセージの後にもいくつかのチームが遅れて入国した。

このように，この切り替えを明示的に応急対応期の終了として宣言することがあるのだが，これを経た後でさえも応急対応活動を行うべく到着する支援チームも存在する。適時適所に支援がもたらされない限り，外国のチームはそこに存在するというだけで現地側の負担になりうる。昨今では，民間企業や学術機関など，非伝統的アクターなどにより人道支援の裾野が広がっている傾向もあり，対応するチーム数も増加傾向にある。求められていない支援によって現地側の負担を増大させないために国際的な「支援の交通整理」の重要性が認識され現在に至っている。

3　リソースの動員メカニズムの強化

記憶に新しい西アフリカ地域で発生したエボラ疫禍（2014 年）も国際的な調整促進の機運に

拍車をかける一因となった。エボラ対応に際しては，ギニア，リベリア，シエラレオネなどを中心にこの感染症が猛威をふるっていたが，WHO を中心とする国際社会はこの封じ込めに効果的な一手を投じることができなかった。その大きな理由の1つに，対応できるリソース（チームなど）の不足が指摘されている。つまり，エボラ患者を適切に治療しパブリックヘルス活動を伴いながら感染を食い止めることができる医療チームが数多く存在していなかった。同様に，直接的なエボラ患者への対応ではないにしても，著しく低下した被災国の医療能力の補完のために後方支援に入ることができる通常の医療チームの動員も課題であった。このような経験を経て，国際的な脅威となりうるパンデミックや自然災害に対して，適切なリソースを集団的かつ戦略的に動員できるメカニズム強化の重要性が指摘されるようになった。

このような経緯のなかで，WHO によってすでに着手されていた医療チームの能力分類や事前登録など，医療支援における調整の意義が改めて評価されることとなった。

3 具体的な調整システム

調整システムといった場合，具体的に何を示しているのだろうか。これは国際チームの能力分類，国際派遣を意図するチームの事前登録，既存の調整システムの強化，の3つに大別できる。

1 国際チームの能力分類

国際チームの能力分類とは，他国における大規模災害に駆けつけるチームの能力を，①外来，②入院，③第3次救急医療および④特定機能にタイプ分けすることである（**表1**）。分類の基準となるのは，提供できる医療サービスの高さ，入院機能の有無，手術機能，ベッド数などが規定されている[2]。このなかでもタイプ1は活動場所の異なりから「固定型（fix）」と「移動型（mobile）」に下位分類される。基本的には外来診療のみであり入院機能はもたず比較的軽度なしつらえが想定される。災害医療チームと聞いて多くの人がイメージする規模はタイプ1だろう。タイプ2は入院ベッドが20床，日に7件以上の大規模手術，輸血などへの対応が可能であり，かつ入院機能を有することが条件となっている。比較的大きなベースキャンプを要し，自己完結性を担保するための浄水装置，廃棄物管理のためのオートクレーブなども備えることが求められている。タイプ3はタイプ2の能力をもちつつもさらに高度な救急医療を提供できる，非常に大規模かつ高度な能力をもつ。特定機能分類は産婦人科や感染症対策など上述のいずれのタイプにも分類されにくい専門特化した機能を有している。

このタイプ分けは被災地における患者の搬送の効率化を念頭に考案されている。つまり，多くの軽度の患者はタイプ1によって診療されることになるが，トリアージの結果によって，高度な治療が必要な場合はタイプ2あるいは3に搬送されることになる。タイプ1チームは数が最も多く，拠点として構えるタイプ2および3は格段に数が少ない。これを「ハブ＆スポーク」モデルと呼び（**図1**），日本における初期，第2次，第3次救急医療の分類に通じた考え方である。

表1 EMTのタイプ分類表

タイプ分類	詳細	能力	Type	Description	Capacity
タイプ1 移動型	・モバイル型の外来患者に対応するチーム ・遠隔地の小規模コミュニティでの活動を行う	・外来診療50名/日以上	1 Mobile	Mobile outpatient teams Remote area access teams for the smallest communities	>50 outpatients a day
タイプ1 固定型	・外来診療に対する施設（テント設置などがある場合も）	・外来診療100名/日以上	1 Fixed	Outpatient facilities +/− tented structure	>100 outpatients a day
タイプ2	・手術機能を備えた，入院対応	・外来診療100名/日以上および入院患者20床の収容能力 ・日に7件の大規模手術もしくは15件の小規模手術に対応	2	Inpatient facilities with surgery	>100 outpatients and 20 inpatients 7 major or 15 minor surgeries daily
タイプ3	・移送されてきた患者への医療ケアの提供，入院対応施設，手術および高度治療室（High Dependency Unit）	・外来診療100名/日以上及び入院患者40床の収容能力 ・集中治療ケアを行うことができるベッドを4から6床 ・日に15件の大規模手術もしくは30件の小規模手術に対応	3	Referral level care, inpatient facilities, surgery and high dependency	>100 outpatients and 40 inpatients Including 4-6 intensive care beds 15 major or 30 minor surgeries daily
特殊セル	・被災国側の医療施設もしくはEMTを支援し，補完的な特殊医療サービスを提供できるチーム	・急性期において緊急医療チームが患者に提供する直接的な医療ケアを特殊セルと呼ぶ（リハビリ，小児科，手術など）	Specialist Cell	Teams that can join national facilities or EMTs to provide supplementary specialist care services	Any direct patient care related service can be termed as specialist cell when given in emergency response by EMT providers (e.g.rehabilitation, paediatric surgery etc.)

〔出典：Emergency Medical Team Coordination Cell (EMTCC), Coordination Handbook, Draft version 10, June 2016, World Health Organization〕

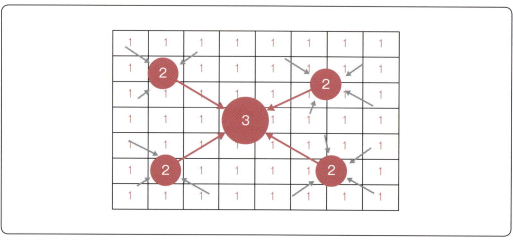

図1 「ハブ＆スポーク」モデル
(Referral system based onEMT types, WHO)

2 国際派遣を意図するチームの事前登録

　これらのタイプ分けは各チームの自己申請に基づきWHOがとりまとめている。2015年7月から登録が始動し，2016年4月時点で37チームが登録申請を行っている。すべてのタイプに認定制度が存在しており，認定可否を判断するために詳細な基準が定められている。認定を受けるためには，別に指定された「メンター（指導者）」の支援を事前に受けて準備しつつ，WHOを中心に組織される認定チームによる評価ミッションを受け入れる必要がある。この評価ミッションの受け入れを"Verification Visit"と呼んでおり，WHOによれば，これの順番待ちリストには数多くのチームが列記されている[注3]。なお，日本の国際緊急援助隊救助チームは2016年6月に同ミッションを受け入れ，タイプ2として世界に先駆けて認定されている[注4]。

3 既存の調整システムの強化

　海外から派遣されるチーム数が多くなることが見越される場合，被災国側の現地災害対策本部に隣接して，国際チームをとりまとめ被災国側と一元的に調整を行うための調整所（OSOCC）[注5]がOCHAによって設置される。この調整所のもとに国際側の支援は分野ごとにとりまとめられ，いかにして被災国主導で実施される支援をサポートできるかが協議される。これを「クラスター調整」と呼び，医療支援は「保健（ヘルス）クラスター」のもとにその活動が調整されることとなる。昨今のEMT調整システムの強化によって，医療支援のなかでも特に急性期を対象とするチームを調整するためにヘルスクラスターのもとにEMTCC（EMT Coordination Cell）が設置されることになった。このなかでは，チーム間の情報共有，チームの役割分担，被災国政府との調整などが行われる。EMTCCの具体的な調整手法については，WHOによって"Coordination Handbook"が作成されており，各国チームはこれに基づき活動することが求められている。

4 災害医療の次への展開

　災害医療分野における調整システムの刷新という潮流は上述した内容にとどまらず，関連分野にも派生し始めている。災害医療に関するEMTをClinical EMTと呼び，一方で感染症対策を念頭においたチームをInfectious Disease Response EMTとして，EMTに下位分類を設ける動きが2016年2月頃から始まった。災害医療EMTで行われてきたような調整を同様に感染症対策においても行うことを企図するものである。またWHOを中心としてグローバルレベルではこの動きに呼応して，パブリックヘルスに関する検討も開始され始めており，災害医療および感染症対策の両面からの関わり，具体的活動の住み分け，急性期から中長期的な取り組みへの移行などが協議されている。

　同様に，これらEMT活動を支える情報の取り扱いついても日本が主導し，WHOのもとに

注3）EMT Classification Newsletter, WHO, July 2016より
注4）同上
注5）On-Site Operations Coordination Centreの略。オソックと呼ぶ。

Minimum Data Set (MDS) Working Group を設置し，議論が活発化している。これによってアセスメントやレポーティングなど活動上のデータの扱いに関する共通様式が示され，同分野で活動するチーム間の情報が円滑化される予定である。これはそもそもフィリピン台風（2013年）においてフィリピンで利用されたSPEED[注6]という方法を援用し，日本の医療専門家がこれを国際緊急援助隊医療チーム用のJDR-SPEEDとして開発したことが契機となった。これを基にしてイスラエルなど諸国との調整を行い，将来的には世界的な標準化を行うことを企図している。加えて，これは2016年の熊本地震の際にもJ-SPEEDとして実践されることとなった。

さらには，他国の災害医療分野における能力向上を目的として実施される支援においても新たな傾向が生じている。先進的な試みとして「ASEAN災害医療連携強化プロジェクト」がある。これはJICAが同分野における専門家の知見を活用し行うものであり，タイ政府をカウンターパートとしつつ，ASEAN地域における災害医療分野の地域連携強化，能力向上を目的としたプロジェクトである。この特徴としては，通常の災害医療に関する技術移転に加え，域内に災害医療分野における連携体制の構築を支援することを目的としているため，上述したような昨今のEMT調整の知識や具体的手法についても情報共有されることが挙げられる。

5 国内外一致の重要性─おわりにかえて

これまで紹介した内容については，読者各位の日常とは関わりが薄いように思われるかもしれない。しかしながら，実際には次の2つの理由から関わりは大きく，身近な話として耳を傾けていただきたい。

まず，上述した潮流の形成過程には日本の知見が活用されている点が指摘できる。WHOによる調整手法の刷新が始まった2012年頃から，ほとんどすべての関連会議に日本国内の専門家が派遣され，調整手法や方法論の作り上げに関わってきた。特に日本の国際緊急援助隊医療チームは世界のどのチームに比べても実派遣回数が多く，また特に世界の災害多発地域であるアジア大洋州での活動が多い。加えて，日本自身が災害多発国であること，また災害派遣医療チーム（DMAT）のような実践経験豊富な対応システムが存在することなど，他国では真似できない日本に比較優位がある点も多い。これらを最大限活用し，WHOとの関係に生かしつつ方針の策定に参画してきた。なお，EMTは被災国内で当事国として活動するNational EMTと国際的に駆けつける医療チームInternational EMTの両方を包含する総称であるが，日本でいえば，前者はDMAT，後者は国際緊急援助隊医療チームがこれにあたる。この両方の経験から，分野の牽引者として日本に求められる応分の責任を果たしてきたことは特筆すべきである。

さらに，東日本大震災で経験したとおり，日本で大規模災害が発生した場合には多くの支援チームが救援に駆けつけることが予想される。これが首都直下地震，南海トラフ地震級の甚大な被害が想定されるケースであれば，その可能性は非常に高い。こうなった場合，WHOが中

注6) Surveillance in Post Extreme Emergencies and Disasters の略。

心となって整備されている調整システムが日本国内であっても適用される可能性はまた非常に高いだろう。このような状況になった場合を想定して，国内の対応システムに対してどのように海外の調整システムが適応しうるかをあらかじめ理解しておくことが，有事への備えとして必要であろう。

　日本は EMT の調整システムの刷新に関して，国の経験として蓄積した叡智を輸出し，いかに世界の医療支援に貢献できるかという視点に基づいて尽力してきた。この活動が今後も継続的に行われることで世界における災害医療先進国として日本の立場はより確立されるだろう。同様に，国外の動向や潮流に敏感に反応し，これを日本国内の災害対応に還元するという視点をもつことも重要である。日本において将来的に起こりうる災害への備えも強化されることになるだろう。国内外の関係は表裏一体不可分であることを認識しつつ，これに基づいて災害医療における世界の潮流に目を向けることが肝要であるだろう。

文献

1) 沖田陽介，勝部　司：INSARAG ガイドラインによる国際都市型捜索救助チームの調整について：2015 年ネパール地震における検証報告．日本地震工学会論文集 15（6）：112-115，2015
2) Classification and Minimum Standards for Foreign Medical Teams in Sudden Onset Disasters, WHO-Global Health Cluster, 2013

索引

欧文

A・B

ABCDECr の評価項目と必要な処置　53
ARI　77
ASEAN 災害医療連携強化プロジェクト　188
BCP　69

C

CBRNE　164
CBRNE 災害・テロに対する病院での対応　168
CBRNE 災害・テロへの医療対応体制　165
CISD　127
CISM　127
CSCA　80
CSCATTT　11

D

DDABCDE　165
DHEAT　103
DMAT　1
　── の課題と対応策　4
　── の活動期間　6
DMHISS　145
DPAT　143
　── の活動　149
　── の研修・訓練　146
　── の仕組み　146
DVT　78, 88

E

EAL　161
EMIS　1, 7, 72
EMT　183
　── のタイプ分類　186
EMTCC　187

H

hazard vulnerability analysis　5
HOT　119
HVA　5

I

ICF モデル　181
ICS　42, 80

J

JDA-DAT　105
JDR 医療チーム　24, 111, 188
JRAT　20

M・N

METHANE（メタン）　51
MIMMS　11
NBC　164

O

OIL　161
OSOCC　187

P

PAT　59
PAT トリアージ　61
PDCA サイクル　95
PFA　127
　── の活動原則　130
　── の基本的要素　128
PostDECON-Triage　170
PreDECON-Triage　168
primary survey　52
PTSD　128

S・V

SPEED　188
Verification Visit　187
VTE　102

和文

あ

アルコール関連障害　140
安全の確保の原則　80
アンダートリアージ　62

い・う

一酸化炭素中毒　109
医薬品の供給　19
医療機関の役割　56
医療救護活動
　── におけるフェーズ区分　58
　── の期間　58
医療救護所　55
医療者派遣システム　67
医療チームの受け入れの流れ　72
医療チームの派遣状況　67
医療チームの派遣目的　66
医療提供体制の課題と対応策　5
医療ニーズ　3
インシデントコマンドシステム　42, 80
ウォームゾーン　165

え・お

衛生害虫　108
衛生行動に必要な水分量　106
栄養対策　104
エコノミークラス症候群　88
エリア・ライン制　37
応急給水活動　105
汚染, 放射性物質　155

か

解剖学的異常, トリアージ　61
確証バイアス　82
仮設トイレ　106
課題解決型ミーティング, 多職種連携による　45
簡易トイレ　108
簡易ベッド　89, 108
環境アセスメント　36
環境への不適応　136
看護師によるこころのケア　132
看護診断　111
看護理論　15
感染管理認定看護師　13
感染症　77
感染症対策　108
感染防止対策　77

き

気道クリアランス法　122

気道熱傷　61
気分障害　136, 140
吸引　121
救急看護認定看護師　13
救護所　49
　　──，原子力防災における　63
急性期の定義　135
急性呼吸器感染症　77
緊急医療救護所　55
緊急時総合調整システム　80
緊急事態ストレス・デブリーフィング
　　　127
緊急事態判断基準　161
緊急被ばく医療　152, 158

く

クラスターアプローチ　8, 9
クラスター調整　187
クラッシュ症候群　53

け

経験学習サイクル　13
携行品の準備　66
血液透析　113
原子力災害医療協力機関　157
原子力災害医療支援チーム　158
原子力災害医療・総合支援センター
　　　157
原子力災害拠点病院　157
原子力防災における救護所　63
現場治療のポイント　52

こ

広域医療搬送　2
広域災害救急医療情報システム
　　　1, 7, 72
広域災害時拠点医療救護所　49
口腔ケア　31
公衆衛生　7, 102
洪水　108
向精神薬　136
高度被ばく医療支援センター　157
国際医療支援　183
国際緊急援助隊医療チーム
　　　24, 111, 188
国際生活機能分類モデル　181
国際チームの能力分類　185
こころのケア　78
　　──，看護師による　132
骨盤骨折　61

コールドゾーン　165

さ

災害医療コーディネート体制　29
災害医療支援病院　56
災害カルテ　59
災害看護のコンピテンシー　17
災害看護の目標　15
災害関連死　174
　　──の認定　180
災害拠点病院　1, 56
　　──の課題と対応策　4
災害拠点連携病院　56
災害現場救護所　49, 59
　　──での医療　59
災害現場のゾーニング　172
災害支援ナース登録者　12
災害歯科保健医療連絡協議会　32
災害時協力井戸　105
災害時健康危機管理支援チーム
　　　103
災害時こころの情報支援センター
　　　143
災害時における医療体制の充実強化
　　について　5
災害時の死亡　174
災害時の地域ケアシステムの構築
　　　98
災害時のパブリックヘルス　102
災害時の保健師活動のマニュアル
　　　92
災害状況　67
災害診療記録　59
災害精神保健医療情報支援システム
　　　145
災害対応　40
　　──，小児の　123
災害対策基本法　2, 79
災害対策マニュアル　5
災害弔慰金の支給等に関する法律
　　　175
災害に応じた避難　71
災害派遣柔道整復チーム　26
災害派遣精神医療チーム　143
災害ボランティアの疲労対策　110
サイコロジカル・ファーストエイド
　　　127
在宅酸素療法　119
サーベイランス・スクリーニング
　　　63
惨事ストレス・マネジメント
　　　127

産婦へのケア　124

し

支援者としての心構え　66
支援者へのケア　131
支援透析　114
歯科医師　31
歯科衛生士　31
歯科技工士　31
事業継続計画　69
自殺　137
指定緊急避難場所　75
指定避難所　75
社会的サポート　129
集団食中毒　105
柔道整復師　25
巡回診療チーム　59
状況適応能力　13
小児の災害対応　123
小児のトリアージ方法　123
情報収集　65
情報提供　131
情報伝達　82
情報の可視化と共有　43
静脈血栓塞栓症　102
褥婦へのケア　125
除染後トリアージ　170
除染前トリアージ　168
処置室の養生　159
鍼灸師　33
人工栄養育児　105
人工呼吸器　116
震災関連死　8, 174
人的資源の確保　28
深部静脈血栓症　78, 88
心理的デブリーフィング　127
診療継続の判断　71

す

水分量，衛生行動に必要な　106
水分量，生存に最低必要な　106
水平避難　71
スフィア基準　104
スフィア・プロジェクト
　　　8, 14, 76, 86

せ・そ

生活確保期　83
生活不活発病　8, 78, 102, 181
正常性バイアス　81

精神看護専門看護師　13
精神疾患と自殺のリスク　138
生存に最低必要な水分量　106
生命確保期　82
世話行動システム　133
双極性障害　140
ゾーニング　167, 171
　──, 災害現場の　172
　──, 病院での　172

た
大規模災害リハビリテーション支援関連団体協議会　20
大腿骨骨折　61
多職種連携による課題解決型ミーティング　45
多数同調性バイアス　81
脱水　78
男女共同参画の視点からの防災・復興の取組指針　85

ち
地域ケアシステム　94
　──の構築　93
　──の構築, 災害時の　98
地域災害医療対策会議　6
地域包括ケアシステム　94
知的障害　141

つ・て
通常業務　68
津波災害　35
てんかん　135, 137
デング熱　109

と
トイレ対策　106
統合失調症　136, 139
透析患者の数　113
トリアージ　59
　──, 小児の　123
　──, 除染後　170
　──, 除染前　168
　──, 放射線災害における　161
　──, 保健福祉的視点　83

な・に
ナイチンゲール　14
日本栄養士会災害支援チーム　105
日本歯科医師会　32
日本柔道整復師会　25
日本鍼灸師会　33
日本脳炎　108
妊産婦へのケア　124
認知症　141

は
肺炎　77
肺塞栓症　88
廃用症候群　8, 78, 102, 181
派遣状況, 医療チームの　67
派遣調整本部　6
派遣目的, 医療チームの　66
パッケージング　52, 53
発達障害　141
ハブ＆スポークモデル　187
パブリックヘルス　102, 103
　──の観点からのアセスメント　46
搬送, 放射線災害における　163
搬送準備　53

ひ
被災者の状態と対応の目安　142
被災直後のリハの5原則　22
避難所医療救護所　49, 56
避難所生活における良好な生活環境の確保に向けた取組指針　85
避難所
　──におけるICSによる機能　81
　──における支援の目的　82
　──の運営管理　80
避難対応　47
被ばく　155
被ばく線量限度　153
皮膚・排泄ケア認定看護師　13
病院前医療救護所　49
病院でのゾーニング　172

ふ
福祉避難所　76

服薬中断による精神症状の再燃や増悪　135
防ぎえた死　1, 8, 59, 152
プライマリ・ヘルス・ケアの5原則　84
フレームワーク思考による情報整理　43

ほ
防護処置実施基準　161
防護服着用時の留意点　160
放射線　152
放射線災害におけるトリアージ　161
放射線災害における搬送　163
放射線障害　152
放射線測定装置　154
放射能　153
保健師活動指針　91
保健師活動のマニュアル, 災害時の　92
保健福祉的な視点でのトリアージ　83
ホットゾーン　165
母乳育児　105
母乳育児支援　124

ま
マニュアルにない選択　47
マネジメント　40

や・よ
薬剤師　18
要配慮者　98, 122

り
理学療法士　24
リスクマネジメント　40
リーダーシップ　17, 41
リハの5原則, 被災直後の　22
リハビリテーション専門職　20

れ・ろ
レジリエンス　42, 130
レプトスピラ症　108
ロジスティックス　62